T0281245

Klinische besluitvorming voor verpleegkundigen

De serie *hbo verpleegkunde* bevat de volgende delen:

- Communicatieve vaardigheden voor verpleegkundigen
- Dementie en psychiatrie
- Gezondheidsbevordering en preventie voor verpleegkundigen en verpleegkundig specialisten
- Handleiding verpleegkundige diagnostiek
- Palliatieve zorg door verpleegkundigen
- Patiëntenvoorlichting door verpleegkundigen
- Verpleegkundige diagnoses in de psychiatrie
- Verpleegkundige interventies
- Verpleegkundige zorgresultaten
- Klinische besluitvorming voor verpleegkundigen

Klinische besluitvorming voor verpleegkundigen

Marlou de Kuiper

Anneke de Jong

BOHN STAFLEU VAN LOGHUM, HOUTEN 2017

Eerste druk, Reed Business, Amsterdam 2012
Tweede, ongewijzigde druk, Bohn Stafleu van Loghum, Houten 2017

ISBN 978-90-368-1846-9   ISBN 978-90-368-1847-6 (eBook)

NUR 897, 871
Typografie: Mariël Lam bno, 's-Hertogenbosh
Illustraties: Figuur 7.1 en 10.2, Maarten Breuker, Haarlem

Bohn Stafleu van Loghum
Het Spoor 2
Postbus 246
3990 GA Houten
www.bsl.nl

Voorwoord

Verplegen is een kunst en een kunde. Een kunde omdat je kennis en vaardigheden nodig hebt om op een goede manier te verplegen. Een kunst omdat kennis en vaardigheden alleen niet genoeg zijn om goed te verplegen. Kunst is het maken van unieke, creatieve dingen. De kunst van verplegen is het gebruiken van al je kennis en vaardigheden om in de ontmoeting met unieke mensen die ziek zijn of dreigen te worden zó bezig te zijn dat er een juweeltje van zorg ontstaat.

Dit boek gaat over besluitvorming in de zorg. Als verpleegkundige neem je de hele dag besluiten over de zorg voor een patiënt. Je stelt diagnoses en daaruit komen acties voort, zoals wat moet ik doen om deze diagnose tot het verleden te laten behoren? Dat zijn de momenten waarop alle competenties die je gedurende je opleiding (en daarna) hebt verworven samenkomen. In de inleiding sommen we de competenties, die aan het eind van de bachelor verpleegkunde verwacht worden, nog eens op. In dit boek zul je zien dat ze op ieder moment van de besluitvorming op de een of andere manier terugkomen. Eigenlijk bieden we je in dit boek geen nieuwe informatie aan. Wat we proberen te doen is lijn te brengen in alles wat je over het vak van verplegen leert: op alle momenten dat je besluiten neemt, of ze nu groot of klein zijn, gebruik je alle kerncompetenties. Dan moet alles samenkomen en moeten er juweeltjes van zorg ontstaan. We benoemen steeds wat er allemaal een rol speelt op het moment van besluiten en verwijzen waar nodig naar de bijbehorende competenties.

We houden in het boek een bepaalde volgorde aan in het proces van besluitvorming, passend bij het verpleegkundig proces. Daar zit een valkuil in; je zou kunnen denken dat besluitvorming altijd een lineair proces is. Niets is minder waar; de werkelijkheid binnen verplegen verloopt zelden lineair, het is altijd een heen en weer bewegen tussen allerlei verschillende aspecten. Je zult dat in de tekst ook zien. Maar omwille van de logica van het leren, houden we toch wel aan die volgorde vast; het helpt je om aspecten van het besluitvormingsproces in je op te nemen, bij het maken van analyses en bij het evalueren. Wij, de auteurs, hebben elk meer dan veertig jaar ervaring in het vakgebied verplegen en hebben zelf met vallen en opstaan lijnen ontdekt in dat weerbarstige, complexe en mooie vak. We hopen die met dit boek aan jou als lezer door te kunnen geven.

Besluitvorming is een voortdurend balanceren tussen de 'belangen' van de mens die door (dreigende) ziekte in aanraking komt met verpleegkundigen en de 'belangen' van die verpleegkundigen. Die belangen zijn niet per definitie gelijk; jij kunt vanuit professioneel inzicht heel andere dingen willen besluiten dan de patiënt. We proberen je in dit boek te laten zien hoe je erachter kunt komen wat allemaal belangen zijn van de (zieke) mens tegenover jou.

De mens die in zijn gezondheid bedreigd wordt of is, noemen we in het vakgebied – al naar gelang waar deze zich bevindt – patiënt (meestal in ziekenhuizen, thuiszorg), cliënt (vaak in de psychiatrie) of bewoner (meestal in verzorgings- en verpleeghuizen). In het vakjargon heet deze mens ook wel zorgvrager. Patiënt betekent letterlijk rustig blijven, cliënt betekent klant, en zorgvrager impliceert dat iemand actief vragen heeft. Er vallen hele discussies te voeren over deze begrippen en eigenlijk voldoen ze geen van alle. In dit boek hebben we besloten steeds over patiënt te spreken.

Dit boek brengt ideeën en kennis samen op een manier die de meeste verpleegkundigen, en dus ook leraren verpleegkunde, zo zelf niet geleerd hebben. Voor geïnteresseerde docenten en ervaren verpleegkundigen die zelf een betere basis willen hebben om met de gegevens uit dit boek te kunnen werken, bestaat de mogelijkheid met de auteurs samen een cursusdag te volgen.

Voorjaar 2012
Marlou de Kuiper en Anneke de Jong

Inhoud

Kijk voor verdieping op www.StudieCloud.nl

Inleiding

Waarom een boek over besluitvorming?

Het hele leven bestaat uit het nemen van besluiten en sommige mensen kunnen dat beter dan anderen. Sommige besluiten kun je lang van tevoren plannen, andere besluiten moet je in een fractie van een seconde nemen. Dat is in het professionele leven niet anders. Dit boek gaat over professionele besluitvorming; over beslissingen die je als verpleegkundige moet nemen om ervoor te zorgen dat de patiënt die behandeling krijgt die hij nodig heeft. Professionele besluiten nemen kun je leren!

Besluitvorming is het hart van het verpleegkundige beroep. Alle informatie en alle kennis die je als zorgverlener hebt komen bij elkaar op het moment dat je probeert te snappen wat er met de patiënt aan de hand is (de diagnose) en een passend aanbod wilt doen om aan dat probleem iets te doen (de interventie). Dat kan allemaal niet zonder dat je dingen rondom het plannen en uitvoeren van die interventie organiseert en regisseert. Feitelijk komen alle kerncompetenties van een hbo-verpleegkundige bij professionele verpleegkundige besluitvorming aan bod. Om je geheugen op te frissen zetten we de rollen, domeinen en competentiegebieden van verpleegkundigen nog even op een rijtje (tabel inl.1).

Besluitvorming is een complex proces dat uitgaat van de individuele omstandigheden van de patiënt. Verplegen is geen receptwerken; het is te gemakkelijk om te denken dat als ergens een standaard voor ontwikkeld is, je die bij alle patiënten kunt toepassen. Dat zou besluitvorming wellicht vereenvoudigen, maar de oplossing voldoet niet aan de criteria van patiëntgerichte zorg.

> ### Box inl.1 Besluitvorming
> We weten dat kinderen erbij gebaat zijn dat een van de ouders erbij is wanneer er iets ingrijpends moet worden gedaan. Toch kun je dat niet altijd als regel toepassen, bijvoorbeeld als er aanwijzingen zijn dat een kind wordt mishandeld. Het besluit dat je neemt over het aanwezig zijn van een ouder kan dus nooit alleen worden bepaald door je kennis over positieve effecten van de aanwezigheid van ouders; je zult ook naar andere dingen moeten kijken.

Verplegen is een goed samenspel tussen allerlei elementen: (technisch) goede zorg, het organiseren daarvan en het nadenken over hoe we die dingen dan organiseren. Maar de kern van alles wat we doen, is een passende zorg geven aan de mensen die onze zorg nodig hebben. Daar begint de discussie over besluitvorming eigenlijk al, want wat is dan passende zorg? Passend is een relatief begrip, dat wordt bepaald door normen en waarden die vanuit verschillende perspectieven daarop van toepassing zijn.

> ### Box inl.2 Passende zorg
> Stel dat er op een afdeling een sterke opvatting bestaat, dat 'passende zorg' voor verpleegkundigen betekent dat ze de medische zorg ondersteunen. En stel dat een patiënt nu net een probleem heeft dat te maken heeft met de vraag hoe hij straks thuis het dagelijks leven kan vormgeven. Dat zijn twee tegenstrijdige dingen, want het probleem van de patiënt is geen medisch probleem, maar wordt alleen veroorzaakt door het medische probleem. Kan en mag je dan als verpleegkundige tijd en energie steken in interventies die zich richten op het dagelijks leven thuis? Wat bepaalt nu wat in dit spanningsveld passende zorg is? Dan is het nemen van een goed besluit een kunst op zich.

Om goede en passende besluiten voor patiënten te kunnen nemen moet je dus weten wat je eigen core business is en hoe de mensen om je heen daarover denken. De Engelsen hebben een mooie definitie van verplegen ontwikkeld waar een heleboel elementen inzitten die iets zeggen over waar verpleegkundigen staan en wat voor besluiten daarbij horen:

> 'Nursing is: The use of clinical judgement in the provision of care to enable people to improve, maintain, or recover health, to cope with health problems, and to achieve the best possible quality of life, whatever their disease or disability, until death' (Royal College of Nursing 2003).

Eigenlijk staat hier de kern van waar het in dit boek om gaat, namelijk besluiten nemen om mensen die dat nodig hebben in staat te stellen met de gevolgen van gezondheidsproblemen zo om te gaan dat ze er 'beter' van worden. Maar tegelijkertijd weten we dat deze definitie voor de Engelsen geldt; het is de vraag of zij op jouw afdeling past of daar herkend zal worden.

Je ziet hier in een notendop hoe complex processen van besluitvorming zijn. In het boek verdiepen we al deze elementen. We kijken naar ethische aspecten van besluitvorming, in het licht van nationale en internationale codes. We kijken naar de inhoudelijke kant van besluitvorming: alle klinische kennis die je nodig hebt om een goed

Tabel inl.1   Rollen, domeinen en domeinspecificaties van verpleegkundigen (gebaseerd op
Pool 2001)

Rollen	Domeinen	Domeinspecificaties en kerncompetenties
Zorgverlener	Zorg	**Zorg voor zieken, gehandicapten en stervenden** - Om de last van ziekte, handicap of sterven te verlichten, verleent de hbo-verpleegkundige op een professioneel verantwoorde wijze verpleegkundige zorg op menselijke maat aan zowel de patiënt als zijn naaste familie. - Om patiënten te helpen bij het omgaan met de gevolgen van het ziek-zijn en bij het voorkomen en terugdringen van psychosociale problemen, biedt de hbo-verpleegkundige psychosociale zorg. **Individuele en collectieve preventie** - Om risico's voor de gezondheid en complicaties van onderzoek, behandeling of verblijf te verminderen en/of stabiliseren, past de hbo-verpleegkundige primaire, secundaire en tertiaire preventie toe. **GVO** - Om een gezonde leefstijl bij patiënten en hun familieleden te bevorderen, geeft de hbo-verpleegkundige op basis van programmatische aanpak informatie, voorlichting en advies aan individuen en groepen.
Regisseur	Zorg	**Zorg voor zieken, gehandicapten en stervenden** - Om de zorg te laten verlopen als een continu en integraal proces dat gericht is op het welzijn van de zorgvrager, coördineert de hbo-verpleegkundige de zorg. **Individuele en collectieve preventie** - Om te zorgen dat de doelen van een preventieprogramma worden gerealiseerd, coördineert de hbo-verpleegkundige de afgesproken activiteiten.
Ontwerper	Organisatie van de zorg	**Zorgprogrammering** - Om de verpleegkundige deskundigheid te waarborgen in een integrale aanpak van zorg, behandeling en voorlichting werkt de hbo-verpleegkundige mee aan de ontwikkeling en vaststelling van nieuwe zorgprogramma's. **Kwaliteitszorg** - Om de kwaliteit van de zorg te bewaken en te waarborgen, participeert de hbo-verpleegkundige in het ontwerpen van kwaliteitszorg op afdelings- en instellingsniveau. **Zorgbeleid** - Om de zorgverlening op de afdeling zo efficiënt, effectief en goed mogelijk te laten verlopen, levert de hbo-verpleegkundige een bijdrage aan het tot stand komen van het zorgbeleid.

Tabel inl.1 Vervolg

Rollen	Domeinen	Domeinspecificaties en kerncompetenties
Coach	Organisatie van de zorg	**Zorgprogrammering en zorgbeleid** - Om de doelen van het zorgbeleid en de zorgprogramma's te realiseren, kan de hbo-verpleegkundige verpleegkundigen, verzorgenden en helpenden steunen en helpen bij het uitvoeren van de vastgestelde taken en functies. **Werkbegeleiding** - Om stagiaires en collega-verpleegkundigen en -verzorgenden te steunen in hun professionele identiteit staat de hbo-verpleegkundige hen met raad en daad terzijde.
Beroepsbeoefenaar	Beroep	**Beroepsinnovatie** - Om het beroep van de hbo-verpleegkundige te ontwikkelen tot een beroep dat aansluit bij actuele maatschappelijke ontwikkelingen, vervult de hbo-verpleegkundige een actieve rol in de vernieuwing van het beroep en het bevorderen van het beroepsbewustzijn. **Deskundigheidsbevordering** - Om de kwaliteit van het hbo-verpleegkundige beroep op het vereiste peil te houden, zodat het kan voldoen aan de maatschappelijke criteria, werkt de hbo-verpleegkundige actief mee aan de bevordering van de deskundigheid van de beroepsgroep.

besluit te nemen, waar je die kennis kunt vinden en hoe je ermee kunt omgaan. We verdiepen opvattingen over zorg in de maatschappij en kijken naar de invloed die dat heeft op professionele besluiten in de directe zorg. En besluitvorming kun je leren, daar zit een aantal stappen in die je helpen een goede beslisser te worden in de verpleegkundige zorg. Dus kijken we naar theorieën over besluitvorming, naar het proces van besluitvorming in allerlei fasen en met allerlei betrokkenen, en we bespreken uiteraard hoe besluitvorming in de context van de voortdurende ontwikkelingen in dossiervorming, maar ook in het kader van internationale classificatiesystemen een rol heeft.

Wat we willen bereiken is, dat je al je competenties zo kunt samenbrengen dat je op een goede manier kunt redeneren en besluiten kunt nemen, waardoor jouw individuele patiënten ook werkelijk geholpen worden, en dat je over genomen of voorgenomen besluiten professioneel in het team kunt discussiëren. Maar ook dat je, door de manier waarop je besluiten neemt en ze verantwoordt, zichtbaar kunt maken wat de unieke bijdrage van de verpleging is in de zorg aan de mensen die aan onze zorgen zijn toevertrouwd. Dat zijn verwachtingen die je in de verschillende beroepsprofielen van verpleegkundigen kunt terugvinden. De beroepsprofielen zijn terug te vinden op internet. Een overzicht met links staat aan het eind van deze inleiding.

Behalve deze links kun je op internet ook zoeken naar het in 2012 vernieuwde beroepsprofiel.

Samenvatting

Deze inleiding schetst in het kort de complexiteit van besluitvorming. Die complexiteit wordt niet alleen bepaald door de situatie waarin de patiënt zich bevindt, maar ook voor een groot deel door de organisatie waarbinnen verpleegkundigen functioneren en de visie die men daar heeft op wat verpleegkunde inhoudt en wat dus al dan niet tot het terrein van de verpleging behoort. De complexiteit wordt ook bepaald door het feit dat mensen die zorg van verpleegkundigen nodig hebben geen auto's van het merk X zijn waarvoor standaardoplossingen vastliggen. Ieder mens is uniek, of dat nu de patiënt is of de verpleegkundige; goede oplossingen moeten in balans zijn met hun (soms tegenstrijdige) belangen. In de professionele besluitvorming komen alle competenties samen die een bachelor opgeleide verpleegkundige geleerd heeft. In de komende hoofdstukken wordt aan deze complexiteit op allerlei manieren aandacht besteed.

Literatuur

Pool, A. *Met het oog op de toekomst. Beroepscompetenties van HBO-verpleegkundigen.* NIZW, Utrecht 2001.

Royal College of Nursing. *Defining nursing.* Royal College of Nursing, London 2003, http://www.rcn.org.uk/_data/assets/pdf_file/0008/78569/001998.pdf.

Te raadplegen websites voor de verschillende beroepsprofielen

Http://www.venvn.nl/Portals/20/afdelingen_platforms/BDP_GGz-verpleegkundige.pdf

Http://www.venvn.nl/Portals/20/afdelingen_platforms/BDP_Verpleegk_Verstandelijk_Gehandzorg.pdf

Http://www.verpleegkundigepraktijk.nl/Beroepsprofiel%20antroposofisch%20verpleegkundige.pdf

Http://www.werveling.nl/download/Beroepscompetentie%20profiel%20verpleegkundige%20overstandelijk%20gehandicaptenzorg.pdf

Http://militaireverpleegkunde-venvn.nl/wordpress/beroepsdeelprofiel

Kijk voor verdieping op www.StudieCloud.nl

1 Besluitvorming: het hart van het vak

Misschien vind je het een open deur, maar verplegen is niet iets wat zomaar door iedereen gedaan kan worden. De maatschappij denkt dat nog vaak, en politici denken soms dat het een goede oplossing is om werkloze bouwvakkers in verpleeghuizen te laten werken. Als je hart op de goede plaats zit en als je doet wat de dokter je opdraagt, dan komt het met dat verplegen allemaal wel goed, zo denkt men.

Maar op welk niveau je ook opgeleid bent, verplegen is iets anders dan doen wat de dokter je opdraagt. En verplegen is iets anders dan wat je thuis doet voor je kind, je ouders of je grootouders, zelfs als die ziek zijn en zorg nodig hebben. Professioneel verplegen is meer dan alleen goede bedoelingen en het gebruik van gezond verstand op geleide van de orders van een dokter.

Als verpleegkundige heb je te maken met mensen die door een (dreigende) ziekte merken dat hun leven van alledag beperkt geworden is. Mensen moeten hun leven aanpassen aan die beperking. Soms gaat het om kortdurende dingen. Jezelf lichamelijk verzorgen na een operatie kan een paar dagen erg lastig zijn, maar daarna kun je als patiënt de regie weer overnemen. Soms hebben mensen te horen gekregen dat ze een levensbedreigende ziekte hebben en moeten ze alle normale alledaagse dingen laten vallen en zich concentreren op de behandeling en op overleven. Vaak gaat het om mensen met een chronische aandoening die soms meer, soms minder gevolgen ondervinden in hun leven van alledag. Verpleegkundigen geven lichamelijke zorg, informeren en scholen mensen ten aanzien van allerlei veranderingen door de ziekte, begeleiden en ondersteunen mensen die moeten verwerken wat er gebeurd is en wat er op hen afkomt, en verwijzen mensen door naar professionals die hen in dit proces kunnen ondersteunen. Zomaar een handvol activiteiten die met 'de ziekte genezen' weinig te maken hebben. En natuurlijk ondersteunen ze ook de therapie van de dokter en geven ze dus voorgeschreven medicijnen, bewaken ze vitale functies en leggen ze verband aan. Ze ondersteunen de fysiotherapeut door oefeningen met mensen te doen en ondersteunen de diëtist in zijn werk, alles vanuit het perspectief dat zij de spin in het web zijn en het aanbod van allerlei zorgprofessionals kunnen helpen afstemmen op de behoeften en mogelijkheden van hun patiënt. Dat vraagt voortdurende afwegingen zoals: wat weet ik van de patiënt, wat weet ik van de gevolgen van een aandoening, wat weet ik over mogelijke interventies die de patiënt kunnen helpen, en nog veel meer. Dat mondt uit in het nemen van beslissingen die in het belang zijn van de zorg aan de patiënt. Zowel voor die ene patiënt of voor een groep patiënten, als voor de samenwerking met andere zorgprofessionals rondom de zorg aan die patiënt(en). Verpleegkundigen moeten ervoor zorgen dat de patiënt er beter van wordt.

Besluiten nemen over wat op dat ene, bepaalde moment goede zorg is, kun je alleen maar wanneer je weet wat de kern van jouw vak is. Dus waarover je beslissingen moet nemen en waarom. Voor een fysiotherapeut of een arts is dat iets anders dan voor een verpleegkundige. Vandaar dat we in dit hoofdstuk eerst een blik werpen op allerlei opvattingen over wat verplegen nu eigenlijk is. We leggen een link naar de geschiedenis van het vak en maken een verbinding met 'besluitvorming' en de rol daarbij van de individuele verpleegkundige.

1.1 KERN VAN VERPLEGEN

Box 1.1 Het eigene van het beroep
Leerlingen van een verpleegkundige inservice-A-opleiding aan het begin van de jaren tachtig hadden kritiek op de houding van dokters naar verpleegkundigen en vonden dat ze veel te afhankelijk gemaakt werden van die dokters. En dat kon niet, zo betoogden ze, we hebben een beroep met eigen verantwoordelijkheden! De docent vroeg de leerlingen wat dan het eigene van het beroep was. Het was een poosje stil. Toen opperde een leerling 'decubitus?!'.

Verpleegkundigen hebben er lang moeite mee gehad te zeggen wat nu eigenlijk het 'eigene' van verpleegkunde is, en nog is er geen eenduidige definitie van wat nu precies verplegen als vak is. Die eenduidige definitie zal er vermoedelijk nooit komen, omdat het nogal uitmaakt of je mensen in een acute situatie verpleegt of in een situatie van chronisch ziek-zijn. Of dat mensen thuis zijn of in een instelling. Dat maakt dat het werk van verpleegkundigen nooit hetzelfde is. En dat het nogal uitmaakt in welk land je voor je vak bent opgeleid, want de opleidingen lopen in de verschillende landen behoorlijk uiteen.

Opdracht 1.1

Maak een tabel met 3 kolommen. Schrijf in de eerste kolom op wat voor jou de kern van verplegen is. Schrijf in de tweede kolom welke handelingscategorieën daar voor jou bijhoren. Lees vervolgens de inleiding nog eens en gebruik de derde kolom om op jezelf en op je uitspraken te reflecteren. Verandert er bij het lezen iets in je denken? Wat verandert er en wat zijn daar de consequenties van?

Door de jaren heen zijn verpleegkundigen vanuit de hele wereld op zoek gegaan naar de grootste gemene deler in opvattingen over wat de kern van verplegen is. Wat zijn dan begrippen die altijd van toepassing zijn op het werk dat verpleegkundigen doen? En waardoor onderscheiden verpleegkundigen zich van andere beroepsgroepen in de gezondheidszorg? Of van mensen die thuis familieleden verplegen?

Een van de meest bekende mensen die in de westerse wereld duidelijk heeft gemaakt wat verplegen is, was Florence Nightingale. Gewapend met de kennis die er op dat moment was, werd ze actief op het slagveld van de Krimoorlog. Door goed te observeren en haar gegevens systematisch te noteren (ze was een van de eerste statistici ooit), ontdekte ze de samenhang tussen gebrekkige hygiëne en hoge sterftecijfers onder de soldaten. Door passende maatregelen in te voeren (en het geld dat daarvoor nodig was in Engeland los te peuteren), reduceerde ze het sterftecijfer van meer dan 40% naar 2%. Verplegen richtte zich bij haar op de mensen. Verpleegkundigen waren er om patiënten te behandelen en niet alleen hun ziekte. Zij beschreef de wisselwerking tussen de zieke en zijn omgeving, zag gezondheid als veel meer dan de afwezigheid van ziekte, en zag als kern van het geheel het in een goede conditie brengen van patiënten zodat de natuur haar helende werk kon doen. Om zo te verplegen had je kennis nodig over verplegen, mensen, gezondheid en de invloed van de omgeving. Ze schreef dan ook het eerste handboek voor verpleegkundigen: *Notes on nursing*.

Florence Nightingale gebruikte begrippen die in heel veel beschrijvingen van verplegen terugkomen en die nauw met elkaar samenhangen: mens, omgeving, gezondheid en verpleegkundig handelen. Dat zijn losse begrippen, die door een beroepsgroep van betekenis worden voorzien. Men spreekt ook wel van een meta-paradigma: uitgangspunten waar een discipline zich op richt en die het globale perspectief van die discipline neerzetten. Vertaald naar verpleegkundige besluitvorming betekent het dat je alle keuzemogelijkheden die je voor interventies bij de patiënt hebt moet overwegen met die vier begrippen in je hoofd. Wie is deze mens lichamelijk, geestelijk, sociaal, spiritueel; wat in de omgeving (de condities, omstandigheden, invloedsfactoren enzovoort) helpt of stoort de ontwikkeling en het gedrag van deze mens; wat is voor deze mens gezondheid; en welk handelen sluit aan op deze vaststellingen?

Tabel 1.1   Verpleegkundige theorieën

Naam theorie	Kern	Voorbeelden
Behoeftetheorieën	Dit zijn theorieën die vooral uitgaan van de behoeften van mensen die ziek geworden zijn. Die mensen hebben een 'tekort' dat ze zelf niet aan kunnen vullen en daarvoor hebben ze verpleegkundige hulp nodig. Deze theorieën zeggen iets over *wat* verpleegkundigen dan doen.	Orem, Henderson, Roper
Interactietheorieën	Deze theorieën gaan ook wel in op waarom verpleegkundigen dingen doen, maar stellen vooral de interactie tussen patiënt en verpleegkundige centraal, want daarin kun je de patiënt niet alleen helpen bij het 'tekort', maar vooral ook bijstaan bij het leven met dat tekort (of dat nou kort of lang duurt maakt daarbij niet uit) en met de betekenis ervan voor iemands verdere leven. Deze theorieën kijken niet alleen naar *wat* verpleegkundigen doen, maar ook naar *hoe* verpleegkundigen doen wat ze moeten doen.	Peplau, King
Uitkomsttheorieën	Deze theorieën leggen de aandacht vooral bij de uitkomsten van het handelen van verpleegkundigen bij de patiënten. Het gaat er dan om dat mensen evenwicht gevonden hebben in hun omgeving, stabiel zijn en energie behouden. Verpleegkundigen hebben de taak situaties te scheppen die de gewenste uitkomsten mogelijk maken.	Neuman, Roy, Rogers
Humanistische theorieën	Dit is een groep van theorieën die vooral de aandacht legt bij de vraag hoe patiënten en verpleegkundigen de professionele relatie tussen de patiënt en de verpleegkundige ervaren.	Watson, Leininger

Theoretici hebben deze begrippen vervolgens op allerlei manieren uitgewerkt en in theorieën vorm en inhoud gegeven. Daarbij zie je al hoe verschillend opvattingen kunnen zijn over wat dat concept verplegen nu eigenlijk inhoudt. Dat heeft ermee te maken dat de mensvisie, maar ook de visie op het beroep, bij deze theoretici steeds een beetje anders is.

Wat duidelijk wordt is dat je op verschillende manieren naar het vak verplegen kunt kijken, en dat daardoor nogal wat problemen ontstaan in het vinden van die grootste gemene deler. In de praktijk zie je soms nog wat andere accenten dan in de hiervoor beschreven theorieën, maar ook daarin zit dat onderscheid.

> **Casus**
>
> Stel je voor dat je op een afdeling werkt waar men het erover eens is dat het de taak van verpleegkundigen is de dokter te helpen bij het weer beter maken van de patiënten. Dan zullen alle verpleegkundige diagnoses die je stelt in dat teken staan: welk ziekteverschijnsel zie ik, wat zijn de medische voorschriften daarvoor en hoe kan ik de patiënt ondersteunen bij het leven naar dat voorschrift. Wanneer de patiënt zich zorgen maakt over hoe het thuis verder moet, of een ongelukkige indruk maakt, signaleert de verpleegkundige dat en roept de hulp in van iemand die kan interveniëren. Het is verder niet haar opgave dan te handelen, want dat hoort dan niet bij de taak van verpleegkundigen. Maar als de opvatting op die afdeling is dat verpleegkundigen patiënten ondersteunen bij het vormgeven van hun leven van alledag, onder de beperkingen van (tijdelijk) ziek-zijn, dan behandelt zij de zorgen om thuis of het ongelukkig zijn als verpleegkundige diagnose en gaat zij zelf handelen.

Je kunt jezelf wél voortdurend de vraag stellen hoe die vier elementen die we al bij Florence Nightingale zagen en die het metaparadigma van de verpleging vormen, een rol spelen in al die verschillende opvattingen. Gaat het nog steeds om de mens, zijn omgeving, zijn gezondheid, of om het handelen van verpleegkundigen? Maar vanuit welke visie dan? Voor de besluitvorming over je handelen als verpleegkundige moet je dus goed weten vanuit welke visie de mensen om je heen naar je vak kijken. Als er een keer een probleem ontstaat omdat er verschillende interventies worden voorgesteld, of omdat mensen om je heen niet willen interveniëren maar de hulp van anderen inroepen, kun je dat probleem analyseren door de vraag te stellen vanuit welke kijk op het vak de ander een besluit neemt. Dat kan een hoop spraakverwarring voorkomen. Praten over hoe je naar je beroep kijkt verscherpt de zinnen en draagt bij tot helderheid over de keuzes die je met elkaar op een afdeling maakt.

Opvattingen over verplegen zijn door theoretici gevat in definities. In die definities zie je de overeenkomsten, maar ook de verschillen die vanuit de visies op mensen en het beroep naar voren komen. We bekijken er twee.

De eerste definitie komt van Virginia Henderson en werd begin jaren zestig van de 20e eeuw geformuleerd.

> 'De unieke functie van de verpleegkundige is: het individu, ziek of gezond, bij te staan bij het verrichten van die activiteiten die bijdragen tot gezondheid of herstel (of te helpen bij vredig te sterven, wanneer geen herstel mogelijk is), en die dit individu zonder hulp zou verrichten als hij de daartoe nodige kracht, wilskracht of kennis bezat. De verpleegkundige moet dit op zo'n wijze doen, dat de geholpene zo snel mogelijk weer onafhankelijk wordt.'

Je ziet dat Henderson de functie van verpleegkundige in het middelpunt stelt: wat de verpleegkundige doet. Sleutelwoorden zijn bijstaan en helpen, namelijk op die gebieden waar iemand zelf dingen niet kan. Besluiten die je als professional in de context van deze definitie neemt hebben dus betrekking op:

- Wat kan iemand zelf?
- Gaat het hierbij om activiteiten die betrekking hebben op gezondheid of herstel?
- Als hij iets niet kan dat betrekking heeft op gezondheid of herstel, heeft dat dan te maken met kracht, wilskracht of kennis?
- Past het aanbod dat ik nu voor ogen heb bij die analyse?

Met andere woorden: ik doe iets fout wanneer ik zie dat iemand ergens de kracht niet toe heeft, en ik bied hem in plaats van ondersteuning informatie en een kennisprogramma aan. Maar ik doe het ook niet goed wanneer ik kennis aanbied voor iets wat niet met gezondheid of herstel te maken heeft; dat is niet mijn functie.

De andere definitie noemden we al in de inleiding, een consensusdefinitie uit Groot-Brittannië. In deze definitie wordt niet uitgegaan van de functie van de verpleegkundige, maar van wat verplegen is. Wat dat betekent voor de functie van verpleegkundigen wordt pas later aan de orde gesteld: na de definitie volgt een zestal kenmerken waaruit gevolgen voor het vak duidelijk worden (zie tabel 1.2).

De definitie begint met het begrip *clinical judgement*: een klinische beoordeling van een situatie. Het aanbieden van zorg wordt van een doel voorzien: *to enable people*. Niet bijstaan of helpen, maar mensen tot iets in staat stellen. Dat 'iets' wordt ruim geformuleerd: het voor mensen mogelijk maken hun gezondheid te verbeteren, te handhaven of te herwinnen, mensen in staat stellen dat wat hen nu overkomt een plaats te geven in hun leven (coping) en hen in staat te stellen de best mogelijke kwaliteit van leven te bereiken, in wat voor omstandigheden ook. Dat is meer dan in de definitie van Henderson te vinden is. Uit de kenmerken die beschreven worden valt af te leiden met welke beslissingen de verpleegkundige wordt geconfronteerd (zie tabel 1.2).

Je ziet in deze twee voorbeelden van definities wat de impact van een bepaalde opvatting is op de beslissingen die je als vakvrouw/vakman in verplegen neemt. Het is niet voor niets dat we dit boek beginnen met een verhaal over de kern van verplegen. Dat is een gedifferentieerd verhaal, waarbij het niet om goed of slecht gaat, maar om de kijk op het vak. Je zult je erin moeten trainen om als je nieuw bent op een afdeling, of wanneer er andere samenwerkingsverbanden ontstaan, vast te stellen wat de overeenkomsten en verschillen in opvattingen zijn over wat op die plek de kern van het vak verplegen uitmaakt. Dat helpt je bij het kiezen van dingen die niet alleen goed zijn voor de patiënt, maar ook passen in de heersende opvattingen. Of het helpt

Tabel 1.2 Definitie van verplegen met consequenties voor besluitvorming

---

Nursing is: The use of clinical judgement in the provision of care to enable people to improve, maintain, or recover health, to cope with health problems, and to achieve the best possible quality of life, whatever their disease or disability, until death (Royal College of Nursing 2003).

A particular purpose: the purpose of nursing is to promote health, healing, growth and development, and to prevent disease, illness, injury, and disability. When people become ill or disabled, the purpose of nursing is, in addition, to minimise distress and suffering, and to enable people to understand and cope with their disease or disability, its treatment and its consequences. When death is inevitable, the purpose of nursing is to maintain the best possible quality of life until its end.	Beslissingen moeten overeenstemmen met de doelen die je voor ogen hebt.
A particular mode of intervention: nursing interventions are concerned with empowering people, and helping them to achieve, maintain or recover independence. Nursing is an intellectual, physical, emotional and moral process which includes the identification of nursing needs; therapeutic interventions and personal care; information, education, advice and advocacy; and physical, emotional and spiritual support. In addition to direct patient care, nursing practice includes management, teaching, and policy and knowledge development.	Beslissingen gaan om de dingen die je wilt doen om een bepaalde situatie het hoofd te bieden, en zijn doelgericht, duidelijk en evalueerbaar.
A particular domain: the specific domain of nursing is people's unique responses to and experience of health, illness, frailty, disability and health-related life events in whatever environment or circumstances they find themselves. People's responses may be physiological, psychological, social, cultural or spiritual, and are often a combination of all of these. The term "people" includes individuals of all ages, families and communities, throughout the entire life span.	Je neemt beslissingen op het gebied waar je expertise ligt zodat je daar de verantwoordelijkheid voor kunt dragen.
A particular focus: the focus of nursing is the whole person and the human response rather than a particular aspect of the person or a particular pathological condition.	Als verpleegkundige zet je allerlei deelaspecten van de zorg die mensen nodig hebben in het perspectief van wat een mens nodig heeft om het leven van alledag aan te kunnen.
A particular value base: nursing is based on ethical values which respect the dignity, autonomy and uniqueness of human beings, the privileged nurse-patient relationship, and the acceptance of personal accountability for decisions and actions. These values are expressed in written codes of ethics, and supported by a system of professional regulation.	Beslissingen worden bepaald door wat mag en niet mag, wat hoort en niet hoort, en worden vastgelegd in de normen en waarden (ethische codes) van je beroep.
A commitment to partnership: nurses work in partnership with patients, their relatives and other carers, and in collaboration with others as members of a multi-disciplinary team. Where appropriate they will lead the team, prescribing, delegating and supervising the work of others; at other times they will participate under the leadership of others. At all times, however, they remain personally and professionally accountable for their own decisions and actions.	Beslissingen in de zorg neem je nooit alleen. Je bent deel van een team, waarin je bespreekt waarom je welke beslissing wilt nemen en waarin je bewaakt dat beslissingen die genomen zijn ook worden nageleefd.

je bij het analyseren van problemen bij het gezamenlijk accepteren of afwijzen van bepaalde oplossingen. Als het niet past in de gezamenlijke opvattingen weet je in ieder geval waar je aan toe bent, maar kun je ook aan de orde stellen of je als team niet eens moet nadenken over die opvattingen.

1.2 DE GESCHIEDENIS VAN VERPLEGEN EN DE INVLOED OP DE POSITIONERING VAN VERPLEEGKUNDIGEN

Besluiten nemen in een complex bedrijf als de gezondheidszorg is geen op zichzelf staande activiteit. Meestal werk je met een team van collega's of in interdisciplinaire teams. Uit de internationale literatuur blijkt dat veel verpleegkundigen er moeite mee hebben besluiten die ze zouden willen nemen in hun team in te brengen, vooral wanneer het om interdisciplinaire teams gaat. Daar worden een heleboel redenen voor aangevoerd, die allemaal hun wortels lijken te hebben in de geschiedenis van het vak verplegen. Als we het kort door de bocht formuleren, kunnen we zeggen dat verpleegkundigen in de ziekenhuizen van rond 1900 de dienst uitmaakten. De verpleegkundig directrice organiseerde alles, mensen kwamen naar een ziekenhuis omdat ze thuis niet voldoende zorg hadden, en artsen waren belangrijke en geëerde gasten. Patiënten werden bezien vanuit de context waar ze vandaan kwamen en weer naartoe gingen, en verpleegkundig onderwijs in die tijd omvatte bijvoorbeeld ook muziek en literatuur, zodat de verpleegkundigen op niveau met de patiënten konden communiceren.

Met de mogelijkheden die de narcose bood, veranderde de functie van een ziekenhuis. Er werden operaties gedaan en tijdens en na die operaties ontstond specifieke medische zorg, die aan verpleegkundigen gedelegeerd werd. De dokter die gast was, werd een dokter die opdrachtgever werd. De rol van verpleegkundigen verschoof in dat perspectief naar 'medische opdrachten van de dokter ondersteunen en uitvoeren'. Niet dat ze in die tijd geen andere dingen deden voor en met hun patiënten, het werd alleen niet benoemd als 'verplegen', maar viel onder de noemer 'menselijkheid'. Want natuurlijk vroeg je aan mensen hoe het nu thuis verder zou moeten gaan en ging je in op specifieke behoeften. Maar het stond niet op het onderwijsprogramma. Een leerboek verpleegkunde uit de vroege jaren zeventig, bestaande uit een aantal delen, wijdde zegge en schrijve slechts één hoofdstuk aan 'de zieke als mens'. De rest betrof in doorsnee veel medische informatie met weinig bijbehorende verpleegkundige technieken.

In situaties waarin ervan uitgegaan werd dat mensen in opdracht werkten en niet op eigen initiatief, kon dus ook de situatie ontstaan dat verpleegkundigen er moeite mee hadden hun positie te bepalen en op te komen voor besluiten over verpleegkundige maatregelen waarvan zij vonden dat die zouden passen. Afhankelijk van de werkomgeving werd daar prijs op gesteld en liepen dingen goed, of moesten verpleegkundigen zwijgen en werd er niet naar hen geluisterd. Dat werd vaak nog versterkt door het gedrag van verpleegkundigen. Gesprekstechnieken waren lange tijd geen onderdeel van het studieprogramma, waardoor verpleegkundigen vaak methoden gebruikten die behoorlijk van de inhoud van hun boodschap afleidden. Iemand die aarzelend begon met 'ik ben maar verpleegkundige, maar misschien zouden we toch nog eens een keertje kunnen kijken naar ...', werkte niet werkelijk overtuigend, en naar de verpleegkundige die luid riep 'nu moet er eindelijk eens een keer naar mij geluisterd worden *@!%!', werd ook niet inhoudelijk geluisterd. Een andere factor die vaak genoemd wordt is dat verpleegkundigen ook niet op grond van inhoudelijke argumenten onderhandelden, en bijvoorbeeld studieresultaten naar voren brachten, of duidelijk maakten dat verpleegkunde werkelijk meer is dan alleen maar doen wat een dokter zegt, maar dat ze meer redeneerden vanuit 'ik heb het gevoel dat ...'. Ook geen sterk argument.

Een dergelijke achtergrond van het vak werkt lang door. Verpleegkundigen die veertig jaar geleden in dit patroon zijn opgeleid en op afdelingen zo zijn gesocialiseerd, neigen er nog vaak toe te blijven hangen in dat gedrag en dat ook over te brengen op nieuwelingen als iets wat zo hoort.

Dat alles is van invloed op de positie die verpleegkundigen in een instelling en in de maatschappij innemen. Journalisten in verschillende landen merkten dat bij verpleegkundige problemen die in het nieuws kwamen vrijwel nooit verpleegkundigen het woord voerden. Op de televisie en in de andere media kwamen artsen, managers en juristen aan het woord, maar de groep waar het om ging zat er niet bij. Amerikaanse journalisten dachten dat dit kwam omdat de verpleegkundigen nooit goed geleerd hebben met de media om te gaan en wilden daarover een handboek schrijven (Buresh & Gordon 2006). Zij ontdekten in hun voorbereidende onderzoek dat verpleegkundigen zich al in hun dagelijks werk onzichtbaar maken. Zij doen veel goede dingen, maar maken daar geen punt van. Ze beschrijven een verpleegkundige op de intensive care, die weet dat haar pas geopereerde patiënt morfine nodig heeft, maar de jonge arts-assistent weigert dat voor te schrijven. Naast haar gewone werk is zij vervolgens een kleine drie uur bezig iemand te bereiken die deze arts-assistent tot de orde kan roepen. Als dat eindelijk gelukt is, zegt ze tegen de patiënt: 'De dokter heeft nu een pijnstiller voorgeschreven, het zal zo wel beter worden met de pijn.' In de documentatie noteert ze tijd, medicament en dosis. Van haar reddingsactie wordt niets zichtbaar en er volgt ook geen kritisch gesprek met het artsenteam. De patiënt zal nooit de verpleegkundige noemen die hem gered heeft van de pijn omdat hij dat niet weet. Het team verpleegkundigen zal geconfronteerd blijven met medische missers omdat ze de discussie erover vermijden. De verpleging is onzichtbaar. Zo onzichtbaar, dat een verplegingswetenschapper, op bezoek in een Duits ziekenhuis voor het houden van een lezing, op het informatiebord over diensten van het ziekenhuis bij de ingang, artsen, apothekers, fysiotherapeuten enzovoort zag staan, maar geen verpleegkundigen. Zij opende haar lezing met de constatering dat dit het eerste ziekenhuis was dat zij kende dat geen verpleegkundigen in dienst had. Het publiek was verbaasd en de directeur vroeg hoe ze op dat idee kwam, omdat het de grootste dienst van het ziekenhuis betrof. De grootste dienst, maar blijkbaar niet de moeite waard om op het bord bij de ingang te vermelden.

De voorbeelden zeggen iets over de positie van verpleegkundigen: door de bank genomen niet direct een toonaangevende groep die waargenomen wordt als onmisbaar voor de patiëntenzorg. Eerder een groep die onopgemerkt in de luwte werkt. De socialisatie werkt door. Het past in het patroon van dienen en doen wat anderen zeggen. In dat patroon vraagt ook de omgeving niet expliciet naar de ideeën van de beroepsgroep, eist niet dat argumenten voor handelen gedegen onderbouwd worden (want per slot: wat beslis je nu zelf, je werkt toch in opdracht), en die omgeving delegeert taken naar verpleegkundigen, waar dat kan. Delegeren, niet overdragen. Er is gelukkig een kentering gaande, maar oude gewoontes zitten diep. Als je bij het nemen van klinische, verpleegkundige besluiten tegen problemen aanloopt, heeft het zin daar nog eens naar te kijken; misschien helpt het je bij het vinden van de juiste strategieën om anderen van de zin ervan te overtuigen. Laat je daarbij niet verleiden door een 'modern uiterlijk'. Zoals een verplegingswetenschapper in Australië vaststelde: vroeger moest je opspringen als er een dokter binnenkwam en hem vragen of hij koffie wilde. Moderne verpleegkundigen doen zo iets niet meer; die bieden aan *voor hem* data te verzamelen. Hetzelfde patroon, maar in een ander jasje.

Er verandert gelukkig ook het nodige in de positionering van verpleegkundigen. Het besef dringt bijvoorbeeld langzaam door dat de patiënten die intensieve verpleegkundige zorg nodig hebben in een ziekenhuis blijven – de anderen gaan naar huis. Dus moet de verpleegkundige zorg in een ziekenhuis goed en goed georganiseerd zijn. Een goed voorbeeld zijn de magneetziekenhuizen: ziekenhuizen die begrepen hebben dat het de verpleegkundigen zijn die doorslaggevend zijn voor de kwaliteit. Onder meer door grote onderzoeken, waaruit bleek dat er een significant verschil was in complicaties van de zorg tussen ziekenhuizen met goed opgeleid verpleegkundig personeel (weinig complicaties) en ziekenhuizen zonder (veel complicaties), drong het besef door dat verpleegkundigen cruciaal zijn voor de kwaliteit van zorg. Dus wilden ziekenhuizen goed personeel aantrekken en ook vasthouden. Daaruit ontstond een kleine dertig jaar terug in Amerika het *magnet hospital*: een ziekenhuis dat een aantal criteria ontwikkelde om goed verpleegkundig personeel aan te trekken, maar vooral ook vast te houden: verpleegkundigen moesten er als een magneet naartoe getrokken worden. Uiteindelijk is dit uitgemond in een lijst van veertien kenmerken waar je als instelling aan moet voldoen om als magneetziekenhuis erkend te worden (box 1.2). Die hebben alles te maken met positionering van verpleegkundigen. In eerste instantie ging het natuurlijk om de kwaliteit van werken in de instelling – inmiddels kunnen ziekenhuizen zich op basis van de veertien criteria (in Engelse teksten vind je daar nog veel meer uitleg over) certificeren. Maar dat is een bijkomstigheid voor waar we het hier over hebben: professionele besluitvorming. De context van een magneetziekenhuis geeft aan dat hier van verpleegkundigen autonoom gedrag verwacht wordt, gericht op het optimaliseren van de kwaliteit, gebaseerd op kennis en inzicht.

Box 1.2 De veertien magneetkrachten (V&VN 2011)

1 *Kwaliteit van verpleegkundig leiderschap*
   Bekwame, sterke en risiconemende verpleegkundige leiders volgen een goed geformuleerde strategie.

2 *Organisatiestructuur*
   Een platte organisatiestructuur waarbij decentraal beslissingen worden genomen.

3 *Managementstijl*
   Participatie en feedback geven wordt aangemoedigd en is ingebakken in de organisatie.

4 *Persoonlijk beleid en programma's*
   Salaris en bonussen zijn goed en competitief. Er worden doorgroeimogelijkheden geboden en er is een goede balans tussen werk en privé. Kortom: de zorginstelling is een goede werkgever!

5 *Professionele zorgmodellen*
   Op basis van diverse modellen heeft de verpleegkundige verantwoordelijkheid en gezag voor de directe patiëntenzorg. Modellen zijn gebaseerd op de unieke behoefte van de patiënt en helpen bekwame verpleegkundigen om de gewenste klinische uitkomsten te behalen.

6 *Kwaliteit van zorg*
   Iedereen wordt gedreven door het willen leveren van een hoge kwaliteit van zorg. Leidinggevenden zijn verantwoordelijk voor het continueren van dit 'werkklimaat'.

7 *Kwaliteitsverbetering*
   De organisatie is dusdanig ingericht dat er voortdurend aan kwaliteitsprojecten en processen wordt gewerkt.

8 *Consultatie en bronnen*
   De organisatie biedt adequate bronnen, middelen en kansen voor het gebruik van experts. De organisatie promoot betrokkenheid van verpleegkundigen in professionele organisaties en bij werkgroepen in de samenleving.

9 *Autonomie*
   Autonome verpleegkundige zorg is de bekwaamheid van een verpleegkundige om verpleegkundige acties te verrichten en te bevorderen die van toepassing zijn op de patiëntenzorg en die gebaseerd zijn op competenties, professionele expertise en kennis. Van de verpleegkundige wordt verwacht dat zij autonoom werkt, in overeenstemming met de professionele standaarden. Onafhankelijke beslissingen worden geacht genomen te zijn binnen de interdisciplinaire en multidisciplinaire afspraken over patiëntenzorg.

10 *De samenleving en de zorginstelling*
   In verband met samenwerking is het van belang goede contacten te onderhouden met de samenleving en andere instellingen.

>>

>>
11   *Verpleegkundigen als opleiders*
     Professionele verpleegkundigen zijn betrokken bij opleidingsactiviteiten binnen de organisatie en samenleving. Studenten zijn welkom en worden aangemoedigd binnen de organisatie. Er zijn veel faciliteiten met betrekking tot opleidingen voor zowel studenten als verpleegkundigen.
12   *Het imago van verpleging*
     De inbreng en invloed van verpleegkundigen is essentieel bij het multidisciplinaire team en zo wordt hier ook mee omgegaan.
13   *Interdisciplinaire relaties*
     Wederzijds respect en van elkaar kunnen leren.
14   *Professionele ontwikkeling*
     De organisatie schept hier voorwaarden voor.

Patiënten die thuis zorg ontvangen, of in verpleeghuizen en aanverwante zorginstellingen, zijn zelfs nog meer dan in ziekenhuizen aangewezen op verpleegkundigen. Artsen en andere behandelaars zijn veel verder naar de achtergrond geschoven. Dat zijn bij uitstek de plaatsen waar een verantwoorde besluitvorming over een gepast zorgaanbod autonoom genomen moeten worden. Hun positie is vandaag de dag veel duidelijker dan in ziekenhuizen, hun verantwoordelijkheid ook.

Opdracht 1.2
Vermoedelijk heb je al stages in verschillende werkvelden gelopen. Zoek twee studiegenoten uit en vergelijk van je laatste stage de stand van zaken met de veertien punten die hierboven worden genoemd. Zou die stageplek in aanmerking komen voor erkenning als magneetinstelling?

Een deel van dit boek houdt zich bezig met de vraag hoe je als verpleegkundige toe kunt werken naar een sterke positie, waarin je professionele besluiten over patiëntgericht zorgaanbod als vanzelfsprekendheid en met verantwoordelijkheid kunt inbrengen en uitvoeren.

1.3 BESLUITVORMING: SPIEGEL VAN KUNDIGHEID
Uit het voorgaande is in ieder geval duidelijk geworden dat professionele besluiten genomen worden over aspecten die met de verpleegkundige diagnose te maken hebben. Op basis daarvan kun je inventariseren welke alternatieven je hebt voor een zorgaanbod. Die alternatieven zijn niet het gevolg van een aangeboren vaardigheid om te zorgen, maar zijn gebaseerd op een samenspel tussen een aantal elementen (zie ook figuur 1.1). Allereerst betreft dat de gegevens van de patiënt (de patiëntengegevens linksboven in de figuur). Geen twee patiënten met een vergelijkbare verpleegkundige

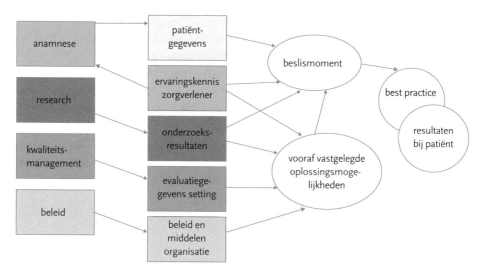

Figuur 1.1   Best practice health care map (Brown 2001)

diagnose zijn hetzelfde. Om vast te kunnen stellen wat past bij een patiënt moet je voldoende input hebben (je anamnese). Niet alle verpleegkundigen kunnen hetzelfde, je
moet dus ook een soort *self-assessment* doen rond de vraag waar jouw kennis/mogelijk-
heden/beperkingen liggen, en je moet vaststellen wat dat betekent voor de besluiten
die je zou willen nemen (misschien moet je er een collega bij halen, of het besluit zelfs
helemaal aan een ander overlaten). Het is de klinische ervaring van een verpleegkundige die maakt dat het *assessment* zo verloopt dat je het maximale aan gegevens van de
patiënt identificeert. Dan is er nog een hele rij contextfactoren die een rol spelen. Veel
daarvan kun je opslaan in een aparte 'ordner': de map (soms letterlijk voorhanden,
soms ook een mentale map) waaruit je kunt putten voor de alternatieve mogelijkheden
van zorgaanbod (in figuur 1.1: vooraf vastgelegde oplossingsmogelijkheden). Die map
wordt gevuld door bijvoorbeeld gegevens vanuit de evaluatie van vergelijkbare situaties
op je afdeling of in je organisatie, door onderzoek, door richtlijnen en standaarden die
op basis van onderzoek ontwikkeld zijn, en door vastgestelde *best practices*. Maar ook
door de middelen en mogelijkheden van je instelling: als onderzoek een uitspraak doet
over de beste matras om decubitus te voorkomen – maar jouw instelling heeft een
andere gekocht – dan heeft dat invloed op de besluiten die je kunt nemen voor jouw
patiënt. In figuur 1.1 zie je deze elementen in een model samengevoegd. Duidelijk is
dat er maar een pijl staat in de richting van het beste besluit onder de gegeven omstandigheden (best practice voor die specifieke patiënt) en naar de resultaten van die keuze
voor de patiënt. Al het andere is ondersteunend materiaal en biedt je de kennis en het
inzicht om voor die ene patiënt goed te besluiten wat je hem aanbiedt.

Aan de besluiten over het zorgaanbod kun je de kwaliteit van de zorgverlener vaststellen! Maar dan moet dat ondersteunend materiaal wel in orde zijn *en* moet de

verpleegkundige zich gesteund weten in wat zij doet. Veel onderzoekers die zich bezighouden met de vraag waarom zoveel kennis die bijvoorbeeld uit onderzoek bekend is
niet in de praktijk wordt omgezet, spelen de verpleegkundigen de zwartepiet toe. Verpleegkundigen lezen onvoldoende, begrijpen onderzoeken niet, als ze het al begrijpen
geloven ze de uitkomsten niet en als ze alles al gelezen en begrepen hebben en geloven,
dan denken ze dat ze het niet uit zichzelf in de praktijk mogen invoeren; dat is kort en
bondig het oordeel van deze (internationale) onderzoekers. Geredeneerd naar figuur 1.1
heerst de gedachte dat de inhoud van de box 'Vooraf vastgelegde oplossingsmogelijkheden' onvoldoende bekend is bij individuele verpleegkundigen, en dat gaat ten koste
van de kwaliteit van zorg aan de patiënt. Organisaties steken dan ook veel energie in
het scholen van hun medewerkers, om vervolgens te ontdekken dat ze daarmee niet
bereiken wat ze hopen. De literatuur van de laatste vijftien jaar beschrijft meer en
meer dat het leggen van de schuld bij de verpleegkundigen wel een erg eenzijdig beeld
oplevert. De context en de voorwaarden om kennis in de praktijk om te zetten zijn
minstens zo belangrijk, misschien zelfs wel belangrijker, zo blijkt uit het onderzoek
naar factoren die van invloed zijn op de vertaalslag van kennis naar het actieve doen
en laten van verpleegkundigen. Hoewel het waar is dat het steeds verpleegkundigen
zijn die – soms alleen, soms in het team – beslissen wat er gedaan moet worden, er is
ook aangetoond dat leiderschap een enorm belangrijke rol speelt bij de manier waarop
iemand zijn of haar kennis gebruikt. Zonder support wordt het niets. Ook de organi-
satiecultuur is belangrijk: als daar bijvoorbeeld een sfeer heerst van 'het echte werken
leer je op de afdeling, laat die theoretici maar praten', dan zou andere kennis dan ervaringskennis wel eens weinig kans van slagen kunnen hebben. Wat ook belangrijk is, is
de manier waarop er in de werksetting met evaluatie omgegaan wordt. Evaluatie vormt
een wezenlijk onderdeel van het verpleegproces, maar in de praktijk komt er vaak weinig van terecht. Het diagnosticeren van verpleegproblemen en het verantwoorden van
keuzes voor de geplande acties om daarbij horende verpleegdoelen te bereiken, lukt
inmiddels aardig. Maar te weinig wordt systematisch de vraag gesteld: 'Hebben we
ons verpleegdoel bereikt, en zo ja, was dat dankzij ons of ondanks ons?' Laat staan dat
een verpleegkundige reflecteert op de vraag wat haar rol daarbij was, terwijl een goede
evaluatie en een systematische reflectie sterk bijdragen tot het ontwikkelen van kennis
over hoe het een volgende keer (nog) beter en effectiever kan. Wat volgens de literatuur
ook een belangrijke rol speelt, is de aanwezigheid van iemand die dingen faciliteert bij
het inzetten van allerlei vormen van kennis, en natuurlijk de mate waarin voorwaarden
als budget, tijd, personeel, opleidingsniveau enzovoort voorhanden zijn.

Zo bezien is goede besluitvorming niet alleen een spiegel van kundigheid van een
individuele verpleegkundige die iets beslist, maar het gevolg van de inspanning
van organisatie *en* individu. Als er in de organisatie iets niet klopt in de context en
voorwaarden mag je ook geen topprestatie van de verpleegkundigen verwachten. Er
zijn aanwijzingen in de literatuur dat fenomenen als angst voor collega's of managers, onzekerheid over wat collega's zullen vinden van een voorstel of onderlinge

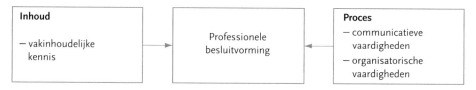

Figuur 1.2 Besluitvorming vraagt competenties op twee niveaus

concurrentie (bijvoorbeeld wie in een goed blaadje staat bij de teamleiding) ertoe leiden dat mensen helemaal niet doen wat ze weten. We raken hier aan een gebied dat nog maar mondjesmaat onderzocht is en waar we nog weinig over weten. Maar duidelijk is dat een verantwoorde besluitvorming over passende interventies voor de patiënten niet alleen een individueel gebeuren is, maar een complex proces met veel invloedsfactoren. We komen daar in hoofdstuk 8 nog op terug.

Goede besluiten nemen (en ze goed uitvoeren!) vraagt competenties op twee niveaus (figuur 1.2). Allereerst moet je je vak zo beheersen dat je inhoudelijk tot juiste keuzes kunt komen. Maar in het besluitvormingsproces heb je met allerlei betrokkenen te maken: de patiënt, zijn familie, leden van het multidisciplinaire team, ondersteunende diensten. Je loopt op tegen beperkingen van je omgeving: een visie op zorg waar je mogelijk wat anders over denkt, mensen die niet goed functioneren of zich niet aan afspraken houden, hulpmiddelen die er zouden moeten zijn maar niet te vinden zijn, onverwachte gelijktijdigheid van dingen. Dus behalve inhoudelijke competenties heb je ook communicatieve vaardigheden en organisatievaardigheden nodig.

En last but not least: je bent het aan jezelf en je beroepsgroep verplicht zichtbaar te maken wat de verpleegkundige bijdrage aan gezondheid en welbevinden van je patiënt is in je documentatie, in het overleg met anderen, en in de vorm van publicaties wanneer je vaststelt dat jouw/jullie manier van werken een innovatieve bijdrage aan de zorg inhoudt.

1.4 SAMENVATTING

Besluitvorming is het hart van het vak

In de beoordeling van besluiten die een verpleegkundige voor de zorg aan een individuele patiënt genomen heeft kun je zien of ze rekening gehouden heeft met alle dimensies van het moment. Past wat ze voor of met de patiënt wil doen in de visie op zorg van haar werkomgeving? Heeft ze voldoende kennis en inzicht om inhoudelijk verantwoorde keuzes te kunnen maken? Heeft ze voldoende vaardigheden om ervoor te zorgen dat haar keuze bekend is bij collega's en door hen ook gedragen wordt? Aan de besluiten over het zorgaanbod kun je de kwaliteit van de zorgverlener vaststellen!

In volgende hoofdstukken worden al deze elementen verdiept en op een praktisch niveau uitgewerkt.

LITERATUUR

Brown, S.J. Managing the complexity of best practice health care. In: *J Nurs Care Qual* 15 (2001) nr. 2, pp. 1-8.

Buresh, B. & S. Gordon. *From Silence to Voice: What Nurses Know and Must Communicate to the Public*. Cornell University Press, New York 2006.

Estabrooks, C.A. & W.K. Midodzi & G.G. Cummings e.a. Predicting research use in nursing organizations. In: *Nursing Research* 56 (2007) nr. 4S, pp. S7-S23.

Henderson,V. *The Nature of Nursg*. Macmillan Publishing, New York 1966.

Royal College of Nursing. *Defining nursing*. Royal College of Nursing, London 2003, http://www.rcn.org.uk/__data/assets/pdf_file/0008/78569/001998.pdf.

Visser, M. & A. de Jong. *Cultuur en zorg, Een interculturele benadering van zorg in de verpleging*. Coutinho, Bussum 2005.

V&VN. Magneetziekenhuizen: kenmerken. V&VN, Utrecht, http://www.venvn.nl/Portals/20/dossiers/Kenmerken%20Magneetziekenhuizen.pdf.

Kijk voor verdieping op www.StudieCloud.nl

2 Ethiek: de grenzen van het goede besluit

Een zorgprofessional die een besluit neemt over de best passende zorg aan haar patiënt, doet dat, zoals we in het voorgaande hoofdstuk gezien hebben, op basis van kennis over wat de patiënt nodig heeft en wil, op basis van eigen kennis en inzicht, op basis van kennis uit onderzoek en evaluaties, en op basis van de mogelijkheden en voorwaarden binnen de instelling. Maar dat zijn niet de enige factoren die een rol spelen. Er bestaat ook nog zoiets als goed of slecht, aanvaardbaar of onaanvaardbaar. Er zijn grenzen aan de besluitvorming, maar wie bepaalt die grenzen? Er zijn dingen die niet kunnen en er zijn dingen die moeten. Er zijn dingen waarvan de een vindt dat het moet en de ander juist vindt dat het niet mag. Er zijn trends en ontwikkelingen in de zorg die normerend werken op wat er van beroepsbeoefenaars verwacht wordt. Hoe ga je daarmee om? Daar gaat het in dit hoofdstuk om.

2.1 ONTWIKKELINGEN EN TRENDS IN DE ZORG IN RELATIE TOT PROFESSIONELE BESLUITVORMING

Een belangrijk thema is en was altijd de rol van de patiënt in het zorgproces. De intenties waren altijd wel vergelijkbaar; professionals willen door alle decennia heen zorgen dat mensen die ziek worden of dreigen ziek te worden in een zo goed mogelijke conditie het leven van alledag kunnen opnemen. De manier waarop men daarin naar de patiënten kijkt en keek is echter heel erg veranderd.

Tot ver in de vorige eeuw werd de patiënt gezien als iemand die vooral moest doen wat de 'zorgautoriteit' zei. De dokter en de zuster waren de mensen die van de hoed en de rand wisten – de patiënt behoorde in zijn eigen belang te luisteren en te doen wat er gezegd werd. Tegenspraak werd niet zo geduld. In de literatuur wordt hiervoor wel het beeld gebruikt van het gezin: de dokter als papa, de zuster als mama en de patiënt als het kind. Ook vandaag de dag zijn er nog veel patiënten – vaak oudere mensen, maar lang niet altijd – die vast vertrouwen op de expertise van hun zorgverleners en die het nemen van beslissingen over de zorg die ze nodig hebben graag aan deze professionals overlaten. Soms kunnen ze gewoon niet anders dan dingen over zich heen laten komen.

Box 2.1 Dokter is ziek (Ten Haaft 2010)
Voor haar boek *Dokter is ziek* voerde Gonny ten Haaft indringende gesprekken met artsen, verpleegkundigen en managers die ziek waren, of ziek waren geweest. Op basis van deze interviews onderzocht zij of de zorg wel echt zo patiëntvriendelijk is als instellingen en beleidsmakers beweren. En kunnen patiënten wel mondig en kritisch zijn, zoals de overheid graag wil? Een belangrijke conclusie luidt dat zelfs deze zieke hulpverleners het vaak onverwacht moeilijk vinden om voor zichzelf op te komen. 'Ik verloor mijn mondigheid', zegt een verpleegkundige. 'Als ik al niet mondig kan zijn, hoe moet dat dan zijn voor mensen die voor het eerst in een ziekenhuis liggen?' Bovendien voelden deze bijzondere patiënten zich soms eenzaam en verloren in de zorg. Ook een arts, verpleegkundige of manager is bij ziekte ineens een 'geval', in plaats van een persoon met eigen emoties en verlangens.

Voor de besluitvorming betekent de positie van de zorgautoriteit dat de zorgprofessional, op grond van vakkennis, weet wat de beste behandeling is voor een bepaald probleem of een bepaalde diagnose, besluit die behandeling uit te voeren en deelt dit de patiënt vervolgens mee. De mening van de professional is de norm.

In de jaren tachtig van de vorige eeuw deed het principe 'holisme' zijn intrede in de verpleegkunde: de mens zien als geheel. Een mens is meer dan zijn ziekte en om goede zorg te verlenen moet je naar die hele mens en zijn behoeften kijken. Opleidingscurricula veranderden van een tamelijk op ziekte en behandeling georiënteerd aanbod naar een modulair aanbod, waarin juist allerlei verschijnselen en symptomen die bij ziekte horen en die het dagelijks leven van mensen veranderen in het middelpunt van het denken over zorg gezet werden. Psychologie werd ineens een belangrijk vak. Om de mens als geheel te zien was veel meer kennis nodig over psychologische processen rondom mens-zijn en ziekzijn. En daar hoorden ook gesprekstechnieken bij, want gesprekken voeren over de betekenis van ziek-zijn voor wie je als mens bent, is toch van een ander karakter dan mensen informeren over procedures rondom de behandeling en de (somatische) zorg. Mensen werden steeds mondiger en dat stelde ook eisen aan gespreksvaardigheden. Verpleegkundigen hadden wel eens moeite met deze nieuwe benadering: een patiënt, die op grond van deze principes dus ook inspraak had, kon dingen verlangen waarvan je als professional vond dat ze niet verstandig of zelfs niet goed waren. Waar sta je dan als professional? Er zat nog veel paternalisme in het aanbod. De rol van verpleegkundigen veranderde in deze tijd, coaching en begeleiding werden belangrijke begrippen. In de besluitvorming over passende interventies moest ineens niet alleen gekeken worden naar een bepaald probleem of een bepaalde diagnose, maar moesten zorgverleners ook kijken naar consequenties op andere gebieden dan strikt het probleem of de diagnose. Hoe beïnvloedt de gebeurtenis het leven van alledag van deze mensen? Kan iemand zijn sociale rollen nog vormgeven? Dit zijn vragen die de besluitvorming mede beïnvloeden en zorgverleners moesten dus andere vragen gaan stellen dan in hun rol als zorgautoriteit.

Een logisch vervolg op de discussies over holisme was de belangstelling voor het vraagstuk van de autonomie van patiënten, een thema dat vanaf de jaren negentig steeds meer op de voorgrond kwam te staan. Dat was een grote ontdekkingstocht; waar praat je eigenlijk over als je het over autonomie hebt, wat hoort daarbij, wat betekent dat voor je houding als professional, en wat doe je wanneer mensen niet in staat zijn 'autonoom' te zijn? Waar sta je als professional autonomie in de weg?

Box 2.2 Kijk op gezondheidsadviezen

Onderzoek naar patiënten in de thuiszorg in de jaren negentig leverde een verrassend inzicht op in de verschillende manieren waarop patiënten en zorgverleners naar gezondheidsadviezen kijken. Een mevrouw vertelde tijdens een interview dat de artsen en verpleegkundigen voortdurend benadrukten hoe slecht het voor haar reumatische handen was om te breien en te haken. Maar, vertelde ze, daar trok ze zich niet veel van aan: ze had haar leven lang kleding gebreid voor haar kinderen en deed dat nu voor haar kleinkinderen, en dat moest zo blijven, daarvoor nam zij de pijn op de koop toe. De onderzoeker duidde deze twee perspectieven: patiënten beslissen vanuit een levensperspectief, zorgprofessionals vanuit een gezondheidsperspectief. Dat zegt veel over de visie op autonomie van de twee betrokken partijen: de patiënt wil over het leven beslissen, de professional heeft gezondheid en behandeling voor ogen en verwacht dat de patiënt over gezondheid beslist.

De aandacht voor autonomie heeft ertoe geleid dat beslissingen van patiënten tot in het extreme serieus werden genomen: als de patiënt iets niet wil dan heeft hij daar recht op. Dit respect voor de ander functioneert in veel settings, maar niet altijd. Het werkt niet bij mensen met bijvoorbeeld een psychiatrische aandoening die zorg mijden. Naar de principes van autonomie hebben ze het recht een dergelijke beslissing te nemen, maar dat kan leiden tot mensonwaardige situaties omdat mensen zich bijvoorbeeld verwaarlozen of vereenzamen. In deze tijd zie je ook meer en meer initiatieven ontstaan onder het begrip van bemoeizorg: er zijn veel mensen in de maatschappij die helemaal niet zo goed in staat zijn om autonoom beslissingen te nemen als het gaat om hun gezondheid, en dat zijn lang niet allemaal oude mensen die in de war zijn, of mensen met een psychiatrisch probleem. Maar een besluit om als professional actief op mensen af te stappen die zelf geen beroep doen op de zorg staat natuurlijk haaks op de principes van autonomie en zelfbeschikking, en vaak ontstaat hier een dilemma voor professionals. Een dilemma dat overigens nog eens versterkt wordt door de regelgeving en het vergoedingensysteem. Want het is ook in deze tijd dat er in de regelgeving een verschuiving plaatsvindt van aanbodgerichte zorg naar vraaggerichte zorg en waarin je die discussie over autonomie vertaald ziet. Het kostte aanvankelijk ook moeite bemoeizorg vergoed te krijgen; met name GGZ-instellingen financierden dat meestal uit eigen middelen, of met kleine en tijdelijke subsidies. Inmiddels financieren gemeenten dit uit de Wet maatschappelijke ondersteuning (Wmo). De rol van de verpleegkundige is in de bemoeizorg bij uitstek coachend, maar wordt in de context van discussies over autonomie ook steeds sterker. Want patiënten kunnen in vragen over gezondheid pas autonoom zijn als ze goed geïnformeerd zijn en over de consequenties van die informatie met een ander van gedachten kunnen wisselen. Voor de professionele besluitvorming betekent deze aandacht voor autonomie dat alleen informeren van een patiënt over een voorgenomen interventie niet voldoende is. De patiënt moet de mogelijkheid hebben uit alternatieven te kiezen en dan kiezen wat het best bij hem past. Dit noemen we informed consent. Dat voegt een aantal stappen toe aan het proces van besluitvorming, en vraagt van de beroepsbeoefenaar specifieke competenties op het gebied van gespreksvoering, en kennis over psychologische processen die bij de patiënt kunnen plaatsvinden.

In de laatste tien jaar is de kijk op de rol van de patiënt nog meer richting zelfverantwoordelijkheid en zelfmanagement verschoven, ook als politiek gegeven. Waar voorheen meer nadruk gelegd werd op ziekte en zorg, verschoof de focus naar gedrag en gezondheid. Het idee is dat mensen (patiënten en de mensen uit hun directe omgeving) gezonder gedrag (moeten) gaan vertonen, niet alleen in relatie tot ziekzijn, maar ook in relatie tot gezond leven in zijn algemeenheid. Zelfmanagement wordt gedefinieerd als:

> 'Activiteiten die individuen uitoefenen en beslissingen die zij nemen samen met hun omgeving, inclusief partner, vrienden, familie, gemeenschappen en zorgverleners, om met hun aandoening om te gaan en progressie en gevolgen ervan te minimaliseren' (RVZ 2011).

De rol van de zorgprofessionals verschuift nog meer als tevoren richting coaching, met als doel de patiënt in staat te stellen gezond gedrag in zijn levensstijl centraal te stellen. De verwachting is dat mensen daardoor minder gebruik hoeven te maken van de gezondheidszorg, wat dan weer arbeidsbesparing oplevert. De levenskwaliteit wordt volgens de literatuur beter, mensen krijgen meer controle over hun eigen situatie (*self-efficacy*), ze worden actiever in hun eigen zorg en nemen activiteiten over van de zorgverlener. De RVZ schetst ook wat de consequenties zijn voor de zorgprofessionals:

- inzage bieden in gezondheidsgegevens en methoden aanbieden om eigen gegevens te beheren;
- Informatie bieden die zodanig is afgestemd op de patiënt dat deze ondersteund wordt bij het structureren en waarderen van persoonlijke gezondheidskeuzes;
- activiteiten coachen waarbij de nadruk ligt op het vergroten van de zelfredzaamheid van de patiënt;
- handvatten bieden om relevante partijen in de omgeving te lokaliseren en mobiliseren om bij te dragen aan zelfmanagement en de patiënt te leren omgaan met reacties vanuit de sociale omgeving.

Voor de besluitvorming over passende interventies wordt hier een heel ander beeld geschetst dan dat van een zorgautoriteit. Zorgprofessionals houden zich in deze opvatting vooral bezig met technieken voor het realiseren van gedragsveranderingen die ertoe moeten leiden dat mensen zelf verantwoordelijkheid voor hun gezondheid en gedrag nemen. Het gaat niet meer alleen om informeren en *informed consent*, maar om *shared decision making*: samen met de patiënt besluiten hoe het nu verder moet en hem daarvoor de verantwoordelijkheid geven.

2.2 ETHIEK, ETHISCHE CODES EN PROFESSIONELE BESLUITVORMING

Alle professionele besluitvorming kent een ethische component: is wat ik als professional denk dat vaktechnisch passend is, ook 'goed'? Het gaat er dan om of de zorgprofessional in staat is om de behoeften en zorgen van de mensen te herkennen, te interpreteren en daar passend op te reageren. Dat is een integraal onderdeel van kwaliteitszorg.

Goede zorg is een begrip dat qua inhoud verschuift, al naar gelang de tijd waarin men werkt en de zwaartepunten die men legt. Voor iemand die denkt als zorgautoriteit is goede zorg die interventies te kiezen die zij op dat moment juist vindt voor de patiënt. De verpleegkundige die zichzelf ziet als het verlengstuk van de arts zal andere interventies als goede zorg bestempelen dan de verpleegkundige die het als haar taak ziet mensen het leven mogelijk te maken onder het gegeven dat ziekte dat leven beïnvloedt.

Er is in de literatuur veel nagedacht over wat dan 'goede zorg' is.

Een aantal grenzen voor goede zorg komt van buiten het beroep: internationale afspraken over rechten van de mens (zie box 2.3), ethische en juridische uitgangs-punten die besluitvorming over wat binnen de zorg kan en mag mede bepalen. En trends binnen de gezondheidszorg bepalen ook mee, dat hebben we ook in de boven-staande korte geschiedenis van ontwikkelingen kunnen zien.

Box 2.3 Universele Verklaring van de Rechten van de Mens (OHCHR)
Preambule
Overwegende, dat erkenning van de inherente waardigheid en van de gelijke en onvervreemdbare rechten van alle leden van de mensengemeenschap grond-slag is voor de vrijheid, gerechtigheid en vrede in de wereld;
Overwegende, dat terzijdestelling van en minachting voor de rechten van de mens geleid hebben tot barbaarse handelingen, die het geweten van de mensheid geweld hebben aangedaan en dat de komst van een wereld, waarin de mensen vrijheid van meningsuiting en geloof zullen genieten, en vrij zul-len zijn van vrees en gebrek, is verkondigd als het hoogste ideaal van iedere mens;
Overwegende, dat het van het grootste belang is, dat de rechten van de mens beschermd worden door de suprematie van het recht, opdat de mens niet gedwongen worde om in laatste instantie zijn toevlucht te nemen tot opstand tegen tirannie en onderdrukking;
Overwegende, dat het van het grootste belang is om de ontwikkeling van vriendschappelijke betrekkingen tussen de naties te bevorderen;
Overwegende, dat de volkeren van de Verenigde Naties in het Handvest hun vertrouwen in de fundamentele rechten van de mens, in de waardigheid en de waarde van de mens en in de gelijke rechten van mannen en vrouwen opnieuw hebben bevestigd, en besloten hebben om sociale vooruitgang en een hogere levensstandaard in groter vrijheid te bevorderen;
Overwegende, dat de Staten, welke Lid zijn van de Verenigde Naties, zich plechtig verbonden hebben om, in samenwerking met de Organisatie van de Verenigde Naties, overal de eerbied voor en inachtneming van de rechten van de mens en de fundamentele vrijheden te bevorderen;
Overwegende, dat het van het grootste belang is voor de volledige nakoming van deze verbintenis, dat een ieder begrip hebbe voor deze rechten en vrij-heden;
Op grond daarvan proclameert de Algemene Vergadering deze Universele Verklaring van de Rechten van de Mens als het gemeenschappelijk door alle   >>

>> volkeren en alle naties te bereiken ideaal, opdat ieder individu en elk orgaan van de gemeenschap, met deze verklaring voortdurend voor ogen, er naar zal streven door onderwijs en opvoeding de eerbied voor deze rechten en vrijheden te bevorderen, en door vooruitstrevende maatregelen, op nationaal en internationaal terrein, deze rechten algemeen en daadwerkelijk te doen erkennen en toepassen, zowel onder de volkeren van Staten die Lid van de Verenigde Naties zijn, zelf, als onder de volkeren van gebieden, die onder hun jurisdictie staan:

Artikel 1
Alle mensen worden vrij en gelijk in waardigheid en rechten geboren. Zij zijn begiftigd met verstand en geweten, en behoren zich jegens elkander in een geest van broederschap te gedragen.

Opdracht 2.1
Heb je je wel eens onvrij of ongelijkwaardig behandeld gevoeld? Kun je daarvan een voorbeeld geven? Ken je een voorbeeld vanuit de gezondheidszorg? Worden alle patiënten gelijkwaardig behandeld?

Artikel 2
Een ieder heeft aanspraak op alle rechten en vrijheden, in deze Verklaring opgesomd, zonder enig onderscheid van welke aard ook, zoals ras, kleur, geslacht, taal, godsdienst, politieke of andere overtuiging, nationale of maatschappelijke afkomst, eigendom, geboorte of andere status.
Verder zal geen onderscheid worden gemaakt naar de politieke, juridische of internationale status van het land of gebied, waartoe iemand behoort, onverschillig of het een onafhankelijk, trust-, of niet-zelfbesturend gebied betreft, dan wel of er een andere beperking van de soevereiniteit bestaat.

Opdracht 2.2
Worden sommige mensen vaker onvrij of ongelijkwaardig behandeld dan anderen?
Wat vind je ervan dat sommige mensen vastgebonden worden in bed, zoals erg onrustige patiënten?
Wat vind je ervan dat sommige mensen gedwongen worden medicijnen te gebruiken?

Artikel 3
Een ieder heeft het recht op leven, vrijheid en onschendbaarheid van zijn persoon. >>

Opdracht 2.3
Wat vind je van euthanasie en abortus? Zijn euthanasie en abortus in strijd met het recht op leven?
Wat vind je van een gedwongen opname?

Artikel 4
Niemand zal in slavernij of horigheid gehouden worden. Slavernij en slavenhandel in iedere vorm zijn verboden.

Artikel 5
Niemand zal onderworpen worden aan folteringen, noch aan een wrede, onmenselijke of onterende behandeling of bestraffing.

Opdracht 2.4
Ken je een voorbeeld van iemand die in zijn eigen huis gekweld wordt, zoals bij kindermishandeling of huiselijk geweld?
Ken je een voorbeeld van kwelling in een zorginstelling?

Artikel 6
Een ieder heeft, waar hij zich ook bevindt, het recht als persoon erkend te worden voor de wet.

Artikel 7
Allen zijn gelijk voor de wet en hebben zonder onderscheid aanspraak op gelijke bescherming door de wet. Allen hebben aanspraak op gelijke bescherming tegen iedere achterstelling in strijd met deze Verklaring en tegen iedere ophitsing tot een dergelijke achterstelling.

Opdracht 2.5
Als alle mensen voor de wet gelijk zijn, wat vind je dan van een instelling als het medisch tuchtcollege?
Niet iedereen is in staat op te komen voor zijn/haar rechten of belangen. Wat vind je van de volgende uitspraak: Bij goede zorg hoort de verpleegkundige ook de rol van advocaat van de patiënt op zich te nemen; het opkomen voor de belangen van de patiënt.

Artikel 8
Een ieder heeft recht op daadwerkelijke rechtshulp van bevoegde nationale rechterlijke instanties tegen handelingen, welke in strijd zijn met de grondrechten hem toegekend bij Grondwet of wet.

>> Opdracht 2.6
Wat denk je in dit verband over vrijheidsbeperkende maatregelen bij patiënten?

Artikel 9
Niemand zal onderworpen worden aan willekeurige arrestatie, detentie of verbanning.

Artikel 10
Een ieder heeft, in volle gelijkheid, recht op een eerlijke en openbare behande-ling van zijn zaak door een onafhankelijke en onpartijdige rechterlijke instantie bij het vaststellen van zijn rechten en verplichtingen en bij het bepalen van de gegrondheid van een tegen hem ingestelde strafvervolging.

Artikel 11
1   Een ieder, die wegens een strafbaar feit wordt vervolgd, heeft er recht op voor onschuldig gehouden te worden, totdat zijn schuld krachtens de wet bewezen wordt in een openbare rechtszitting, waarbij hem alle waarbor-gen, nodig voor zijn verdediging, zijn toegekend.
2   Niemand zal voor schuldig gehouden worden aan enig strafrechtelijk ver-grijp op grond van enige handeling of enig verzuim, welke naar nationaal of internationaal recht geen strafrechtelijk vergrijp betekenden op het tijd-stip, waarop de handeling of het verzuim begaan werd. Evenmin zal een zwaardere straf worden opgelegd dan die, welke ten tijde van het begaan van het strafbare feit van toepassing was.

Artikel 12
Niemand zal onderworpen worden aan willekeurige inmenging in zijn persoon-lijke aangelegenheden, in zijn gezin, zijn tehuis of zijn briefwisseling, noch aan enige aantasting van zijn eer of goede naam. Tegen een dergelijke inmenging of aantasting heeft een ieder recht op bescherming door de wet.

Artikel 13
1   Een ieder heeft het recht zich vrijelijk te verplaatsen en te vertoeven binnen de grenzen van elke Staat.
2   Een ieder heeft het recht welk land ook, met inbegrip van het zijne, te ver-laten en naar zijn land terug te keren.

Opdracht 2.7
Veel patiënten kunnen zich om wisselende redenen niet vrij bewegen: gesloten afdelingen, bewakingscamera's, vrijheidsbeperkende maatregelen als Zweedse band, fixatie in een rolstoel enzovoort. Hoe verhoudt zich dat tot artikel 13?   >>

>> Artikel 14

1 Een ieder heeft het recht om in andere landen asiel te zoeken en te genieten tegen vervolging.

2 Op dit recht kan geen beroep worden gedaan ingeval van strafvervolgingen wegens misdrijven van niet-politieke aard of handelingen in strijd met de doeleinden en beginselen van de Verenigde Naties.

Artikel 15

1 Een ieder heeft het recht op een nationaliteit.

2 Aan niemand mag willekeurig zijn nationaliteit worden ontnomen, noch het recht worden ontzegd om van nationaliteit te veranderen.

Artikel 16

1 Zonder enige beperking op grond van ras, nationaliteit of godsdienst, hebben mannen en vrouwen van huwbare leeftijd het recht om te huwen en een gezin te stichten. Zij hebben gelijke rechten wat het huwelijk betreft, tijdens het huwelijk en bij de ontbinding ervan.

2 Een huwelijk kan slechts worden gesloten met de vrije en volledige toestemming van de aanstaande echtgenoten.

3 Het gezin is de natuurlijke en fundamentele groepseenheid van de maatschappij en heeft recht op bescherming door de maatschappij en de Staat.

Artikel 17

1 Een ieder heeft recht op eigendom, hetzij alleen, hetzij tezamen met anderen.

2 Niemand mag willekeurig van zijn eigendom worden beroofd.

Artikel 18

Een ieder heeft recht op vrijheid van gedachte, geweten en godsdienst; dit recht omvat tevens de vrijheid om van godsdienst of overtuiging te veranderen, alsmede de vrijheid hetzij alleen, hetzij met anderen zowel in het openbaar als in zijn particuliere leven zijn godsdienst of overtuiging te belijden door het onderwijzen ervan, door de praktische toepassing, door eredienst en de inachtneming van de geboden en voorschriften.

Opdracht 2.8

Mag een instelling potentiële bewoners weigeren als zij niet behoren tot de religieuze gezindheid van deze instelling?

Artikel 19

Een ieder heeft recht op vrijheid van mening en meningsuiting. Dit recht omvat de vrijheid om zonder inmenging een mening te koesteren en om door alle   >>

>> middelen en ongeacht grenzen inlichtingen en denkbeelden op te sporen, te ontvangen en door te geven.

Opdracht 2.9
Hoe kunnen instellingen waarborgen dat hun patiënten/bewoners hun mening vrij tot uitdrukking kunnen brengen zonder daarop afgerekend te worden?

Artikel 20
1   Een ieder heeft recht op vrijheid van vreedzame vereniging en vergadering.
2   Niemand mag worden gedwongen om tot een vereniging te behoren.

Artikel 21
1   Een ieder heeft het recht om deel te nemen aan het bestuur van zijn land, rechtstreeks of door middel van vrij gekozen vertegenwoordigers.
2   Een ieder heeft het recht om op voet van gelijkheid te worden toegelaten tot de overheidsdiensten van zijn land.
3   De wil van het volk zal de grondslag zijn van het gezag van de Regering; deze wil zal tot uiting komen in periodieke en eerlijke verkiezingen, die gehouden zullen worden krachtens algemeen en gelijkwaardig kiesrecht en bij geheime stemmingen of volgens een procedure, die evenzeer de vrijheid van de stemmen verzekert.

Artikel 22
Een ieder heeft als lid van de gemeenschap recht op maatschappelijke zekerheid en heeft er aanspraak op, dat door middel van nationale inspanning en internationale samenwerking, en overeenkomstig de organisatie en de hulpbronnen van de betreffende Staat, de economische, sociale en culturele rechten, die onmisbaar zijn voor zijn waardigheid en voor de vrije ontplooiing van zijn persoonlijkheid, verwezenlijkt worden.

Artikel 23
1   Een ieder heeft recht op arbeid, op vrije keuze van beroep, op rechtmatige en gunstige arbeidsvoorwaarden en op bescherming tegen werkloosheid.
2   Een ieder, zonder enige achterstelling, heeft recht op gelijk loon voor gelijke arbeid.
3   Een ieder, die arbeid verricht, heeft recht op een rechtvaardige en gunstige beloning, welke hem en zijn gezin een menswaardig bestaan verzekert, welke beloning zo nodig met andere middelen van sociale bescherming zal worden aangevuld.

>>

>>   4   Een ieder heeft het recht om vakverenigingen op te richten en zich daarbij aan te sluiten ter bescherming van zijn belangen.

Artikel 24
Een ieder heeft recht op rust en op eigen vrije tijd, met inbegrip van een redelijke beperking van de arbeidstijd, en op periodieke vakanties met behoud van loon.

Artikel 25
1   Een ieder heeft recht op een levensstandaard, die hoog genoeg is voor de gezondheid en het welzijn van zichzelf en zijn gezin, waaronder inbegrepen voeding, kleding, huisvesting en geneeskundige verzorging en de noodzakelijke sociale diensten, alsmede het recht op voorziening in geval van werkloosheid, ziekte, invaliditeit, overlijden van de echtgenoot, ouderdom of een ander gemis aan bestaansmiddelen, ontstaan ten gevolge van omstandigheden onafhankelijk van zijn wil.
2   Moeder en kind hebben recht op bijzondere zorg en bijstand. Alle kinderen, al dan niet wettig, zullen dezelfde sociale bescherming genieten.

Opdracht 2.10
Heb je als verpleegkundige een taak wanneer je een patiënt hebt waarbij je ziet dat er problemen op dit terrein zijn?

Artikel 26
1   Een ieder heeft recht op onderwijs; het onderwijs zal kosteloos zijn, althans wat het lager en basisonderwijs betreft. Het lager onderwijs zal verplicht zijn. Ambachtsonderwijs en beroepsopleiding zullen algemeen beschikbaar worden gesteld. Hoger onderwijs zal openstaan voor een ieder, die daartoe de begaafdheid bezit.
2   Het onderwijs zal gericht zijn op de volle ontwikkeling van de menselijke persoonlijkheid en op de versterking van de eerbied voor de rechten van de mens en de fundamentele vrijheden. Het zal het begrip, de verdraagzaamheid en de vriendschap onder alle naties, rassen of godsdienstige groepen bevorderen en het zal de werkzaamheden van de Verenigde Naties voor de handhaving van de vrede steunen.
3   Aan de ouders komt in de eerste plaats het recht toe om de soort van opvoeding en onderwijs te kiezen, welke aan hun kinderen zal worden gegeven.

>>

>> Opdracht 2.11
Wat betekent dit voor kinderen die wegens ziekte langdurig opgenomen worden?

Artikel 27
1   Een ieder heeft het recht om vrijelijk deel te nemen aan het culturele leven van de gemeenschap, om te genieten van kunst en om deel te hebben aan wetenschappelijke vooruitgang en de vruchten daarvan.
2   Een ieder heeft het recht op de bescherming van de geestelijke en materiële belangen, voortspruitende uit een wetenschappelijk, letterkundig of artistiek werk, dat hij heeft voortgebracht.

Opdracht 2.12
Zorginstellingen als verzorgings- en verpleeghuizen organiseren met grote regelmaat culturele activiteiten voor de bewoners. Hoe vrij denk je dat deze bewoners zijn als het gaat om deelname?

Artikel 28
Een ieder heeft recht op het bestaan van een zodanige maatschappelijke en internationale orde, dat de rechten en vrijheden, in deze Verklaring genoemd, daarin ten volle kunnen worden verwezenlijkt.

Artikel 29
1   Een ieder heeft plichten jegens de gemeenschap, zonder welke de vrije en volledige ontplooiing van zijn persoonlijkheid niet mogelijk is.
2   In de uitoefening van zijn rechten en vrijheden zal een ieder slechts onderworpen zijn aan die beperkingen, welke bij de wet zijn vastgesteld en wel uitsluitend ter verzekering van de onmisbare erkenning en eerbiediging van de rechten en vrijheden van anderen en om te voldoen aan de gerechtvaardigde eisen van de moraliteit, de openbare orde en het algemeen welzijn in een democratische gemeenschap.
3   Deze rechten en vrijheden mogen in geen geval worden uitgeoefend in strijd met de doeleinden en beginselen van de Verenigde Naties.

Artikel 30
Geen bepaling in deze Verklaring zal zodanig mogen worden uitgelegd, dat welke Staat, groep of persoon dan ook, daaraan enig recht kan ontlenen om iets te ondernemen of handelingen van welke aard ook te verrichten, die vernietiging van een van de rechten en vrijheden, in deze Verklaring genoemd, ten doel hebben.

Ethische grenzen die van buitenaf invloed hebben op beslissingen in de zorg, hangen een beetje af van de perspectieven. De min of meer dominante vorm van ethische theorieën maakt gebruik van principes. Principes die voor de zorg van belang zijn, zijn binnen deze theorieën: respect voor autonomie, weldoen, niet schaden en rechtvaardigheid. Kijkt men naar zorgtheorieën zoals die zich in de afgelopen jaren ontwikkeld hebben, dan komen ook andere woorden naar voren: zorgzaamheid, verantwoordelijkheid en verbondenheid. In deze theorieën wordt gezegd dat de principes uit de dominante theorieën vooral toegepast moeten worden in een context van betrokkenheid en verantwoordelijkheid voor elkaar. Men legt de nadruk op de individuele bepaaldheid van deze context.

En dan zijn er nog de ethische principes die de beroepsgroep zichzelf oplegt. We hebben in de afgelopen jaren bijvoorbeeld een toenemende aandacht gezien voor *evidence-based practice* (EBP) als basis voor goede zorg. Patiënten hebben recht op een behandeling naar de laatste stand van kennis. Dus als onderzoek heeft uitgewezen dat 80% van de onderzoeksgroep in meerdere onderzoeken goed heeft gereageerd op die bepaalde interventie, dan wordt dat de standaard. Daar is ook kritiek op. EBP gaat uit van het axioma dat het leven bestaat uit wetmatigheden die in kaart gebracht kunnen worden en als leidraad voor beslissingen kunnen dienen. De kritiek richt zich op ten minste twee aspecten: hoe weet ik als professional of mijn patiënt tot de 80% of tot de 20% behoort (en wat betekent dat), en hoe zit het met kwalitatieve, moeilijk meetbare veranderingen, validiteit, doeltreffendheid en de generaliseerbaarheid van onderzoeksgegevens naar de praktijk? Want, wat in een onderzoekssituatie met strak gereguleerde regels en begrenzingen goed werkt, kan in de praktijk niet goed werken. Of kan in de ene praktijk wel werken, maar in een andere niet. Anders gezegd: een besluit voor een bepaalde interventie kan op basis van onderzoeksresultaten goed zijn, maar kan niet werken omdat de context anders is dan in het onderzoek, of omdat sterk voorbijgegaan wordt aan wat voor de patiënt in zijn bepaalde context zinvol of waardevol is. Het is niet voor niets dat de critici pleiten voor *evidence-informed practice* of voor een combinatie van *evidence-based practice* en *value-based practice*. Zij stellen vast dat EBP alleen niet per se goede zorg inhoudt: er zijn waarden die op een ander vlak liggen dan alleen onderzoek en die moeten ook meewegen in de besluitvorming.

Langzaamaan begint ook de aandacht voor aspecten als zelfmanagement, participatie en zelfverantwoordelijkheid van patiënten een bepalende rol te spelen in besluiten die verpleegkundigen nemen, al zoekt men nog naar de precieze betekenis daarvan. Soms leggen verpleegkundigen dat uit als: 'Het is niet mijn pakkie-an of de thuiszorg al geregeld is, dat moeten patiënten in het kader van zelfmanagement tegenwoordig zelf doen.' Dat is natuurlijk niet de bedoeling van de discussie over het belang van participatie en zelfmanagement, dat is mensen in de steek laten op momenten dat ze ondersteuning nodig zouden kunnen hebben. En dat druist weer in tegen ethische principes, met name zoals die in zorgtheorieën verwoord worden.

2.2.1 Klinische beslissingen zijn ook ethische beslissingen

Klinische beslissingen zijn door het afwegen van waarden dus ook ethische beslissingen. Daarvoor heeft een zorgprofessional op de eerste plaats ethische sensitiviteit nodig. Weaver et al. (2008) definiëren dat als:

> 'Ethical sensitivity is the capacity to decide with intelligence and compassion, given uncertainty in a care situation, drawing as needed on a critical understanding of codes for ethical conduct, clinical experience, academic learning and self-knowledge, with an additional ability to anticipate consequences and the courage to act.'

Zij maken in een afbeelding duidelijk wat er volgens de literatuur allemaal komt kijken bij ethische sensitiviteit (figuur 2.1).

Het is in dit model een voorwaarde dat er een professionele relatie ontstaat waarbinnen zichtbaar wordt wat de percepties van de patiënt en de professional zijn. Daardoor ontstaat bewustwording ten aanzien van morele aspecten, kan iemand zich verplaatsen in de gevoelens van een ander (affectiviteit) en kan hij een afweging van mogelijkheden en belangen maken, als basis voor de besluitvorming. Dat beschrijven de onderzoekers als een proces vol met allerlei onzekerheden die bij een professionele praktijkvoering horen, iets waar moed en zelfkennis voor nodig is. Je neemt immers verantwoordelijkheid voor de uitkomsten van je beslissing. In het plaatje wordt duidelijk dat wie in de besluitvorming op routine vaart, bijvoorbeeld alleen maar op onderzoeksresultaten afgaat, en in de voorgaande fasen een paar dingen bij de patiënt gemist heeft, uiteindelijk bijdraagt aan een zorg die lijden van patiënten en uiteindelijk ook stress bij de professional oplevert. Wie zich laat leiden door de persoonlijke aspecten in de situatie creëert zorg waarbij patiënt en professional zich goed voelen, waar groei en inzicht ontstaat, en waarbij de situatie voor de professional een leermoment oplevert waarvan zij in een volgende situatie weer kan profiteren.

Om te voorkomen dat de besluitvorming een allerindividueelst gebeuren wordt, zijn kaders ontwikkeld die voor zorgprofessionals een leidraad vormen. Vakkennis is een dergelijk kader. Het is niet voor niets dat er een wet bestaat waarin geregeld wordt wie zich bijvoorbeeld verpleegkundige mag noemen. Daar moet je voor geleerd hebben. Je kunt ook geen goede besluiten nemen als je niet weet wat er op het gebied van verpleegkundig handelen gedaan zou kunnen worden. Dus leggen beroepsgroepen dergelijk handelen, waar mogelijk, vast in standaarden en protocollen. Dat is de leidraad voor besluiten en daaraan kunnen besluiten ook afgemeten worden. Hier gaat het om empirische kennis: kennis die door onderzoek wordt vastgelegd.

Maar kennis is meer dan alleen maar empirie; de elementen 'persoonlijke kennis en ervaring', 'sociaalpolitieke kennis' en vooral ook 'ethische kennis' vormen samen het geheel dat een goede professional kenmerkt. Ook daarvoor bestaan kaders. Voor

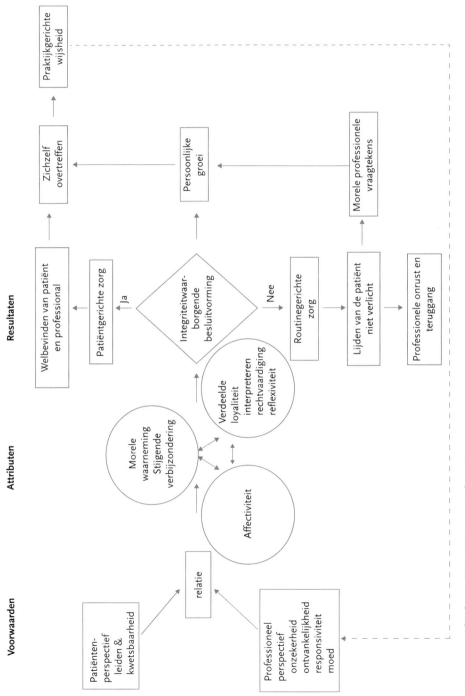

Figuur 2.1 Ethische sensitiviteit (Weaver et al. 2008)

de sociaalpolitieke kennis gaat het dan om wetten en regelgeving, zoals: wie betaalt wat, wie heeft het recht om zorgaanbieders op kwaliteit te controleren? En voor de ethische kennis bestaan ethische codes, waarvan we er hier een aantal bespreken vanuit het perspectief van de besluitvorming.

2.2.2 Code van de ethiek/beroepscodes

Er bestaat geen eenduidigheid in ethische beroepscodes. Ze richten zich op de normen en waarden van de beroepsuitoefening en zijn te vinden onder de benamingen 'ethische code' en 'beroepscode'. Zulke codes maken duidelijk aan leden van de beroepsgroep hoe ze zich behoren te gedragen en ze dienen als houvast bij het handelen tijdens het uitoefenen van het beroep. Op internationaal niveau zijn er twee verschillende codes, waarbij die van de International Council of Nurses (ICN), waarin nationale beroepsverenigingen uit de hele wereld vertegenwoordigd zijn, de bekendste is. De ICN publiceerde de eerste code voor verpleegkundigen in 1953 en paste deze regelmatig aan. Daarnaast bestaat de code van het Comité International Catholique des Infirmières et Assistantes Médico-Sociales (CICIAMS), maar die heeft in Nederland nauwelijks bekendheid meer.

De code van het internationale verband ICN vormt de leidraad voor afzonderlijke landen om de code aan de eigen situatie aan te passen, meestal door nationale beroepsverenigingen. In Nederland bestaan twee codes naast elkaar: die van de CNV/ABVA-KABO FNV (revisie in 2006) en die van Nu91/V&VN (2007). Afgeleid van dergelijke nationale documenten kunnen specifieke groepen weer een code voor het eigen specialisme formuleren, zoals de Nederlandse Vereniging van Sociaal Verpleegkundigen in 2002 deed, of de diabetesverpleegkundigen in 2004.

Codes zijn een leidraad, geen recept. De belofte van geheimhouding die een verpleegkundige bij het verkrijgen van haar diploma aflegt is afgeleid van ethische codes.

Box 2.4 The ICN Code of Ethics for Nurses (2006)
The *ICN Code of Ethics for Nurses* has four principal elements that outline the standards of ethical conduct.

Elements of the code
1 *Nurses and people*
- The nurse's primary professional responsibility is to people requiring nursing care.
- In providing care, the nurse promotes an environment in which the human rights, values, customs and spiritual beliefs of the individual, family and community are respected.

>>

>>

- The nurse ensures that the individual receives sufficient information on which to base consent for care and related treatment.
- The nurse holds in confidence personal information and uses judgement in sharing this information.
- The nurse shares with society the responsibility for initiating and supporting action to meet the health and social needs of the public, in particular those of vulnerable populations.
- The nurse also shares responsibility to sustain and protect the natural environment from depletion, pollution, degradation and destruction.

2 *Nurses and practice*
- The nurse carries personal responsibility and accountability for nursing practice, and for maintaining competence by continual learning.
- The nurse maintains a standard of personal health such that the ability to provide care is not compromised.
- The nurse uses judgement regarding individual competence when accepting and delegating responsibility.
- The nurse at all times maintains standards of personal conduct which reflect well on the profession and enhance public confidence.
- The nurse, in providing care, ensures that use of technology and scientific advances are compatible with the safety, dignity and rights of people.

3 *Nurses and the profession*
- The nurse assumes the major role in determining and implementing acceptable standards of clinical nursing practice, management, research and education.
- The nurse is active in developing a core of research-based professional knowledge.
- The nurse, acting through the professional organisation, participates in creating and maintaining safe, equitable social and economic working conditions in nursing.

4 *Nurses and co-workers*
- The nurse sustains a co-operative relationship with co-workers in nursing and other fields.
- The nurse takes appropriate action to safeguard individuals, families and communities when their health is endangered by a coworker or any other person.

Opdracht 2.13

Zoek de Nationale Beroepscode van Verpleegkundigen en Verzorgenden (NU91/V&VN) en de beroepscode Verpleging en verzorging (CNV/ABVAKABO FNV) op via internet.

Streep in de drie verschillende codes die je nu hebt die woorden aan die een duidelijke ethische component hebben.
Denk aan een situatie waarin je onlangs een besluit moest nemen over een interventie bij een patiënt in een complexe zorgsituatie.
Welke van deze woorden speelden een rol bij wat jij/jouw team besloot?
Aan welke begrippen hebben jullie niet gedacht, terwijl dat misschien wel goed zou zijn geweest?

Als het goed is bestaat er overeenstemming tussen beroepsprofielen van een land en de ethische codes die de beroepsgroep als uitgangspunt neemt.

We stelden ons aan het begin de vraag ten aanzien van 'goede besluiten': wie of wat bepaalt de grenzen van wat je als zorgprofessional kunt en mag besluiten? Een van de antwoorden op die vraag geeft de beroepsgroep door het stellen van kaders, in de vorm van ethische beginselen die in een code zijn vastgelegd. De code geeft aanwijzingen, geen antwoorden. Binnen het kader bestaat nog veel vrijheid voor eigen, morele opvattingen. Maar ook voor eigen keuzes: als je bijvoorbeeld besluiten zou moeten nemen over iets waar je eigenlijk de kennis niet voor hebt of waarvan je de (ethische) consequenties niet kunt overzien. Ook dat stelt een grens aan het nemen van besluiten: in een dergelijk geval moet je dat bespreekbaar maken en kijken wat voor de patiënt en het team de beste oplossing is. Misschien moet je jezelf wel uit het zorgproces terugtrekken, of gedeeltes ervan aan anderen overlaten.

2.3 KENNIS ONTWIKKELEN EN OMZETTEN

We schreven het al eerder: de patiënt heeft recht op een vakbekwame behandeling, gestoeld op de laatste kennis over die behandeling. Die actuele kennis moet worden ontwikkeld en dat gebeurt door het doen van wetenschappelijk onderzoek. Ook hier zijn richtlijnen opgesteld voor wat mag en niet mag in onderzoek dat met patiënten wordt gedaan: de regels voor *good clinical practice*:

'Good Clinical Practice (GCP) is an international ethical and scientific quality standard for designing, conducting, recording and reporting trials that involve the participation of human subjects. Compliance with this standard provides public assurance that the rights, safety and well-being of trial subjects are protected, consistent with the principles that have their origin in the Declaration of Helsinki, and that the clinical trial data are credible.' (EMEA 2006)

Deze regels richten zich met name op medisch onderzoek, zoals het testen van medicijnen, operatietechnieken of behandelingsmethoden, waarbij mensen de proefpersonen zijn. Dergelijk onderzoek behoeft ook altijd toestemming van een medisch-ethische commissie. Sommige vormen van verpleegkundig onderzoek, zoals behandelingsmethoden met een hoog instrumenteel-technisch karakter, vallen onder deze regelgeving. Andere vormen van verpleegkundig onderzoek vallen eerder onder het sociaalpsychologisch onderzoek en dat kent nog geen internationale standaarden. Er komt wel steeds meer duidelijkheid over wat er precies valt onder medisch-wetenschappelijk onderzoek (dit is in Nederland ook in een wet geregeld: de Wet medisch-wetenschappelijk onderzoek met mensen, afgekort met WMO (niet te verwarren met de Wet maatschappelijke ondersteuning, Wmo). Gedragswetenschappelijk onderzoek waarbij patiënten betrokken zijn, valt vaak ook onder het medisch-wetenschappelijk onderzoek, maar er heerst nog een hoop verwarring over de grenzen van sociaalwetenschappelijk getint onderzoek waarvoor de toestemming van een medisch-ethische commissie nodig is. Maar algemeen mag worden aangenomen dat onderzoek waarvan de uitkomsten gepubliceerd zijn, voldoet aan de ethische regels die ermee verbonden zijn.

Er zit ook een andere kant aan dergelijke regels voor het doen van onderzoek: wie in een situatie terechtkomt waarbinnen onderzoek gedaan wordt met patiënten, heeft ook de plicht na te gaan of de regels van good clinical practice worden nageleefd. Ook in zulke gevallen is er sprake van verantwoordelijkheid: als regels niet worden nagekomen, moet de verpleegkundige opkomen voor de rechten en veiligheid van de patiënt. Doet zij dat niet, dan is zij mede verantwoordelijk voor eventuele schade.

Opdracht 2.14

Zoek in databanken naar een artikel dat verpleegkundig onderzoek met een sociaalpsychologisch getinte invalshoek beschrijft en kijk hoe de onderzoekers beschrijven welke stappen ze hebben genomen om de rechten, de veiligheid en het welzijn van de patiënten in het onderzoek te beschermen.

Eerder schreven we dat patiënten recht hebben op behandeling naar de laatste stand van de medische kennis. Maar we weten vanuit de literatuur dat veel uitgevoerd en gepubliceerd onderzoek de alledaagse praktijk niet bereikt. Dat is niet alleen binnen de verpleegkunde het geval, het is een algemeen en wereldwijd probleem. Het is een probleem waardoor patiënten in een risicovolle situatie terecht kunnen komen en dat de verpleegkundige eventueel in een lastig parket kan brengen, omdat bijvoorbeeld een rechter het handelen van een verpleegkundige kan beoordelen op grond van gepubliceerde kennis. De rechter hanteert namelijk de norm of er wordt gewerkt naar de laatste stand van kennis. Ook de beroepscodes gaan er allemaal van uit dat de beroepsbeoefenaar zich inspant om kennis en vaardigheden, die nodig zijn voor een verantwoorde beroepsuitoefening, op peil te houden. Dat maakt ook dat een verpleegkundige aansprakelijk gesteld kan worden wanneer zij kennis en vaardigheden die zij in haar setting nodig heeft niet op peil heeft gehouden en daarom op basis van achterhaalde kennis besluiten over zorg neemt en zo zorg aanbiedt die niet de best mogelijke zorg inhoudt.

Een tuchtcommissie zal dat zwaar laten wegen. Daarbij is er altijd verschil tussen kennis die omgezet *moet* worden en kennis die omgezet *kan* worden. Soms weten we dat het niet toepassen van kennis absoluut schade berokkent. Dat noemen we prescriptieve of dwingende kennis: kennis die per definitie voorschrijft welke beslissing je behoort te nemen, omdat alle andere handelingsalternatieven per definitie schadelijk zijn. Er bestaat ook kennis over allerlei handelingsalternatieven voor een bepaald probleem die niet dwingend zijn; ze bieden de verpleegkundige de mogelijkheid om op basis van haar anamnese allerlei varianten de revue te laten passeren en dan de best passende oplossing te kiezen. Dat wordt descriptieve kennis genoemd.

Het is te gemakkelijk om te zeggen dat het altijd de schuld is van een individuele verpleegkundige, wanneer zij niet goed op de hoogte is van nieuwe ontwikkelingen, of wanneer ze zulke ontwikkelingen niet in de praktijk toepast. Om goed en verantwoord te kunnen functioneren moet je in een context werken waarin dat belangrijk gevonden wordt, waar ideeën open en eerlijk besproken worden, en waar de leiding ondersteuning biedt en voorwaarden creëert bij het vernieuwen en verbeteren van de zorg. Dat ontslaat een verpleegkundige niet van de plicht bij te blijven en vast te stellen wanneer haar besluitvormingsproces gehinderd wordt doordat ze niet kwijt kan wat ze weet, of dat ze niet kan opzoeken wat ze nodig heeft. En ook hier geldt een ethische regel: wie zulke knelpunten signaleert heeft ook de verantwoordelijkheid ze bespreekbaar te maken en mee te denken over een passende oplossing.

Dan zijn er nog normerende principes die vaak nergens omschreven staan: de ongeschreven regels binnen een bepaalde groep, waaraan mensen zich welhaast onbewust aanpassen. Want wie lid wil zijn van een club moet doen wat er in de club als 'normaal' beschouwd wordt. Kennis daarover verwerf je meestal door mee te doen en een gevoel te ontwikkelen voor wat er binnen de club 'hoort'. Dit gevoel laat zich meestal moeilijk onder woorden brengen en wordt ook wel impliciete kennis (*tacit knowledge*) genoemd. In deze impliciete kennis schuilt het bedrijfskapitaal van een instelling, en daarom is het van belang die kennis bloot te leggen. Want wat onder woorden gebracht is, laat zich gemakkelijker ordenen, vergelijken en vertalen naar andere situaties. Deze impliciete kennis bepaalt de dingen die we doen en laten; 'ons soort mensen doet zoiets niet'. Impliciete kennis is een niet te onderschatten ethisch mechanisme in de zorg van alledag!

2.4 BETEKENIS VOOR DE BESLUITVORMING

Werkwoorden bij ethische thema's gaan altijd in de richting van 'moeten', 'behoren' en 'verplicht zijn'. Het gaat om een vorm van regelgeving die normerend is en sterk voorschrijft wat er van mensen wordt verwacht. Het leven is altijd weerbarstiger dan de regels, dus het is logisch dat er ethische dilemma's ontstaan: situaties waarin de beslissing het ene te doen schade oplevert voor het andere en omgekeerd. Ethische codes, richtlijnen voor goed onderzoek en de plicht kennis ten goede te laten komen aan de patiënt zijn allemaal hulpmiddelen om het proces van besluitvorming een kader te bieden. Kaders zijn altijd een hulpmiddel voor mensen; het zijn geen wetten. Wie goede redenen heeft om van een kader af te wijken, mag dat doen, met alle verantwoordelijkheid die daarbij hoort. Helemaal bovenaan blijft de veiligheid van de patiënt staan: die mag geen schade oplopen door de keuzes van zijn zorgprofessionals. Maar ook hier weten we dat in complexe zorgsituaties compromissen gezocht moeten worden. Een simpel voorbeeld: voor een patiënt die een risico loopt op een decubitus is de ideale houding in rugligging een hoek van dertig graden. Maar als de patiënt ook een risico loopt op een pneumonie ontstaan tegenstrijdige aanwijzingen, omdat de patiënt dan zo veel mogelijk rechtop moet zitten. Wat is dan wijsheid vanuit een blik op patiëntveiligheid, in dit geval vanuit het begrip geen schade toevoegen?

Daarom is het te eenvoudig om te denken dat kaders zoals hierboven beschreven, gelijk zijn aan wetmatigheden; een vergissing die ook vaak gemaakt wordt bij het werken met standaarden. Het zijn hulpmiddelen in het proces van besluiten nemen en ze maken het de zorgprofessional mogelijk om gestructureerd en systematisch afwegingen te maken, waarvan de uitkomst niet bij voorbaat vaststaat.

Opdracht 2.15
Kijk nog eens naar figuur 2.1 onder de attributen van ethische sensitiviteit. Probeer nu met eigen woorden te zeggen welke risico's je als zorgprofessional loopt wanneer je kaders en standaarden als wetmatigheden zou opvatten.

2.5 SAMENVATTING
In dit hoofdstuk hebben we gekeken naar de ethische aspecten die een rol spelen bij professionele besluitvorming. Er zijn codes die van buitenaf bepalend zijn voor wat binnen een beroepsgroep mogelijk is, zoals de Universele Verklaring van de Rechten van de Mens en internationaal geaccepteerde ethische theorieën en ethische beroepscodes. Er zijn normen die de beroepsgroep zichzelf oplegt door de vertaling van internationale richtlijnen naar het eigen land en naar de eigen situatie. Er zijn trends en ontwikkelingen binnen een beroep die bepalend worden voor het zorgaanbod en daarmee een ethische connotatie krijgen. Formele kennis, zoals geformuleerd in onderzoek en/of zoals vertaald in beroepsstandaarden, is normerend voor de beoordeling van 'goede zorg'; patiënten hebben recht op zorg naar de laatste stand van kennis. Maar een probleem daarbij is het feit dat veel van deze formele kennis de praktijk niet bereikt.

Daarnaast zijn er de meestal ongeschreven waarden en normen die voortkomen uit socialisatieprocessen; hoe word ik lid van deze club? Dat is kennis en dat zijn waarden en normen die maar moeilijk onder woorden gebracht kunnen worden omdat ze zo impliciet voorhanden zijn.

Al deze bewuste en onbewuste elementen zijn bepalend voor wat we kwaliteitszorg noemen, voor beslissingen die we nemen als het gaat om kwalitatief hoogwaardig zorgaanbod, en voor de manier waarop we ons bij die beslissingen laten leiden. Het blijft een risico dat men naar de letter van de wet besluiten probeert te nemen, in plaats van deze aspecten als hulpmiddel bij de besluitvorming te gebruiken.

LITERATUUR

EMEA. ICH Topic E 6 (R1) *Guideline for Good Clinical Practice, step 5: note for guidance on good clinical practice* (CPMP/ICH/135/95), http://www.emea.europa.eu/docs/cn_GB/document_library/Scientific_guideline/2009/09/WC500002874.pdf.

Haaft, G. ten. *Dokter is ziek, als patiënt zie je hoe zorg beter kan.* Uitgeverij Contact, Amsterdam 2010.

International Council of Nurses. *The ICN code of Ethics for Nurses.* International Council of Nurses, Geneva (Switzerland) 2006, http://www.icn.ch/images/stories/documents/about/icncode_english.pdf.

Jong, A. de & H. Vandenbroele, et al. *Inleiding wetenschappelijk onderzoek voor het gezondheidsonderwijs.* Elsevier Gezondheidszorg, Maarsen 2008.

Office of the High Commissioner for Human Rights (OHCHR). Universele Verklaring van de Rechten van de Mens. OHCHR, New York, http://www.ohchr.org/en/udhr/pages/Language.aspx?LangID=dut.

Pool, A. *Autonomie, afhankelijkheid en langdurige zorgverlening.* Lemma, Utrecht 1995.

TNO. *Zelfmanagement als arbeidsbesparende innovatie in de zorg.* TNO kwaliteit van leven, Den Haag 2011,http://rvz.net/uploads/docs/Achtergrondstudie_-Zelfmanagement_als_Arbeidsbesparende_Innovatie.pdf.

Weaver, K. & J. Morse & C. Mitcham. Ethical sensitivity in professional practice: concept analysis. *Journal of Advanced Nursing*, 62 (2008), nr. 5, pp. 607-18.

Kijk voor verdieping op www.StudieCloud.nl

3 Klinische besluitvorming

We zagen in de voorafgaande hoofdstukken al dat het bij besluiten over zorg steeds gaat om twee elementen: de zorginhoud en de manier waarop we de zorginhoud organiseren, zodat deze ook werkelijk zó in de praktijk wordt uitgevoerd dat we ons doel – wat we met en voor de patiënt willen bereiken – kunnen bereiken. Als we het over de inhoud van de zorg hebben, dan hebben we het over klinische zorg. Dat is een begrip waarover nog wat verwarring bestaat. Vaak wordt dit gelijkgesteld met de plaats waar de zorg geleverd wordt: de kliniek, dus intramuraal. Maar vaker nog wordt bedoeld: het proces van het komen tot een (medische) diagnose. Een derde betekenis van 'klinisch' is: erg objectief, ontdaan van emoties, analytisch, en verwijst meestal naar de manier waarop iemand een verklaring aflegt. En een laatste betekenis verwijst naar de sfeer die een kliniek oproept. Als iemand zegt 'die omgeving is wel erg klinisch', dan roept dat een beeld op van witte wanden met tegels en zonder versiering, waarbinnen verontreiniging geen kans krijgt (steriele omgeving). Als wij in dit boek het begrip 'klinische besluitvorming' gebruiken, dan gaat het om de tweede betekenis: het proces van komen tot een diagnose. Niet in de zin van een medische diagnose, maar in de zin van een diagnose van oorzaken en passende oplossingen, zoals beschreven in de context van de NOC (*Nursing Outcome Classification*). *Clinical decision making: a nursing outcome from the Nursing Outcomes Classification (NOC) defined as the ability to make judgments and choose between two or more alternatives.*

Klinische besluitvorming heet in de literatuur ook wel klinisch redeneren, klinisch oordelen, klinisch handelen en diagnostisch redeneren, of wordt nauw met dergelijke begrippen verbonden. In die woorden klinkt al door dat het om een actief proces vraagt dat een beroep doet op het vermogen van een verpleegkundige om vast te stellen wat er aan de hand is (diagnose) en wat er op basis van een aantal mogelijkheden aan gedaan zou kunnen worden.

In dit hoofdstuk kijken we naar de complexiteit van de problematiek om tot een goed oordeel te komen en naar de rol en functie van standaarden en richtlijnen bij het maken van keuzes uit verschillende handelingsalternatieven.

3.1 VERANTWOORDE ZORG

Casus A

Mevrouw Bos is gisteren opgenomen met klachten over kortademigheid en hartklop-pingen. Ze hoest veel en is verkouden, ze heeft rugpijn waardoor ze moeilijk kan liggen, en door de combinatie van hoesten en rugpijn heeft ze al een paar dagen heel slecht geslapen. Ze is 84 jaar en woont alleen, ze heeft 3 kinderen die allemaal op meer dan 100 km afstand wonen. 's Morgens wil je haar helpen met wassen en aankleden, maar dat wil ze absoluut niet, ze wil zichzelf wassen bij de wastafel, dat doet ze thuis ook.

Opdracht 3.1
Hoe besluit je nu of het goede zorg is als je mevrouw Bos een washandje, een hand-doek en haar toilettas en schone spullen geeft? Wat zijn de risico's als je het daarbij laat? Wat is verantwoorde zorg?

Casus B

De heer Mulder is gisteren opgenomen met depressieve klachten. Hij reageert nauwelijks op vragen, hij ziet er triest en onverzorgd uit en hij ruikt ook niet aangenaam. Hij is 52 jaar. Zijn vrouw heeft hem gebracht en vertelde dat hij, sinds hij 4 maanden geleden werkeloos is geworden, niet meer van de bank afkomt. Hij heeft sinds zijn 16e gewerkt als metselaar. Je wilt hem helpen met wassen en aankleden, maar dat wil hij absoluut niet, hij wil niet opstaan.

Opdracht 3.2
Hoe besluit je of het goede zorg is als de heer Mulder blijft liggen en zich niet gaat wassen? Wat is verantwoorde zorg?

Patiënten hebben recht op goede, veilige en doelmatige zorg. De vraag is altijd: wat is precies goede, veilige en doelmatige zorg? Dat kun je in ieder geval proberen te vatten in beroepsstandaarden. Dat zijn beschrijvingen van alle kennis die een rol speelt bij het oplossen van bepaalde problemen van patiënten. Dat gebeurt op verschillende manieren: door kwaliteitsstandaarden, richtlijnen, klinische paden enzovoort. Die laten we hierna de revue passeren en daarna nemen we deze oplossingen kritisch onder de loep.

3.1.1 Kwaliteitskaders
Sinds enige jaren werken alle zorgsectoren met Kwaliteitskaders Verantwoorde Zorg. Deze Kwaliteitskaders worden ontwikkeld door belangengroepen in de zorg. Er is een Stuurgroep Verantwoorde zorg die het gebruik van het Kwaliteitskader bewaakt en verdere ontwikkeling stimuleert. De set wordt voortdurend verbeterd door de

validiteit, betrouwbaarheid en gebruiksvriendelijkheid te vergroten. Het Kwaliteitskader is in 2005 vastgesteld door de Stuurgroep Verantwoorde zorg, bestaande uit patiëntenorganisatie LOC, de beroepsorganisaties NVVA en V&VN, ActiZ, IGZ, Zorgverzekeraars Nederland en VWS, en in 2010 verbeterd en aangevuld.

In het Kwaliteitskader Verantwoorde Zorg staat per sector een exacte omschrijving van alle zorginhoudelijke en patiëntgebonden indicatoren. Een indicator is een meetbaar verschijnsel, iets wat je kunt waarnemen; je kunt het horen, zien, voelen, proeven of ruiken. Een indicator is bijvoorbeeld de voedingstoestand van een patiënt of de mate van bewustzijn. Met deze indicatoren kunnen instellingen de kwaliteit van hun zorg meten. Een voorbeeld van zo'n Kwaliteitskader Verantwoorde Zorg zie je in box 3.1.

Box 3.1 De tien thema's van de Norm Verantwoorde Zorg voor verzorgingsinstellingen

De Norm Verantwoorde Zorg wordt getoetst op tien thema's. Hieronder een overzicht van deze thema's met enkele voorbeelden.

1 *Zorg(behandel)-/leefplan*
- Heeft iedere patiënt een indicatiebesluit, een zorgovereenkomst en een zorg-/leefplan?
- Komen de vier domeinen verantwoorde zorg terug in het zorg-/leefplan:
    - Lichamelijk welbevinden/gezondheid? (zie 3)
    - Woon-/leefomstandigheden? (zie 5)
    - Participatie? (zie 6)
    - Mentaal welbevinden? (zie 7)
- Staat in het zorg-/leefplan wat de zorgvraag is van de patiënt?
- Zijn patiënten betrokken bij het opstellen, evalueren en bijstellen van het zorg-/leefplan?

2 *Communicatie en informatie*
- Wordt er geluisterd naar en gewerkt aan wensen van patiënten?
- Heeft elke patiënt een vaste contactpersoon?
- Worden patiënten goed bejegend?
- Is de telefonische bereikbaarheid voor vertegenwoordigers en thuiswonende patiënten goed?

3 *Lichamelijk welbevinden*
- Biedt de zorgorganisatie passende hulp bij: wassen/douchen, gebitsverzorging, nagelverzorging, toiletgang, gebruik van incontinentiemateriaal?
- Zijn patiënten tevreden over het tijdstip van de zorg en de manier waarop de zorg wordt geleverd?
- Smaken de maaltijden goed? Is er voldoende hulp bij het eten? Is het gezellig bij het eten?

>>

>>

4 *Zorginhoudelijke veiligheid*
- Is de zorg veilig (denk aan: decubitus, ondervoeding, valincidenten, incontinentie, verblijfskatheter, fixatie, medicijnincidenten)?
- Vinden patiënten de zorgverleners deskundig?

5 *Woon- en leefomstandigheden*
- Wordt de privacy en eigen levenssfeer van patiënten gerespecteerd?
- Is de woonruimte aangenaam? Is het mogelijk de woonruimte met eigen spullen in te richten?
- Is de woonruimte schoon?
- Is de sfeer van het gebouw aangenaam? Zijn er mogelijkheden voor onderling contact tussen patiënten?

6 *Participatie en sociale redzaamheid*
- Hebben patiënten genoeg mogelijkheden voor activiteiten en sociale contacten?
- Is er voldoende hulp om ergens heen te gaan?
- Worden er genoeg activiteiten georganiseerd?
- Bevordert de zorgorganisatie dat de patiënt zelf zijn dagindeling bepaalt? Heeft de patiënt invloed op het tijdstip waarop hij zorg krijgt?

7 *Mentaal welbevinden*
- Is er aandacht voor de ondersteuning van patiënten bij hun persoonlijke ontwikkeling, levenskeuzes en zingeving.
- Zijn patiënten eenzaam of depressief?
- Is er voldoende geestelijke verzorging aanwezig?

8 *Veiligheid wonen/verblijf*
- Is de veiligheid van de woon- en leefomgeving in orde? Is er toezicht voor psychogeriatrische bewoners? Weten de bewoners wat zij moeten doen bij calamiteiten?
- Voelen de patiënten zich veilig?
- Zijn zorgverleners betrouwbaar en gaan zij zorgvuldig om met persoonlijke eigendommen?
- Weten zorgverleners hoe met apparatuur (zoals tilliften) moet worden gewerkt?

9 *Voldoende en bekwaam personeel*
- Is er voldoende personeel beschikbaar?
- Zijn zorgverleners bekwaam en worden voorbehouden handelingen alleen door bevoegde medewerkers verricht?

>>

>>

- Is er bij de functie behandeling een verpleegkundige aanwezig en een arts beschikbaar?

10 *Samenhang in zorg*
- Vindt afstemming plaats met andere (zorg)organisaties en zorgverleners?

3.1.2 Richtlijnen, standaarden, protocollen en klinische paden

Naast kwaliteitskaders werkt de beroepsgroep verpleegkundigen en verzorgenden met standaarden, richtlijnen, protocollen en klinische paden die als leidraad dienen voor het nemen van beslissingen. De begrippen lopen af en toe wat door elkaar en worden vaak ook door elkaar gebruikt. Maar het principe is duidelijk: het gaat om kaders die aangeven wat onder bepaalde omstandigheden op basis van de laatste stand van kennis gedaan kan worden.

Een definitie van het woord richtlijn:

'Een richtlijn is een op systematische wijze ontwikkeld document, gebaseerd op wetenschappelijke inzichten (evidence-based) en gebundelde klinische ervaring (practice-based), dat hulpverleners en patiënten behulpzaam kan zijn bij het nemen van beslissingen over adequate (effectieve en doelmatige) zorg bij een specifiek gezondheidsprobleem. De richtlijn is een advies dat het 'wat, wanneer en waarom' beschrijft en is, evenals de zorgstandaard en het protocol, gekoppeld aan een diagnose.'

Standaard wordt gedefinieerd als:

'Een zorgstandaard is een algemeen raamwerk op hoofdlijnen voor de behandeling van mensen met een bepaalde aandoening. Het beschrijft de norm (gebaseerd op richtlijnen en wetgeving) waaraan goede zorg voor een bepaalde aandoening zowel zorginhoudelijk als procesmatig moet voldoen. Dit maakt het voor alle partijen in de markt inzichtelijk wat zij kunnen en mogen verwachten in het behandelingstraject.'

Naast richtlijnen en standaarden zijn er ook nog protocollen. De richtlijn vormt de input voor een protocol waarin naast het 'wat en wanneer' het 'hoe' wordt beschreven. Een protocol kun je ook zien als de vertaling van wat in een richtlijn geschreven is naar de specifieke situatie van een patiëntenpopulatie op deze ene bepaalde afdeling of in deze ene, bepaalde instelling toe. Bijvoorbeeld, een protocol waarin de wasbeurt aan de wastafel voor deze bepaalde instelling stap voor stap wordt beschreven.

Tot slot de klinische paden (ook bekend onder de begrippen zorgpaden, *clinical pathway*, *critical paths*, *care maps*, *care tracks*). Hier gaat het om een interdisciplinaire aanpak, in tegenstelling tot de voorgaande drie begrippen die monodisciplinair zijn. Een klinisch pad beschrijft in detail wie er wanneer actief wordt binnen een vast omschreven behandeling van een bepaalde groep patiënten in een bepaalde periode. Klinische paden werken bij uitstek in een chirurgische setting waarbinnen het geplande verloop van dag tot dag duidelijk is, maar kunnen ook goed in andere settings functioneren waarbinnen het verloop van een behandeling gestructureerd en redelijk voorspelbaar is. In een klinisch pad worden de standaarden en richtlijnen van de betrokken disciplines geïntegreerd, zodanig dat het verloop van de behandeling (kosten) effectief is en het gebruik van materialen of diensten zo effectief mogelijk gestructureerd wordt. Het doel is en blijft het bereiken van de best mogelijke *patient outcomes*. Zie voor een definitie box 3.2.

Box 3.2 Klinische paden (European Pathway Association)
De European Pathway Association definieert een zorgpad of een klinisch pad als volgt:
A care pathway is a complex intervention for the mutual decision making and organisation of care processes for a well-defined group of patients during a well-defined period. Defining characteristics of care pathways include:
- an explicit statement of the goals and key elements of care based on evidence, best practice, and patients' expectations and their characteristics;
- the facilitation of the communication among the team members and with patients and families;
- the coordination of the care process by coordinating the roles and sequencing the activities of the multidisciplinary care team, patients and their relatives;
- the documentation, monitoring, and evaluation of variances and outcomes;
- the identification of the appropriate resources.

The aim of a care pathway is to enhance the quality of care across the continuum by improving risk-adjusted patient outcomes, promoting patient safety, increasing patient satisfaction, and optimizing the use of resources.

De ontwikkelingen van dergelijke documenten volgen altijd bepaalde, van tevoren afgesproken stramienen. Zie box 3.3, waarin het CBO iets zegt over de stappen in de ontwikkeling van een richtlijn.

Box 3.3 Richtlijnontwikkeling (CBO 2012)
Richtlijnen zijn landelijk geldende, vakinhoudelijke aanbevelingen voor optimale zorg voor een patiënt. Ze bieden artsen en andere zorgverleners ondersteuning bij de klinische besluitvorming. Tegenwoordig worden de aanbevelingen in de richtlijnen zo veel mogelijk wetenschappelijk onderbouwd (evidence-based). Het gaat om tijdsgebonden documenten.

Opbouw van richtlijnen
Sinds 2000 hanteert het CBO een vast format bij de ontwikkeling van een richtlijn. Deze procedure verhoogt de transparantie. De beoordeling van de verschillende artikelen is te vinden onder het kopje wetenschappelijke onderbouwing. Het wetenschappelijk bewijs wordt kort samengevat in een conclusie. De belangrijkste literatuur waarop de conclusie is gebaseerd staat hierbij vermeld, inclusief de mate van bewijs.

Naast het wetenschappelijk bewijs zijn de volgende aspecten van belang:
- patiëntenvoorkeuren;
- kosten;
- beschikbaarheid (in verschillende echelons);
- organisatorische aspecten.

Deze aspecten komen onder het kopje overige overwegingen aan de orde. Een aanbeveling vormt een optelsom van het beschikbare bewijs en de overige overwegingen.

Gebruik van richtlijnen
Richtlijnen vormen geen wettelijke voorschriften, maar op zo veel mogelijk bewijs gebaseerde inzichten en aanbevelingen. Willen zorgverleners daadwerkelijk kwalitatief goede zorg verlenen dan dienen ze hier rekening mee te houden. De aanbevelingen zijn doorgaans gebaseerd op de 'gemiddelde patiënt'. Zo nodig kunnen zij op basis van hun professionele autonomie afwijken van een richtlijn. Soms is dit zelfs noodzakelijk. Als van een richtlijn wordt afgeweken dienen professionals dit natuurlijk wel te beargumenteren en te documenteren.

Afgeleide producten van richtlijnen
Als de richtlijn afgerond is stopt het niet. Op basis van een evidence-based richtlijn kunnen diverse afgeleide producten worden ontwikkeld die helpen bij de implementatie van een richtlijn, zodat deze zo goed mogelijk nageleefd gaat worden.

>>

>> Zo kan het CBO bijvoorbeeld ondersteuning bieden bij het ontwikkelen van indicatoren op basis van de richtlijn. Ook voor patiënten zijn verschillende producten te ontwikkelen op basis van de nieuwste richtlijn, zoals een patiëntenversie of keuzehulp.

Zoals je kunt lezen in box 3.3, speelt bij het maken van richtlijnen en standaarden een aantal aspecten een rol:

- wetenschappelijk bewijs dat de voorgestelde zorg de best mogelijke zorg is;
- patiëntenvoorkeuren;
- kosten;
- beschikbaarheid (in verschillende echelons);
- organisatorische aspecten.

De kunst bestaat uit het verkrijgen van een goed evenwicht tussen die factoren.

Documenten als richtlijnen, standaarden, protocollen en klinische paden brengen – als de auteurs ervan tenminste goed met het materiaal zijn omgegaan – de bestaande kennis uit praktijk en theorie bij elkaar. Zij vormen de leidraad voor het nemen van beslissingen. Dat wil zeggen dat een zorgverlener deze kennis in een overzichtelijk formaat terugvindt in handboeken/computerprogramma's, en op tijden dat het nodig is deze gegevens kan raadplegen. Niet meer en niet minder; het zijn geen documenten die per definitie moeten worden gevolgd, het zijn hulpmiddelen bij de besluitvorming waarvan je op basis van goede argumenten af kunt en moet wijken. Om die reden heeft Brown in de *Best practice health care map* (zie figuur 1.1) deze documenten geordend in de categorie vooraf vastgelegde oplossingsmogelijkheden (*pre-specification design*).

En daarmee ook de kritische noot: besluitvorming die gebaseerd is op het enkel en alleen uitvoeren van wat een standaard voorschrijft leidt niet tot goede, veilige en doelmatige zorg. Dat kan pas gebeuren wanneer er rekening gehouden is met

- individuele factoren:
  - wat wil de patiënt, hoe complex is zijn situatie en hoeveel afzonderlijke standaarden hebben daar betrekking op, en in hoeverre ondersteunen die elkaar;
  - wat kan/beheers ik als professional;
- omgevingsfactoren: lang niet alle omstandigheden in instellingen en op afdelingen voldoen aan de voorwaarden die in standaarden geschetst worden.
- maatschappelijkecontextfactoren: maatschappelijke invloeden, bijvoorbeeld het ter beschikking krijgen van middelen en mogelijkheden.

Casus

Werken volgens een standaard kan averechts werken. In een verpleeghuis merkte men dat een aantal basishandelingen in de zorg per afdeling verschillend werden toegepast. Dat maakte vooral de nieuwe studenten erg onzeker. Dus besloot de instelling hun basiszorghandelingen in protocollen vast te leggen en als uitgangspunt voor het handelen te nemen. Op een afdeling psychogeriatrie van deze instelling werd een oude mevrouw verzorgd. Zij werd iedere ochtend op bed gewassen, en dat was iedere morgen weer een groot gevecht. Want zodra iemand probeerde de pyjamajas van mevrouw uit te doen werd zij agressief, schreeuwde en sloeg om zich heen. Een verzorgende gaf haar op een ochtend een nat washandje in de hand en merkte tot haar verbazing dat alle agressie uitbleef. Ze liet mevrouw wat rommelen met het washandje en week op alle fronten af van het protocol 'volledige wasbeurt op bed'. Het resultaat was een tevreden mevrouw, die niet agressief geworden was en schoon en fris aangekleed de dag kon beginnen. De verzorgende rapporteerde deze positieve afwijking van het dagelijkse gevecht. Ze werd bij haar leidinggevende geroepen en officieel berispt: zij had zich niet aan het protocol gehouden.

Kijkend naar ethische basisprincipes (zie ook hoofdstuk 2) zie je dat de verzorgende hier dingen deed die passen bij respect voor autonomie, weldoen, niet-schaden en rechtvaardigheid, dingen die iets zichtbaar maken van betrokkenheid en het serieus nemen van signalen van de patiënt. Ze stelde, terecht, het welbevinden van de patiënte boven het protocol. Het was dan ook fout van de leidinggevenden haar te berispen.

3.2 GOEDE, VEILIGE EN DOELMATIGE ZORG: DILEMMA'S

Opdracht 3.1

Discussieer in tweetallen over de volgende vragen:

- Hoe kun je erachter komen wat belangrijker is voor mevrouw Bos (casus A) of de heer Mulder (casus B): geholpen worden met wassen, zichzelf wassen of zich niet wassen?
- Wat is goedkoper: als cliënten zichzelf wassen of als jij helpt met wassen?
- Welke andere mogelijkheden kun je bedenken waardoor zij gewassen zijn?
- Hoe stel je prioriteiten bij het organiseren van de hulp voor deze cliënten? Hoeveel tijd kost het om te zorgen dat zij gewassen zijn? Wie is de meest aangewezen persoon om hen te helpen met wassen?
- Hebben mensen ook het recht niet gewassen te willen worden, c.q. heb jij de plicht hen niet te wassen als ze dat niet willen?

Als iemand zorg nodig heeft en je moet besluiten welke zorg die persoon nodig heeft, is het vaak moeilijk om de juiste afweging te maken. Zo is het, in het geval van de hiervoor beschreven mevrouw Bos en de heer Mulder, moeilijk om de afweging te maken tussen het respecteren van hun wens en het bieden van de juiste zorg bij het wassen. Bovendien scheelt het veel tijd als je hen niet hoeft te wassen of te helpen met wassen. Het is ook moeilijk om te besluiten of het veilig genoeg is als je haar of hem alleen laat, maar misschien is zij/hij wel heel beledigd als je erbij blijft staan. Als je niet blijft om te helpen, kun je niet observeren, zodat je moeilijk kunt waarnemen wat er aan de hand is. Misschien zouden zij wel graag hulp willen maar dan van iemand die zij al kennen?

Het omgaan met de dilemma's die zich in de zorg bijna van minuut tot minuut voordoen vergt veel energie. Een manier om ermee om te gaan is het bedenken van regels die voor zo veel mogelijk situaties gelden, zodat je weet waar je je aan moet houden en niet steeds opnieuw tegen dezelfde problemen aanloopt. Het nadeel van die regels is dat ze wel voor heel veel mensen gelden, maar dat al die mensen toch weer verschillend zijn, waardoor het net niet past en de patiënt het gevoel heeft dat hij 'maar een nummer' is. Richtlijnen, standaarden, protocollen en klinische paden kunnen gezien worden als zulke regels. Ze vatten de beroepskennis van jouw vakgebied samen en staan voor een zorgaanpak die zich bewezen heeft. Wanneer dat niet aansluit bij wensen en verwachtingen van je patiënten of niet past in de context, dan heb je een dilemma. Een manier om ermee om te gaan, is te zorgen dat je 'de regels' goed kent en er vaak met collega's en patiënten over praat, zodat je een regel goed kunt toepassen als het kan en ervan af kunt wijken als het moet. Dat is de meest professionele benadering. Daarmee zorg je dat de kennis die beschikbaar is toegepast wordt en tegelijkertijd kun je dan 'maatwerk' leveren.

Zorg op maat

Zorg op maat is dus niet alleen maar doen wat de patiënt vraagt, en het is ook niet alleen maar doen wat in de wet, richtlijn of standaard staat. Het is de zorg die voldoet aan professionele normen en tegelijkertijd zo goed mogelijk wordt afgestemd op wat de patiënt nodig heeft en wil. De kunst van het maken van die afweging is de kern van klinische besluitvorming.

Klinische besluitvorming

Kwaliteitskaders richten zich voor een deel op de organisatie van de zorg, op standaarden, richtlijnen, protocollen en klinische paden, en vooral op het verloop van de behandeling. Klinische besluitvorming heeft betrekking op inhoudelijke interventies. Daarin moet je, zoals we hiervoor zagen, steeds een afweging maken tussen wat jij als professional nodig, verstandig en/of wenselijk vindt, en wat jouw patiënt kan en wil. Goede en veilige zorg zou ergens tussen die twee uitersten moeten liggen. Doelmatige zorg is altijd een wat beladen term, omdat we in de praktijk vaak zien dat goedkope zorg vaak bestempeld wordt als goed en veilig, een bewering die lang niet altijd waar is. Maar het geld groeit niet aan de bomen en ook verpleegkundigen hebben de taak te kijken naar effectieve oplossingen voor problemen die zonder al te hoge kosten haalbaar zijn. Een voorbeeld: Thóra Haffsteinsdóttir deed uitgebreid onderzoek naar kosten en opbrengsten van het behandelconcept *neuro development treatment* (ook bekend als *Bobath training*) en stelde vast dat de kosten van het opleiden van professionals, om het concept goed door te voeren, niet opwogen tegen de effecten van de behandeling: er waren voordeliger werkwijzen te identificeren die ten minste dezelfde effecten opleverden.

3.3 SAMENVATTING

In dit hoofdstuk werd beschreven wat het nut is van het werken met richtlijnen, standaarden en protocollen. De voortdurend voorkomende dilemma's die zich voordoen bij het nemen van besluiten over goede zorgverlening vereisen van professionele zorgverleners dat zij de richtlijnen, standaarden en protocollen goed kennen, zodat zij ze, waar toepasbaar, blindelings kunnen toepassen en, waar nodig, ervan af kunnen wijken.

LITERATUUR

Hafsteinsdóttir, Th. *Neurodevelopmental treatment in the early stage of* stroke.Thesis. Universiteit van Utrecht, Utrecht 2003.

Hardy, D. & B. Smith (2008). Decision Making in Clinical Practice. *British Journal of Anaesthetic and Recovery Nursing*, (2008), nr. 9, pp. 19-21.

Kijk voor verdieping op www.StudieCloud.nl

4 Perspectieven op mens, gezondheid en omgeving

Voordat we ons verder verdiepen in het hoe en wat rondom de competentie besluit-vorming verdiepen we eerst de context waarbinnen je samen met de patiënt en zijn naasten beslissingen neemt. Hoe meer je daarover weet hoe beter je situaties rondom een verpleegprobleem kunt analyseren en begrijpen.

In hoofdstuk 1 schetsten we al een kort beeld van de ontwikkelingen die zich binnen de verpleegkunde door de jaren hebben voorgedaan. Hier verdiepen we een theore-tische benadering van verplegen vanuit de principes van de systeemtheorie. Dat is een benadering van de werkelijkheid die zich afzet tegen het reduceren van de mens tot een aantal afzonderlijke onderdelen waarmee wat mis kan gaan. Dat leidt dan tot zinnen als 'de galblaas op kamer 3 heeft goed geslapen en had weinig pijn'. Het holisme is een benadering die de mens ziet als meer dan de som van de verschil-lende onderdelen. Dat is niet meer dan logisch omdat de afzonderlijke onderdelen van mensen helemaal niet zelfstandig kunnen functioneren; aan de andere kant is het ook moeilijk te begrijpen, want wat betekent 'meer dan de som der delen'?

De behoefte om de mens te begrijpen heeft ertoe geleid dat mensen bestudeerd werden vanuit de verschillende onderdelen; dat wordt ook wel het reductionisme genoemd. Zo onderzoekt de medische wetenschap vooral het functioneren van weef-sels en organen, de psychologie onderzoekt de werking van de gedachten, en de sociologie kijkt naar de manier waarop mensen interactief met anderen functione-ren. De antropologie onderzoekt de invloed van de cultuur op mensen en van men-sen op hun cultuur, de ontwikkelingspsychologie (ook wel pedagogiek genoemd) onderzoekt hoe mensen zich ontwikkelen, en de theologie onderzoekt wat mensen zien als de relatie met hogere machten of God. De filosofie houdt zich bezig met de betekenis van het leven, de economie onderzoekt hoe mensen met geld omgaan, de politicologie onderzoekt hoe mensen met macht omgaan, en zo zijn er nog veel andere studierichtingen te noemen.

Omdat de verpleegkunde een holistische benadering nastreeft, moeten verpleegkundigen niet alleen veel weten van alle kennis die er over mensen is vanuit allerlei verschillende perspectieven, zij moeten die kennis ook kunnen samenvoegen tot een beeld van de patiënt; de patiënt is meer dan de som van de kennis van verschillende onderdelen. Dat klinkt niet eenvoudig en dat is het ook niet, het is een van de redenen waarom de verpleegkunde een mooi en uitdagend vak is. Het holisme en het reductionisme zijn beide nodig voor een goed begrip van de interactie tussen mens, gezondheid (welbevinden) en omgeving; ze vullen elkaar aan. Begrippen die proberen iets te zeggen over wat dan 'meer dan de som der delen' is en die proberen beide werelden met elkaar te verenigen, zijn welbevinden, energie hebben en in balans zijn. Lastige begrippen, waar de wetenschap zich in toenemende mate mee bezighoudt. Maar ook begrippen die ons dagelijks leven bepalen: via sociale media, televisie en publicaties wordt bepaald dat we gelukkig moeten zijn, ons goed moeten voelen en lekker in ons vel moeten zitten, en van alle kanten krijgen we adviezen hoe we die staat van welbevinden kunnen bereiken. Dat is binnen de verpleegkunde niet veel anders: we willen dat het goed gaat met onze patiënten, dat ze in evenwicht zijn, dat ze snappen wat er met hen gebeurt en dat een plaats kunnen geven in hun bestaan. Verpleegkundigen bekijken welbevinden vanuit een context van gezondheid en gezondheidsproblemen en ze zijn professionals. Dat wil zeggen dat ze hun adviezen en ondersteuning niet baseren op de heersende mediahype, maar dat ze proberen gefundeerd bezig te zijn.

In dit hoofdstuk wordt voor een aantal van de mogelijke perspectieven op welbevinden een basisbeschrijving gegeven. De systeemtheorie wordt beschreven, evenals de interactie van het systeem met de omgeving, door middel van de stress- en copingtheorie. Omdat voorkomen natuurlijk beter is dan genezen, wordt vervolgens de preventietheorie beschreven. Samen vormen de drie theorieën een raamwerk voor het verplegen vanuit een holistisch perspectief. En we kijken in dit hoofdstuk naar manieren waarop je naar gezondheid kunt kijken.

4.1 SYSTEEMTHEORIE

De verpleegkunde houdt zich niet alleen bezig met mensen en hun gezondheid, maar de laatste decennia vooral ook met de invloed van de omgeving op mensen en hun gezondheid. Het gaat daarbij niet om gezondheid als afwezigheid van ziekte, maar vooral om gezondheid als welbevinden: de ervaring van zich goed voelen, energie hebben, in balans zijn. Je ziet aan deze omschrijving van het woord welbevinden dat het soms heel moeilijk is om de precieze omschrijving te vinden van juist die begrippen die in het leven het belangrijkst zijn. Het woord energie wordt veel gebruikt bij het denken over welbevinden. We kennen allemaal de energetische waarde van voedsel (uitgedrukt in calorieën of kilojoules). We kennen ook de ervaring dat je tijdens het sporten juist weer energie krijgt van het verbranden van calorieën (energie). Misschien ken je de ervaring dat je op een feestje juist al je energie kwijtraakt omdat bijvoorbeeld iemand iets onaardigs zegt.

Opdracht 4.1

- Noem vijf gebeurtenissen waar je energie van krijgt.
- Noem vijf gebeurtenissen waardoor je plotseling het gevoel hebt dat alle energie uit je wegloopt?
- Heb je meestal energie over of energie tekort?
- Wat doe je als je energie tekortkomt?
- Interview iemand over zijn of haar energiehuishouding. Wat doet die persoon om energie te krijgen of te houden? Wat kun je van hem of haar leren? Wat kan hij van jou leren?

In de vorige eeuw hebben verpleegkundige theoretici veel gedacht en geschreven over die verschillende theorieën over mensen, hun gezondheid en de omgeving, en zijn gezamenlijk tot de conclusie gekomen dat de basis voor de kennis over het verplegen de systeemtheorie is (Gordon, 1996). In systeemtheorieën probeert men zicht te krijgen op samenhangen tussen allerlei afzonderlijke verschijnselen binnen een bepaald geheel. Dat geheel wordt dan 'systeem' genoemd.

Box 4.1 Begrippen rondom systeemtheorie

Een *theorie* is een geheel van logisch samenhangende uitspraken dat de werkelijkheid beschrijft, verklaart of voorspelt, en getoetst kan worden.

Systeemdenken is een benadering die tracht het overzicht over het geheel te behouden, in plaats van zich te concentreren op onderdelen.

Systeemtheorie is een multidisciplinaire theorie over de systematische beschouwing van systemen in de natuur, wetenschap of maatschappij. Deze theorie is gericht op de complexiteit en onderlinge afhankelijkheid tussen en binnen systemen, wat in de praktijk vaak vereenvoudigd wordt door alleen naar bepaalde aspecten uit het systeem te kijken. Men beschouwt het gedrag van een systeem (bijvoorbeeld een mens) niet als een simpele keten van oorzaak en gevolg, maar als het samenspel van met en op elkaar reagerende deelsystemen, waarbij terugkoppeling (feedback) een belangrijke rol speelt. Bijvoorbeeld: je maag geeft een signaal aan je hersenen (input) dat het tijd is om te lunchen, je hersenen verwerken dat signaal en je neemt het besluit dat je over tien minuten zult gaan lunchen (throughput) en je loopt naar je collega om te vragen of zij meegaat lunchen (output). Het signaal van je maag heeft na de verwerking door je hersenen invloed op je gedrag, de interactie met je collega, de manier waarop je werk wordt gepland, het aanbod in de kantine, je lichamelijk, emotioneel en sociaal welbevinden, en je financiële situatie. Een klein signaal kan complexe gevolgen hebben.

>>

>> Een *complex systeem* is een systeem dat in zijn geheel bepaalde eigenschappen vertoont die niet af te leiden zijn uit de eigenschappen van elk van de samenstellende delen afzonderlijk. Enkele voorbeelden van complexe systemen zijn: mierenkolonies, het klimaat, het zenuwstelsel, levende cellen, de mens.

Systemen vertonen bepaalde kenmerken:
- Ze zijn opgebouwd uit deelsystemen, zoals het lichaam opgebouwd is uit, onder andere, het spijsverteringssysteem en de bloedcirculatie.
- Ze zijn niet-lineair, dus een kleine afwijking zorgt al snel voor een geheel verschillend resultaat, zoals in het voorbeeld van de lunch (zie box 4.1).
- Ze vertonen emergentie, dat wil zeggen dat het hele systeem zichtbaar wordt op een manier die niet af te leiden is uit alle onderdelen samen. Zo is de mens meer dan alleen een optelsom van onderdelen en dat maakt elk mens uniek.
- Systemen zijn wel begrensd, maar tegelijkertijd open, waardoor er steeds uitwisseling is met de omgeving. Enkele voorbeelden: mensen nemen voedsel op en scheiden allerlei afvalstoffen uit, ze nemen informatie op en beïnvloeden met informatie hun omgeving, mensen krijgen energie van gezelligheid en kunnen anderen energie ontnemen door boos te zijn.
- Systemen organiseren zichzelf, en dat biedt de mogelijkheid tot het vormen van stabiele structuren, of homeostase. Zo kun je de temperatuur van je lichaam steeds opnieuw in evenwicht brengen door kleren aan of uit te doen, de verwarming hoger of lager te zetten enzovoort.
- Systemen leren van wat ze meemaken. Ze moeten zich steeds aanpassen aan de eisen van de interne en externe omgeving, en daardoor leren ze dat bepaalde reacties effectief zijn. Die reacties worden dan steeds vaker aangewend, waardoor patronen ontstaan. Op een gegeven moment kan een patroon zich zo automatisch vertonen dat mensen afhankelijk worden van die patronen. Bijvoorbeeld het drinken van thee of koffie: je drinkt het om warm te worden, omdat je een opkikker nodig hebt, of omdat het een gewoonte is. Als je dat steeds doet op een bepaald tijdstip word je er afhankelijk van en voel je je niet goed als je dan geen thee of koffie kunt drinken. Dit wordt patroonafhankelijkheid genoemd en het is de reden dat mensen in nieuwe situaties soms ineffectief gedrag vertonen, omdat zij afhankelijk zijn van oude patronen.
- Systemen ontwikkelen zich op een kenmerkende manier. Zo zullen kinderen zich, als alles goed gaat, ontwikkelen tot mensen via een, voor mensen kenmerkende, route die vast lijkt te liggen, alsof er een computerprogramma is dat de ontwikkeling van mensen stuurt. Naast de algemene ontwikkelingskenmerken van mensen zijn er ook unieke kenmerken van de ontwikkeling van elk mens. Mensen zijn uniek, maar op een voorspelbare manier. Mensen kunnen dus gezien worden als systemen. Ook een gezin is een systeem, of een wijk of stad. De gezondheidszorg is een systeem, en de manier waarop wij verplegen kan ook gezien worden als een systeem.

Opdracht 4.2

Geef een voorbeeld van elk van de kenmerken van systemen voor het gezin waaruit je komt. De kenmerken zijn:

- deelsystemen;
- niet-lineair;
- emergentie;
- open begrenzing;
- zelforganisatie (homeostase);
- patronen ontwikkelen;
- programmatisch.

Een patiënt voor wie jij als zorgverlener verantwoordelijk bent is een dergelijk systeem van allerlei interacterende kenmerken. Een deel van die kenmerken is voorspelbaar en een deel niet. Onderdeel van een goede besluitvorming is het in kaart brengen van relevante kenmerken, zodat je een zorgaanbod kunt ontwikkelen dat zo dicht mogelijk bij die patiënt komt en zo goed mogelijk aansluit bij wie en wat hij is.

4.2 STRESS- EN COPINGTHEORIE

De naam van de theorie zegt het al: het gaat om stress en om coping. In het dagelijks taalgebruik kennen we stress als een oorzaak van ziekte en soms zelfs als een ziekte (je hebt stress). En daar moet je op een bepaalde manier mee omgaan (coping). Theoretisch gezien ligt dat allemaal wat ingewikkelder. Hierna beschrijven we de stresstheorie van Lazarus, zoals vertaald in het Neuman Systems Model.

Stress

Mensen (systemen) reageren meestal op hun (interne of externe) omgeving op een patroonmatige manier. De prikkel die zorgt voor een reactie wordt ook wel stress genoemd. Omdat mensen patronen ontwikkeld hebben, kunnen situaties die stressvol zijn soms toch nauwelijks opgemerkt worden. Bijvoorbeeld de deelname aan het verkeer: als je er over nadenkt, zijn er enorm veel, soms zelfs levensbedreigende, situaties op de weg tussen je huis en je school of werk. Toch fiets je min of meer automatisch door het verkeer, soms zelfs zonder dat je alles echt opmerkt. Het woord stress duidt op een proces dat een gevolg is van een stressor en tegelijkertijd de aanleiding is voor de reactie op de stressor. Stress wordt vaak gezien als een gevolg van negatieve stressoren, maar ook positieve stressoren, zoals gezellig kerst vieren, kunnen een stressrespons oproepen, zoals vermoeidheid.

Stress is nauw verbonden met het willen behalen van doelen. Naarmate iets het behalen van doelen meer bedreigt, zal het meer ervaren worden als een stressor. Zo is het missen van de bus vervelend, maar het hoeft geen aanleiding te zijn voor stress. Het missen van de bus geeft wel stress als je daardoor te laat komt op een sollicitatiegesprek voor een baan die je heel graag wilt.

Opdracht 4.3
- Beschrijf de fysiologie van de stressrespons.
- Beschrijf de invloed van stress op de werking van de hersenen.
- Beschrijf de invloed van stress op de weerstand van het lichaam tegen ziekte.
- Beschrijf hoe jij omgaat met stress.
- Wat doe je om stress te voorkomen?
- Is jouw manier van omgaan met stress altijd effectief? Wat is wel effectief, wat niet?

Wat als stress ervaren wordt heeft ook veel te maken met het ervaren van controle. Als je inschat dat je het vermogen of de hulpbronnen niet hebt om een situatie aan te kunnen in lichamelijk, psychisch, financieel of ander opzicht, zul je die situatie als zeer stressvol ervaren.

Het ervaren van stress is ook terug te voeren op eerdere ervaringen, een situatie die in het verleden als zeer stressvol werd ervaren zonder dat er effectief mee omgegaan kon worden kan een automatische stressreactie veroorzaken die kan leiden tot gevoelens van hulpeloosheid of depressie.

Stress leidt tot een fysiologische reactie en een psychologische reactie. De psychologische reactie op stress wordt coping genoemd.

Coping
Verschillende onderzoekers hanteren verschillende definities van het begrip coping. Een belangrijke onderzoeker op het gebied van coping en stressreductie was de Amerikaanse psycholoog Richard Lazarus. Hij definieerde coping als: Cognitieve en gedragsmatige inspanningen om interne en/of externe eisen en de conflicten daartussen te overwinnen, te verminderen of te tolereren. (*'Cognitive and behavioral efforts to master, reduce or tolerate the internal and/or external demands that are created by the stressful transaction'*).

Het begrip 'inspanningen' in deze definitie maakt duidelijk dat de verschijningsvormen van coping verschillend kunnen zijn, en dat ze niet altijd tot de gewenste oplossing leiden.

Copingstrategieën
Coping is een combinatie van de verstandelijke en emotionele reacties op stress of een probleem, en het gedrag dat daaruit voortvloeit. Er zijn verschillende strategieën en mechanismen van coping. Mensen wisselen het mechanisme dat ze toepassen af, afhankelijk van de omstandigheden en hun *copingstrategie* (ook wel *copingstijl* genoemd), die samenhangt met hun persoonlijkheid.

Bij de confrontatie met een problematische omstandigheid maken mensen twee beoordelingen. De eerste is een inschatting van de situatie, de *primaire beoordeling:* 'wat is er aan de hand?'. Deze vraag wordt, min of meer onbewust, gesteld in het licht van de ervaringen in het verleden en het behalen van doelen in de toekomst. De tweede beoordeling is een inschatting van de, binnen hun vermogen liggende, beste oplossing, de *secundaire beoordeling*: 'wat ga ik ermee doen?'.

Hoe iemand reageert op een stressvolle situatie wordt niet of nauwelijks bepaald door de aard van het probleem, maar veel meer door iemands copingstrategie. Afhankelijk van iemands copingstrategie kan een persoon, vaak min of meer onbewust, patroonmatig kiezen uit verschillende manieren (*copingmechanismen*) om een probleem aan te pakken. Die copingstrategie kan in de loop van de tijd veranderen, niet alleen als gevolg van veranderde omstandigheden waardoor nieuwe patronen zijn ontwikkeld, maar ook als gevolg van de bewustwording dat een bepaalde copingstijl niet meer effectief is.

Opdracht 4.4
Neem een stressvolle gebeurtenis in gedachten en beschrijf waarom die situatie als stressvol werd ervaren. Wat waren de doelen die je wilde behalen en hoe had de gebeurtenis daar invloed op? Hoe maakte je een inschatting van je vermogen om met de stressor om te gaan? Welke hulpbronnen kon je gebruiken om ermee om te gaan en welke hulpbronnen heb je gebruikt? Kun je beschrijven welke situaties in je verleden ertoe hebben bijgedragen dat je de situatie als stressvol ervoer?

Copingstijlen worden op verschillende manieren ingedeeld. Veel toegepaste indelingen zijn emotie- en probleemgerichte coping, of primaire en secundaire coping. Probleemgerichte coping uit de ene indeling is daarbij tamelijk vergelijkbaar met primaire coping uit de andere.

Box 4.2 Indeling copingstijlen
1 Bij *probleemgerichte coping* probeert men het probleem op te lossen. Bij *emotiegerichte coping* probeert men de gevoelens die het probleem veroorzaakt te veranderen.
2 Bij *primaire coping* gaat men de problematische situatie te lijf. Bij *secundaire coping* probeert men zijn gedrag aan te passen aan de situatie.

In een bepaalde copingstrategie kan gebruikgemaakt worden van een veelheid aan mechanismen. Een veel gebruikte indeling is:
■ *Actief aanpakken:* het probleem wordt geanalyseerd en opgelost.
■ *Sociale steun zoeken:* troost en begrip zoeken bij anderen, samen met een ander het probleem oplossen door informatie over het probleem en de oplossing te zoeken, of door materiële steun.

- *Vermijden:* het probleem wordt ontkend en vermeden. Dit lijkt een weinig effectieve copingstrategie, maar het kan soms de beste manier zijn om met een probleem om te gaan. Als een probleem zo groot is dat je echt niet weet hoe je ermee om moet gaan, en als het onder ogen zien van het probleem sterk negatieve gevolgen heeft zoals een depressie, kan negeren en vermijden effectief zijn
- *Palliatieve reactie:* men richt zich op andere dingen dan het probleem. In extreme vorm kan dit leiden tot verslavingen.
- *Depressief reactiepatroon:* piekeren, zichzelf de schuld geven, twijfelen aan zichzelf.
- *Expressie van emoties:* het probleem leidt tot frustratie, spanning en agressie.
- *Geruststellende gedachten en wensdenken:* men houdt zich voor dat het probleem vanzelf wel goed komt of dat anderen het nog veel zwaarder hebben.

Sommige onderzoekers zien religie als een apart te onderscheiden copingmechanisme. Anderen vatten het op als een ondersteuning bij de genoemde mechanismen.

De effectiviteit van het copingmechanisme is afhankelijk van de context. In elke stressvolle situatie is een ander copingmechanisme het meest adequaat. *Actief aanpakken* en *sociale steun zoeken* worden over het algemeen als effectief mechanisme opgevat. Maar actief aanpakken kan tot toename van stress leiden in een situatie waarin het individu eigenlijk geen verandering kan brengen. Mechanismen als een depressief reactiepatroon en expressie van emoties zijn over het algemeen minder adequaat. Dit zijn mechanismen die met name voorkomen bij mensen met een meer emotiegerichte copingstrategie.

Opdracht 4.5
Geef van elk van de hierboven beschreven copingstrategieën een voorbeeld uit je eigen leven. Wat was het meest effectief? Heb je van elk van de gebeurtenissen iets kunnen leren? Wat heb je geleerd? Wat heb je gedaan met wat je geleerd hebt?

Over het algemeen is het mogelijk zich bewust te worden van de eigen copingmechanismen en die, als het nodig is, aan te passen aan de omstandigheden, al zal het lastiger zijn een mechanisme te hanteren dat een tegenovergestelde strategie vereist dan een mechanisme dat bij de eerdere strategie in de buurt komt. Zo zal iemand die in het verleden met agressie reageerde veel oefening nodig hebben om met stress te leren omgaan door het probleem aan te pakken of steun te zoeken.

Samenvattend is stress dus vooral van invloed in relatie tot het behalen van de doelen die men zich heeft gesteld, de vermogens of hulpbronnen die iemand tot zijn beschikking heeft, en de ervaringen die men in het verleden heeft opgedaan. Die combinatie van factoren bepaalt voor een groot deel de identiteit, en het omgaan met stress is dan ook nauw verbonden met de identiteit.

Mensen gaan op veel verschillende manieren met stress om. Een effectieve manier om met stress om te gaan is ervoor zorgen dat de stressor voorkomen wordt. Dit noemt men preventie.

4.3 PREVENTIETHEORIE

Er zijn veel verschillende theoretische benaderingen en modellen die zich richten op preventie De kern van alle theorieën is het streven naar het voorkomen van dingen of gebeurtenissen. Dat kan op verschillende niveaus: voorkomen dat iets gebeurt, voorkomen dat iets erger wordt en voorkomen dat iets zich herhaalt.

Box 4.3 Indeling van preventie
Primaire preventie betekent dat men ervoor zorgt dat iets onaangenaams voorkomen wordt. Bijvoorbeeld: tandenpoetsen voorkomt cariës (gaatjes). Belangrijk is het erkennen wanneer dit probleem zich kan voordoen (risicoanalyse), zodat maatregelen getroffen kunnen worden ter voorkoming van het probleem.

Secundaire preventie betekent dat men iets onaangenaams zo snel mogelijk wil opsporen om verergering van de toestand te vermijden. Bijvoorbeeld: het controleren van en informatie geven over de toestand van de voeten bij diabetespatiënten, zodat problemen voorkomen kunnen worden.

Tertiaire preventie is het trachten te voorkomen van het opnieuw optreden van een onaangename gebeurtenis, zoals het aanpassen van de leefstijl na een hartinfarct. Tertiaire preventie heeft te maken met het aanleren van nieuw gedrag om te leren omgaan met de gevolgen van een aandoening, zoals het leren lopen met een prothese. Het heeft ook te maken met het bereiken van een nieuw evenwicht (homeostase) als een aandoening een andere leefstijl vereist.

Weerbaarheid vergroten

Preventie is niet alleen het voorkomen van stressoren, het is vooral het vergroten van de weerbaarheid tegen stressoren. Dit wordt ook wel de 'buffer' genoemd; je creëert als het ware een beschermende laag om het systeem om het binnendringen van stressoren te voorkomen. Dat doe je door het opbouwen van reserves. Dat kan de lichamelijke weerbaarheid zijn door gezond te leven, de psychologische weerbaarheid door kennis en positieve gedachten, de sociaal-culturele weerbaarheid door evenwichtige relaties, de ontwikkelingsbepaalde weerbaarheid door mogelijkheden voor keuzes, of de spirituele weerbaarheid door het geven van betekenis aan de gebeurtenissen in je leven.

Opdracht 4.6
Geef bij elk van de genoemde variabelen – fysiologisch, psychologisch, ontwikkelings-bepaald, sociaal-cultureel en spiritueel – een voorbeeld van weerbaarheid uit je persoonlijke leven.

Preventie is een vorm van interventie. In hoofdstuk 8 wordt het zoeken naar en het vinden van de best passende interventie beschreven.

Het voorkomen van lijden is de belangrijkste opdracht aan alle zorgprofessionals. Preventie is daarom altijd de belangrijkste interventie. De drie vormen van preventie – primaire, secundaire en tertiaire preventie – zijn niet los van elkaar te zien, vooral niet voor verpleegkundigen die zich bezighouden met de gevolgen van aandoeningen (secundaire preventie), het bereiken van een nieuw evenwicht en het bijstellen van doelen (tertiaire preventie) door het voorkomen van stress en het verbeteren van coping (primaire preventie).

Opdracht 4.7
Waarschijnlijk doe je dagelijks een heleboel dingen die primair een preventieve werking hebben, zoals op tijd gaan slapen, gezond eten, voldoende sporten, niet roken en drinken en gezelligheid zoeken. Welke van deze handelingen vind je de belangrijkste en doe je elke dag? Welke doe je nooit en waarom niet?

4.4 MANIEREN OM NAAR GEZONDHEID TE KIJKEN

Bij het doen van de oefening ben je er waarschijnlijk achter gekomen dat je gezondheid niet altijd belangrijk genoeg is om er veel voor over te hebben. Je gezondheid ervaar je meestal als vanzelfsprekend, totdat het fout gaat en je het gezondheidszorgsysteem nodig hebt om weer gezond te worden. Omdat ons gezondheidszorgsysteem gebaseerd is op het principe van solidariteit verwachten we dat er mensen klaarstaan om ons te helpen als er hulp nodig is; we betalen daar immers belasting en verzekeringsgelden voor, ongeacht de mate waarin we van de gezondheidszorg gebruikmaken. Maar wat is gezondheid? Welke manieren zijn er om naar gezondheid te kijken? Hoe hebben de verschillende manieren om naar gezondheid te kijken invloed op het gezondheidszorgsysteem en de verpleegkundige bijdrage daaraan?

Omdat de verpleegkunde een holistisch perspectief hanteert dat gebaseerd is op de kennis die vanuit verschillende perspectieven op mensen en gezondheid beschikbaar is (dit noemt men eclectisch, het gebruikmaken van verschillende kennisgebieden), worden hierna de belangrijkste kennisgebieden besproken van waaruit mensen de werkelijkheid in de context van gezondheid kunnen waarnemen. Het is slechts een greep uit meerdere perspectieven.

4.4.1 Het fysiologisch perspectief: de mens als lichaam

Bij het bestuderen van de mens als lichaam, ook wel het fysiologische perspectief genoemd, wordt bestudeerd hoe het lichaam reageert op invloeden van buitenaf, zoals de reactie op ziektekiemen of de reactie op een gebeurtenis van buitenaf, zoals een aanrijding of een val. Ook wordt de reactie van het lichaam op leefstijlfacetten bestudeerd, zoals het volgen van een dieet, roken, alcoholgebruik enzovoort. Het gaat dan vaak om het beter kunnen begrijpen van oorzaken en gevolgen van ziekte, de pathologie. Daarvoor is een goede kennis van de anatomie noodzakelijk.

> **Box 4.4 Begrippen rondom 'de mens als lichaam'**
> De *fysiologie* is de wetenschap die de levensverrichtingen (zoals de stofwisseling van organismen) bestudeert. Terwijl de histologie de structuur van cellen, weefsels en organen bestudeert en de anatomie, de morfologie en de macroscopische structuur beschrijft, houdt de fysiologie zich bezig met de werking van de stofwisseling en de mechanismen ervan.
> De *anatomie* bestudeert de structuur en de organisatie van organismen.
> De *pathologie* is de studie van zieke organen.
> *Ziekte* is elk proces in het organisme dat als gevolg van schadelijke uit- of inwendige invloeden, veranderingen teweegbrengt in de kwantitatieve of kwalitatieve werking van cellen of weefsels, waardoor het functionele evenwicht van lichaam en/of geest wordt verstoord en een reactie tot herstel van dit (of een nieuw) evenwicht ontstaat.

Inherent aan alle ziekten is een moreel oordeel: het is ongewenst, men is beter af als men het niet heeft, of degene die het een ziekte noemt, vindt dat de patiënt het beter niet kan hebben. Daarom is bijvoorbeeld 'het hebben van blond haar' geen ziekte, wordt over 'grijs haar' in sommige landen of delen daarvan (Verenigde Staten, Californië) al verschillend gedacht, en begint 'kaalheid' steeds meer naar ziekte te neigen, zeker als het om 'kaalheid bij een vrouw' gaat. Dit morele oordeel *verandert met plaats en tijd*; ook ziekten zijn dus gevoelig voor modeverschijnselen. Ziekten kunnen verdwijnen met veranderende inzichten en oordelen. In de tijd van de slavernij bestond er in Amerika een ziekte die alleen onder slaven voorkwam, namelijk de neiging om steeds maar weg te willen lopen (drapetomanie). Vragen als 'is x of y een ziekte', zijn dan ook niet objectief te beantwoorden: het hangt van het oordeel van de antwoorder af. Niettemin zijn er veel ziekten waarover het gros van de wereldbevolking, of althans het medisch geschoolde deel daarvan, het eens is.

Kenmerkend voor een ziekte is ook dat deze een zeker *proces* aanduidt: er is een begin, een beloop en een eindtoestand (soms genezing, soms de dood, soms een blijvend effect op de gezondheid). In het Nederlandse spraakgebruik worden aangeboren afwijkingen (bijvoorbeeld zes vingers aan een hand), ongevallen (bijvoorbeeld een gebroken been) en resttoestanden daarvan (bijvoorbeeld een beenprothese), en natuurlijke processen (bijvoorbeeld kaalheid bij mannen van middelbare leeftijd of zwangerschap bij een vrouw) meestal niet beschouwd als ziekte.

Opdracht 4.8
■ Kun je een ziekte noemen die een modeverschijnsel lijkt?
■ Kun je drie ziekten noemen die honderd jaar geleden nog bestonden en nu niet meer?

In plaats van het woord ziekte wordt ook wel het woord aandoening gebruikt. Een *aandoening* is een afwijking van de gezonde toestand van lichaam of geest. Het is een overkoepelend begrip voor de verzameling van symptomen, syndromen, klinische tekens, ziekten, handicaps en letsels. Het woord aandoening lijkt op veel meer situaties van toepassing dan het woord ziekte en wordt daarom steeds meer gebruikt.

Bij het beschouwen van een aandoening kan onderscheid worden gemaakt tussen oorzaak of oorzaken en symptomen.

Oorzaken
■ Ziekte: een pathologie met een verloop (*proces*), endogeen of veroorzaakt door (micro-)organismen of prionen.
■ Trauma: letsel (pathologie) met een verloop, veroorzaakt door een exogene impact met beschadiging. Dit letsel of de impact ervan kan ook psychisch van aard zijn.
■ RSI: een niet-traumatisch letsel (pathologie) met verloop, veroorzaakt door overmatige belasting.
■ Handicap: een pathologie zonder verloop en met een permanent functieverlies, zonder of met onvoldoende mogelijkheid de functie zodanig te herstellen dat ongehinderd functioneren mogelijk wordt op fysiek, mentaal of sociaal vlak.
■ Deviatie: een pathologie zonder verloop en zonder functieverlies, zoals albinisme, aardbeihemangioom, wijnvlek, bepaalde misvormingen en deficiënties.

Symptomen
Een symptoom is een waarneembaar teken van afwijking van het 'gezonde'. Deze waarneming kan klinisch gebeuren en is dus vast te stellen zonder of met eenvoudige hulpmiddelen, zoals buikpijn, enkeloedeem, koorts en hartruis. (Bevindingen met behulp van laboratoriumonderzoek of medische beeldvorming zoals röntgen, worden geen symptomen genoemd.)

Een syndroom is geen pathologie, maar een term voor de verzameling van samen voorkomende symptomen. Aan dit symptomencomplex kan een verschillende pathologie ten grondslag liggen.

Een klinisch teken (*semeion*) is, in tegenstelling tot een symptoom, niet klinisch waarneembaar, maar alleen aantoonbaar via bijkomend onderzoek; bijvoorbeeld via laboratoriumonderzoek of medische beeldvorming (anemie, infarct).

Voor meer kennis over fysiologie, anatomie, pathologie, ziekten, aandoeningen, symptomen en syndromen verwijzen wij naar de specifieke bronnen over dit onderwerp.

Gevolgen van dit perspectief voor de organisatie van de zorg
Als er een dominant beeld is van de mens als lichaam, zal de structuur van de zorg daarvan een weerspiegeling zijn. Zo is de Nederlandse gezondheidszorg ingedeeld naar lichamelijke aandoeningen (de algemene gezondheidszorg) en psychische aandoeningen (de geestelijke gezondheidszorg). Daarbinnen wordt weer een onderverdeling gemaakt naar ziektebeelden (autisme, schizofrenie) of organen (maag-, darm- en leverziekten, orthopedie).

Duidelijk is dat ziekte niet alleen te maken heeft met objectief waarneembare zaken, maar vooral ook met het morele oordeel, het stigma of de culturele invloeden, en met de gevolgen van de aandoening voor het dagelijks leven en de deelname aan de maatschappij. Met andere woorden: de beleving van de aandoening.

4.4.2 Het psychologisch perspectief: de mens als brein
Hoe men een aandoening beleeft en er betekenis aan geeft, is vooral een kwestie van de interpretatie van de aandoening.

De psychologie wil het gedrag van mensen kunnen begrijpen, beschrijven en liefst ook voorspellen. Op het gebied van de studie van grote groepen mensen lukt dat vaak vrij aardig, voor het individu is dat nog heel moeilijk. Het brein neemt waar met behulp van de zintuigen (horen, zien, voelen, ruiken, proeven en aanraken) en interpreteert de gegevens van de waarneming. Afhankelijk van die interpretatie komt het gedrag tot stand, zoals de hiervoor beschreven reactie op stress: input, *throughput*, output. Over de beleving van ziekte en gezondheid en het gedrag dat tot stand komt als reactie op de interpretatie van een aandoening, zijn verschillende theorieën ontwikkeld. De belangrijkste theorieën worden hier kort besproken, voor een beter begrip wordt verwezen naar de relevante bronnen.

Het waarnemen van aandoeningen
We hebben vaak klachten of ziektesymptomen die door een professional vastgesteld kunnen worden als ziekte, maar meestal zoeken we daar geen hulp voor. Dat kan zijn omdat we denken dat het niet nodig is, zoals bij een griepje of een dag diarree en buikpijn. Onze ideeën over ziekte en gezondheid worden gevormd door eerdere ervaringen en de medische kennis die we hebben. Bovendien is ons leven

ingericht rond een aantal activiteiten en zolang we het idee hebben dat die activiteiten niet al te ernstig bedreigd worden, zullen we het probleem niet zo serieus nemen. Ook weten we uit ervaring dat we ons soms heel ziek kunnen voelen terwijl er dan toch 'niets aan de hand is', en het kan zijn dat we ons helemaal niet zo ziek voelen terwijl we toch een levensbedreigende aandoening blijken te hebben, zoals diabetes mellitus.

Waar besteden we serieuze aandacht aan?

- Pijn of sterk verstorende klachten: als je leven door het symptoom verstoord wordt, zoals niet rustig kunnen zitten, niet goed kunnen zien enzovoort.
- Nieuwe klachten: als je iets nooit eerder gevoeld hebt maakt het je meer ongerust dan als je iets voelt wat heel naar is (zoals migraine of rugpijn) maar waar je aan gewend bent.
- Aanhoudende klachten: als iets langer duurt dan je gewend bent, of als je van anderen iets over deze klachten hoort, zul je je na enige tijd ongerust gaan maken.
- Bestaande chronische aandoening: als je al 'iets hebt' zul je meer gespitst zijn op symptomen en vaker hulp zoeken.

De stemming bepaalt wat men waarneemt aan symptomen en hoe daarmee wordt omgegaan. Negatieve emoties (vooral angst), hulpeloosheid en depressie verhogen de gevoeligheid voor negatieve signalen van het lichaam. Positieve emoties door optimisme en veerkracht maken het lichaam minder gevoelig voor stress en de negatieve gevolgen van ziekte. We kunnen zulke gevoelens ook sturen: wie hoofdpijn heeft en zielig op de bank gaat zitten, heeft daar meer last van dan wanneer je afleiding zoekt in iets zodat de waarneming van de hoofdpijn naar de achtergrond gedrukt wordt.

Mensen hebben een mentale voorstelling van ziekte die in werking treedt als ze ziektesignalen voelen. Die mentale voorstelling of het ziekteraamwerk dat mensen hebben is gerelateerd aan:

- *Kenmerken*: als ik me rot voel en koorts heb, is het vast griep en dat is met een paar dagen over.
- *Gevolgen*: de beleving van het effect van de klachten: lange of korte termijn, effect op werk, relaties, sociaal leven.
- *Oorzaak*: mensen denken zelden in termen van oorzaak en gevolg; als iemand geveld wordt door het griepvirus zal die verklaring niet voldoen, men gaat zich afvragen waarom er ook kwetsbaarheid of gevoeligheid voor het virus was.
- *Tijd*: er is een bepaalde verwachting van de tijdsduur van een aandoening, zo is men ervan overtuigd dat griep na een week over moet zijn en een gescheurde enkelband na een paar weken.
- *Behandelbaarheid*: men heeft vastomlijnde ideeën over de behandelbaarheid van een aandoening; zo lijkt men te verwachten dat kanker dodelijk is en dat een gebroken been geheel zal herstellen.

Opdracht 4.9
Beschrijf deze vijf aspecten voor een rughernia. Vergelijk wat je hebt beschreven met de ideeën van anderen. Waar zitten de verschillen en overeenkomsten?

Mensen gaan vaak eerst op zoek naar verklaringen, zoeken kennis en hulp in hun directe omgeving of op internet. Pas na enige tijd zullen zij de symptomen serieus nemen en hulp zoeken, en dan duurt het ook weer enige tijd voordat zij die hulp krijgen. Dit uitstel wordt beïnvloed door de bereikbaarheid van de hulp (ook financieel), de cultuur, de leeftijd (oudere mensen stellen het vaak langer uit) en het geslacht (vrouwen zoeker eerder hulp maar leven, vanwege een grotere gevoeligheid voor signalen van het lichaam, vaak ook langer). Als men denkt dat de aandoening toch niet genezen kan worden of zeer ernstig is, zal men vaak de symptomen proberen te negeren. De beleving van de aandoening zal leiden tot een bepaald gedrag; in de literatuur wordt dit gezondheidsgedrag genoemd.

Gezondheidsgedrag

Het gezondheidsgedrag wordt vooral beïnvloed door de *locus of control*; de mate waarin iemand de oorzaken van wat hem overkomt bij zichzelf of juist buiten zichzelf zoekt en de toekenning van de verantwoordelijkheid voor de aandoening:

- *intern*: men gelooft dat de verantwoordelijkheid voor de gezondheid bij zichzelf ligt;
- *extern*: men denkt dat externe krachten, zoals geluk, het lot of toeval, de gezondheid bepalen;
- *autoriteit*: professionals of andere belangrijke mensen kunnen de gezondheid bepalen.

Dit geldt natuurlijk alleen als men de gezondheid belangrijk vindt, als dat niet zo is zal men ook geen gedrag vertonen waardoor de gezondheid bevorderd wordt (zie ook preventie). Daarnaast zal het geloof in eigen kunnen (*self-efficacy*) ook invloed hebben op het gezondheidsgedrag, evenals de verwachtingen die men heeft als het gaat om de controle over het eigen gedrag (*mastery*).

De mentale voorstelling die men heeft van een aandoening en het gedrag dat daarmee samenhangt, wordt gevormd door cognitieve (kennis), emotionele en gedragsmatige componenten.

Die componenten beïnvloeden de mate waarin men gedrag als risicovol voor de gezondheid ervaart, of juist niet, en ze beïnvloeden ook de resultaten die men van het gedrag verwacht. Men kan gericht zijn op het oplossen van het probleem, op het zich beter voelen, op het vermijden van problemen en op het voorkomen van problemen. Hoe men de ziekte ervaart en hoe men met de ziekte omgaat is heel persoonlijk. Het omgaan met ziekte wordt vooral bepaald door de persoonlijkheid en de sociale invloeden of, zoals Hippocrates gezegd zou hebben: 'Vertel mij niet welke ziekte deze persoon heeft maar vertel mij welke persoon deze ziekte heeft.'

Opdracht 4.10
Ken je iemand met een interne locus of control? Kun je het gezondheidsgedrag van die persoon beschrijven? Ken je ook iemand met een externe of autoriteitsgevoelige locus of control? Kun je het gezondheidsgedrag van die persoon beschrijven? Wat is jouw locus of control?

De beleving van ziekte bepaalt het gezondheidsgedrag en dus ook de zorg die mensen nodig hebben. De beleving van ziekte is nauw verbonden met de identiteit van mensen zoals ook besproken in de paragraaf over stress. Die identiteit komt vooral tot uitdrukking in het gezondheidsgedrag, de manier waarop mensen met de gevolgen van de aandoening omgaan. Dit noemt men, naast coping, in de zorg voor chronische aandoeningen ook wel zelfmanagement. Zelfmanagement wordt gedefinieerd als:

> 'Het individuele vermogen om goed om te gaan met symptomen, behandeling, lichamelijke en sociale consequenties van de chronische aandoening en de bijbehorende aanpassingen in leefstijl. Zelfmanagement is effectief wanneer mensen in staat zijn zelf hun gezondheidstoestand te monitoren en de cognitieve, gedragsmatige en emotionele reacties te vertonen die bijdragen aan een bevredigende kwaliteit van leven.' (Wagner, 1998)

Gevolgen van dit perspectief voor de organisatie van de zorg
Om ervoor te zorgen dat mensen goed voor zichzelf kunnen zorgen moet de zorg aansluiten bij de beleving van de aandoening, bij de identiteit van de personen en bij hun vermogens. De gezondheidszorg in Nederland maakt de persoonlijke keuzes die mensen maken als het gaat om hun gezondheid steeds meer mogelijk. Zo is men vrij in de keuze voor de verzekeraar, het ziekenhuis, de arts enzovoort. Die persoonlijke keuzevrijheid heeft voor- en nadelen. Het voordeel kan zijn dat mensen veel meer verantwoordelijkheid kunnen nemen voor hun gezondheid. Het nadeel kan zijn dat mensen geen tijd, energie of andere mogelijkheden hebben om zelf op zoek te gaan en keuzes te maken. Er is veel informatie over het maken van keuzes beschikbaar via internet, helaas is juist dat vaak niet een medium waar mensen met beperkingen gebruik van kunnen maken.

4.4.3 Levensloopperspectief: de mens als verhaal
Wat iemand nodig heeft hangt ook samen met de natuurlijke ontwikkeling van mensen. Zoals besproken in de paragraaf over systeemtheorie ontwikkelen mensen zich min of meer volgens voorspelbare patronen. De ontwikkeling bepaalt voor een groot deel de zorg die men nodig heeft. Zo heeft een volkomen gezonde pasgeborene heel veel zorg nodig, terwijl iemand met veel ervaring met zijn chronische aandoening nog maar heel weinig zorg nodig heeft.

In klassieke ontwikkelingspsychologische theorieën, zoals die van Piaget, Kohlberg en Freud, wordt ontwikkeling opgevat als een proces dat zich afspeelt in de periode tot aan de volwassenheid. Het begrip 'stadium' speelt daarbij een belangrijke rol en ontwikkeling kan worden opgevat als een regelmatige volgorde van stadia waarin het systeem zich ontwikkelt naar toenemende complexiteit. Tegenwoordig weten we dat niet alleen kinderen maar ook volwassenen zich voortdurend ontwikkelen, en het lijkt erop dat de ontwikkeling vooral te maken heeft met onregelmatige, onvoorspelbare patronen in de levensloop. In die levensloop is niet alleen een voortdurende wisselwerking tussen *nature* (de aangeboren aard) en *nurture* (de omstandigheden) te zien, maar vooral ook de toenemende kennis over het maken van keuzes. Op elk willekeurig moment in het leven van mensen spelen de patronen die in het verleden ontwikkeld zijn, de identiteit die verworven is, de doelen die men wil behalen, de keuzes die men maakt en de omstandigheden waaronder men leeft een rol.

Mensen hebben een beeld van de wereld waarin zij leven gebaseerd op de fysische, sociale en ideële werkelijkheid, gerelateerd aan de positie in de levensloop die betekenis verleent aan het gedrag en aan het handelen van zichzelf en anderen. Mensen stemmen hun handelen af op de verwachtingen die ze hebben van bepaalde levensfasen, de samenhang die ze aanbrengen tussen verschillende handelingen en in de tijd geplaatste gebeurtenissen. De levensgeschiedenis van elk mens zal sterke persoons- en leeftijdsgebonden verschillen laten zien. Mensen vertellen het verhaal van hun levensloop zoals het voor hen betekenis heeft. Het verhaal wordt achteraf geconstrueerd en is het product van de complexe interactie tussen individu en context, waarbij de individuele activiteit en het toeval een belangrijke rol spelen.

Opdracht 4.11
- Vertel aan de hand van een thema over je levensloop, kies bijvoorbeeld het thema sport.
- Vertel daarna aan de hand van een ander thema over je levensloop, kies bijvoorbeeld het thema school.
- Wat zijn de verschillen tussen die twee verhalen?
- Welke copingmechanismen en persoonlijkheidskenmerken komen naar voren uit die twee verhalen?

Het levensloopverhaal kan vooral informatie opleveren over copingmechanismen of persoonlijkheidskenmerken, zoals optimisme, veerkracht, *locus of control* en de manier waarop iemand zijn vermogens ervaart.

Gevolgen van dit perspectief voor de organisatie van de zorg
Zorg die uitgaat van de specifieke kenmerken en taken die bij de levensloop horen, zal georganiseerd zijn rond de levensfasen. In Nederland kennen we de Jeugdzorg en de Ouderenzorg als voorbeelden daarvan.

4.4.4 Het sociaal-culturele perspectief: de mens als groepslid

Als alle mensen precies hetzelfde zijn, zou dat een heleboel misverstanden en ruzies voorkomen. Echter, mensen zijn allemaal verschillend, en juist het feit dat die verschillen voor spanning en plezier zorgen maakt dat we ons steeds ontwikkelen. Elk mens is binnen zijn tijd en cultuur anders. Aan de ene kant herkennen we elkaar: 'Ik ben net zoals jij.' Aan de andere kant merken we de verschillen: 'Zo ben ik niet.' Aan de ene kant beleven we het feit dat we uniek zijn als positief, want het maakt ons wie we zijn, maar aan de andere kant beleven we dat als negatief omdat we erbij willen horen en niet eenzaam of onbegrepen willen zijn. Wie niet begrepen wordt voelt zich onveilig. Wie niet gehoord wordt voelt zich onmondig. Onveiligheid en onmondigheid tasten het zelfvertrouwen aan. Voor veiligheid en mondigheid zijn we dus afhankelijk van de interactie met anderen. De interactie met anderen wordt bepaald door de sociale en culturele omgeving. Elke samenleving, elke groep mensen, heeft min of meer duidelijke regels voor het omgaan met elkaar. Die regels komen tot uitdrukking in de taal en de cultuur. Die regels schrijven voor hoe we moeten zijn en ook wie we moeten zijn, we moeten 'passen'.

Chaos ontstaat wanneer een situatie niet duidelijk is. Regels bieden ons enerzijds veiligheid, anderzijds beperkingen. Ieder mens is voortdurend bezig de chaos te ordenen die ontstaat omdat mensen steeds moeten kiezen tussen zich aanpassen aan de groep of zichzelf zijn. De mens beschikt over zo veel mogelijkheden om nieuwe, onverwachte situaties aan te kunnen dat dit een chaotische hoeveelheid mogelijkheden is. Gelukkig is men meestal in staat die chaos te ordenen omdat het systeem gericht is op herstel van evenwicht. Mensen ordenen door te handhaven wat in het verleden heeft gewerkt of door te vernieuwen. Daardoor is er in elke groep mensen en in elke cultuur gelijktijdig de neiging om te behouden wat er al was en te vernieuwen zodat nieuwe mogelijkheden ontstaan (Timmers-Huigens 2001).

De maatschappij en de cultuur beïnvloeden de rollen en relaties die mensen hebben en hoe deze worden vormgegeven. De sociale rol betreft de verwachtingen en voorschriften over het gedrag, handelen en de attitude die horen bij een bepaalde sociale positie en bepaalt daarmee de sociale structuur. Bij elk van deze posities worden gedragswijzen en kwaliteiten verwacht en mogelijk zelfs een bepaald type persoon.

Opdracht 4.12

Beschrijf de rol van moeder. Welke verwachtingen heb je van een moeder? Hoe hoort een moeder zich te gedragen? Wat mag een moeder nooit doen? Wat is de attitude van een moeder ten opzichte van haar kinderen? Kan iedereen een moeder zijn? Wie niet? Welke kwaliteiten heeft een moeder? Welke relaties heeft een moeder in de maatschappij?

Het spanningsveld tussen behouden en vernieuwen maakt dat er nauwelijks feiten te geven zijn over het omgaan met elkaar in verschillende culturen; het is een kwestie van vragen stellen, goed luisteren en wederzijdse aanpassingsbereidheid. Goed luisteren en aanpassingsbereidheid kunnen alleen bestaan in een sfeer van vertrouwen en daarvoor is zelfvertrouwen nodig. Het zelfvertrouwen neemt toe als we ons 'gekend' voelen, als we gezien worden zoals we daadwerkelijk zijn. Het heeft geen zin te benoemen wat er niet is, zoals: 'Jij kunt dat niet', of: 'In ons land is het drinkwater beter'. Zelfvertrouwen neemt toe als benoemd wordt wat er is en wat ons uniek maakt, zoals: 'Wat heb jij lekker gekookt', of: 'Wat heeft men hier mooie rituelen rond de dood'. Een aandoening, die een verstoring is van een bestaand evenwicht, leidt altijd tot chaos, in meer of mindere mate. Voor het herstel van evenwicht kan interactie helpen, mits die interactie gericht is op ordening, veiligheid (begrip) en mondigheid (luisteren).

Gevolgen van dit perspectief voor de organisatie van de zorg
De gezondheidszorg heeft een aantal kenmerken die haaks staan op de gelijktijdige behoefte aan zichzelf zijn en erbij horen:

- de rationalisering van de processen in de gezondheidszorg, zoals het werken met richtlijnen, standaarden en protocollen;
- het toekennen van beslissingsmacht aan professionals: de arts bepaalt welke ziekte je hebt en welke behandeling daarvoor het beste is; de verpleegkundige bepaalt hoe laat je gewassen en aangekleed wordt; de indicatiesteller bepaalt welke voorzieningen je nodig hebt;
- rechtvaardiging vanuit de regels: elke patiënt krijgt 7 minuten tijd in de spreekkamer; iedereen moet voor 9.00 uur gewassen zijn;
- toenemende bureaucratisering: er komen elke dag nieuwe regels en procedures bij en de beste professional is de professional die de regels kent en ze blindelings kan toepassen.

Opdracht 4.13
Neem een situatie in gedachten die voor jou chaotisch was. Wat gebeurde er? Waarom was er chaos? Hoe heb je orde kunnen aanbrengen in de chaos? Wat had je nodig om orde aan te brengen in de chaos?

4.4.5 Het economisch perspectief: de mens als arbeid
De participatie in de maatschappij wordt ook wel gezien als 'werk'. We krijgen niet betaald voor al het werk dat we doen, zoals het werken in ons eigen huishouden of het volgen van een opleiding, maar we ervaren het zelf vaak wel als werk. We hebben een vermogen om waardevolle taken te verrichten en de maatschappij verwacht dat ook van ons, wij verwachten het meestal ook van onszelf. Als je ziek wordt kun je vaak ineens, tijdelijk of permanent die waardevolle taken niet meer uitoefenen. Volgens de socioloog Talcott Parsons wordt dat gezien als een afwijking van het normale gedrag.

We kunnen niet meer loyaal zijn aan de verplichtingen die we hebben en, in tegenstelling tot bijvoorbeeld bij misdadig gedrag waarbij iemand zijn verplichtingen niet nakomt, nemen we het mensen niet kwalijk als ze ziek worden. We kunnen het wel als lastig ervaren omdat veel normale zaken verstoord raken als iemand ziek wordt. Omdat een aandoening vaak niet alleen een orgaan betreft maar het functioneren van de hele persoon, moet die persoon zich terugtrekken uit de maatschappij en daarmee uit al zijn rollen. Daarmee verliest die persoon niet alleen de waardering die hij vindt in zijn werk, maar ook het zelfvertrouwen dat hij daaraan ontleent. De waardering van anderen is nu eenmaal onontbeerlijk voor mensen. Omdat niet kunnen werken gevoelens van schaamte oproept en omdat het ziek-zijn een vorm is van niet-loyaal zijn, kan ziekte het gevaar in zich hebben van uitsluiting door de maatschappij. Een voorbeeld hiervan komt aan de orde in de SIRE-spot over de eenzaamheid die ontstaat als mensen kanker hebben.

Gezondheid is het arbeidskapitaal, geld kan gezien worden als symbolische waardering, status (waardering) wordt vaak ontleend aan bezittingen. Omdat de meeste aandoeningen buiten de rationele controle vallen, hebben we een vangnet gecreëerd waardoor periodes van ziekte overbrugd kunnen worden. De verschillende rollen die mensen elke dag hebben worden tijdelijk vervangen door die ene rol: die van de zieke. De verplichtingen en de rechten die mensen hebben door deelname aan de maatschappij zijn tijdelijk niet aan de orde, maar daar tegenover staat dat mensen tijdelijk een andere verplichting hebben: zich gedragen zoals dat hoort bij ziek-zijn. Dat betekent dat de zieke zich moet overgeven aan afhankelijkheid, zich helemaal moet richten op herstel, en zich dankbaar en niet-eisend moet opstellen tegenover alle andere mensen.

Als de aandoening tijdelijk is zal het effect van de afhankelijkheid niet groot zijn, als de aandoening chronisch is zal er een levenslange afhankelijkheid van anderen kunnen ontstaan, waarin de autonomie van de patiënt heel moeilijk te behouden is. De maatschappij (dat zijn wij) verwacht immers dat de chronisch zieke zijn medicijnen inneemt, zijn dieet volgt en zijn ritme aanpast zoals dat voor hem het beste is. De patiënt, die niet meer gewaardeerd wordt voor het werk dat hij zowel betaald als onbetaald doet, kan alleen nog waardering vinden voor zijn gedrag als zieke. Naarmate hij meer bereid is te doen wat volgens professionals het beste voor hem is, zal hij meer waardering krijgen. Zijn gedrag als 'zieke' bepaalt zijn leven; hij wordt 'de zieke' en zijn identiteit is verweven met de ziekte die hij heeft. Dit is een groot risico voor het bestaan en wordt door Grypdonck (2007) goed beschreven vanuit de opdracht die zorgverleners en wetenschappers hier hebben.

Voor veel mensen met een chronische aandoening is het management van de ziekte zo veeleisend door een dieet, afspraken in het ziekenhuis, formulieren, medicatie en het zoeken van informatie, dat er geen energie over is om te kunnen participeren; dat wordt ook niet van hen verwacht, zij zijn immers ziek? Het combineren van de ziekenrol met alle andere rollen is bijna niet mogelijk, al was het maar omdat het zieke lichaam zich niet kan gedragen zoals in een normale rol verwacht wordt.

Mensen die een chronische aandoening hebben en er toch in slagen de meeste, of alle, andere rollen te vervullen, zullen de neiging hebben de ziekte als een 'geheim' te zien; zij proberen de gevolgen van de ziekte, zoals steeds naar het toilet moeten omdat ze plaspillen slikken, geheim te houden. Die geheimhouding kan niet alleen zorgen voor levensgevaarlijke situaties, het zorgt er ook voor dat mensen een kramp-achtig leven leiden waarin zij alleen maar kunnen overleven van dag tot dag, zonder dat zij toekomen aan het verwezenlijken van de doelen en idealen die zij zich anders hadden kunnen stellen.

Participatie in de maatschappij is de motor van de samenleving en elk lid van de maat-schappij heeft er baat bij als mensen kunnen participeren. De nadruk op gezondheid die daardoor is ontstaan verplicht mensen zich gezond te gedragen, bijna alsof zij al lijden aan een chronische aandoening. Om te voorkomen dat we lijden aan de aandoeningen die ons altijd bedreigen moeten we een dieet volgen, (vitamine)pillen slikken, sporten en emotioneel in balans blijven, door af en toe in therapie te gaan of een coach te zoeken, ons regelmatig medisch te laten onderzoeken en niet te lang op een feestje te blijven. De stijgende kosten van de gezondheidszorg dwingen ons beter voor onze gezondheid te zorgen. Volgens de econoom Marc Pomp levert een goede gezondheidszorg alleen maar economische winst op in termen van arbeid en levensgeluk.

Gevolgen van dit perspectief voor de organisatie van de zorg

In een maatschappij waarin men beseft dat participatie belangrijk is voor mensen, is de zorg zo ingericht dat mensen niet gehinderd worden door de structuur van de zorg bij participatie aan de samenleving. De zorg is bereikbaar, toegankelijk, laag-drempelig en preventief, ook buiten kantooruren, en gericht op het ondersteunen van participatie.

4.4.6 Het spirituele perspectief: de mens als synergisme

Het woord synergie wordt gebruikt voor een situatie waarin het effect van een samenwerking groter is dan elk van de samenwerkende partijen afzonderlijk zou kunnen bereiken. Het van synergie afgeleide woord 'synergisme' heeft een wat meer algemene betekenis en betreft in ruime zin de samenwerking waarmee meer wordt bereikt dan wanneer alle afzonderlijke partijen een prestatie zouden leveren. Syner-gisme is een neutraler begrip dan synergie, dat meestal alleen positieve resultaten beschrijft. Synergisme kan ook toegepast worden voor bijvoorbeeld het cumulatieve, negatieve effect van de combinatie van ouderdom, meerdere chronische aandoenin-gen, eenzaamheid en ondervoeding.

Het spirituele perspectief op mensen gaat ervan uit dat mensen niet alleen meer zijn dan de som van alle onderdelen of de samenwerking tussen alle onderdelen. Spiritualiteit wordt gedefinieerd als: 'de verbindende energie', of: 'de ervaring van harmonieuze verbondenheid met het zelf, anderen, de natuur en het hogere'. In deze definitie komt vooral de behoefte aan verbondenheid naar voren, zoals ook in de vorige paragraaf. Er is nog niet veel kennis over spirituele behoeften in de context van ziek-zijn. Uit onderzoek naar spiritualiteit is gebleken dat mensen in spirituele nood verkeren als zij geen hoop meer hebben, als zij zich niet meer verbonden kunnen voelen, ook al zijn er mensen die zich verbonden met hen voelen. Dat kan niet alleen gebeuren met mensen die vreselijke dingen hebben meegemaakt, het kan ook gebeuren met mensen die ogenschijnlijk alles hebben wat je maar nodig kunt hebben. Het spirituele perspectief omvat niet alleen alle hiervoor genoemde perspectieven, het verbindt ze ook. Daarnaast omvat het spirituele perspectief een, moeilijk of niet onder woorden te brengen, besef van 'het hogere', een besef dat er een energie is die mensen verbindt, en die ervoor zorgt dat wij gedachten en ideeën hebben die leiden tot verbetering en vernieuwing, ook als wij daar geen persoonlijk voordeel van hebben.

De belangrijkste spirituele behoefte is hoop; zolang mensen kunnen hopen hebben zij een toekomst en hebben de acties in de tegenwoordige tijd ook zin. Als mensen hoop hebben kunnen zij zich inzetten om iets te bereiken, om relaties aan te gaan, om verantwoordelijkheid te nemen voor zichzelf en hun omgeving, in het besef van onderlinge afhankelijkheid.

Gevolgen van dit perspectief voor de organisatie van de zorg
Zorgverlening waarin het besef bestaat van spirituele behoeften, zal sterk gericht zijn op het vormgeven van gedeelde verantwoordelijkheid, zoals beschreven in het Chronic Care Model of het Shared Decision Making Model; welke op dit moment steeds meer ingevoerd worden.

4.4.7 Consequenties voor de besluitvorming
We hebben in de hiervoor beschreven verschillende perspectieven gezien dat de manier waarop zorg georganiseerd wordt bepaald kan worden door één van deze perspectieven en dat een integraal denken vanuit allerlei perspectieven niet altijd gemeengoed is. Voor een proces van besluitvorming betekent het dat je in ieder geval goed naar je patiënt moet kijken; waar staat hij in zijn opvattingen, verlangens en denken over essentiële aspecten van zijn leven en wat betekent dat voor besluiten die jij moet nemen over een interventie die aansluit bij het gezondheidsprobleem van deze patiënt en deze opvattingen? Dan heb je met deze summiere opsomming een lijstje in handen waarmee je die perspectieven in kaart kunt brengen. We praten dan wel over complexere situaties dan de vraag of we voor deze wond verbandmateriaal a of b willen gebruiken.

In hoofdstuk 1 hebben we gekeken naar de kern van verplegen en vastgesteld dat er een samenhang zou moeten zijn tussen wat als kern van verplegen gezien wordt en de manier waarop de zorg georganiseerd is. Op dit moment is dat gemiddeld genomen niet een organisatie die vanuit holistische perspectieven werkt. In je rol als beroepsbeoefenaar zou je ook moeten kijken naar de effecten die dat heeft op de uitoefening van je vak. Misschien hangt de reorganisatie van zorg wel af van jouw initiatieven op dit gebied.

Opdracht 4.14
Wat kun jij doen om de kenmerken van de gezondheidszorg te veranderen zodat mensen zich gehoord en begrepen voelen?

4.5 SAMENVATTING
In dit hoofdstuk werden systeemtheorie, stresscopingtheorie en preventietheorie in onderlinge samenhang beschreven. Die samenhang maakt het mogelijk dat vanuit verschillende perspectieven de relatie tussen de mens, zijn gezondheid en zijn omgeving beschreven werd. Als je dit hoofdstuk gelezen hebt ken je ten minste zes benaderingen of mensbeelden die van invloed zijn op de manier waarop zorg verleend wordt. Ook zijn mensbeelden bepalend voor de organisatie van de zorg. Elke instelling en elke zorgverlener heeft een eigen wereldbeeld opgebouwd waarin elementen uit de, in dit hoofdstuk beschreven, mensbeelden terug te vinden zijn. Aan jou de taak om je impliciete (niet-uitgesproken) mensbeeld te leren verwoorden zodat je de keuzes die je maakt van daaruit kunt bespreken met anderen.

LITERATUUR
Timmers-Huigens, D. *Meer dan luisteren*. Elsevier Gezondheidszorg, Maarssen 2001.
Gordon, M. *Handleiding verpleegkundige diagnostiek 1995-1996*. De Tijdstroom, Utrecht 1996.
Grypdonck, M. *De ziekte boven het leven* uittillen. ThiemeMeulenhoff, Amersfoort 2007.
Verberk, F. & M. de Kuiper. *Verpleegkunde volgens het Neuman Systems Model – vertaling en bewerking voor de Nederlandse praktijk*. Van Gorcum, Assen 2006.
Notten, R. Zorg levert meer op dan-ie kost. In: *Arts & auto* 8 (2010), pp. 12-14, http://www.marc-pomp.nl/pdf/AenA.pdf.

Kijk voor verdieping op www.StudieCloud.nl

5 Theorieën over besluitvorming, zorg en kritisch denken

Uit de voorgaande hoofdstukken is duidelijk geworden dat er veel invloeden zijn op de besluiten die je kunt nemen in de directe zorg: de visie op zorg, perspectieven op ziek-zijn en de gevolgen daarvan, de kennis en de omgang daarmee, ethische aspecten en de verantwoordelijkheid als beroepsbeoefenaar en vertegenwoordiger van de beroepsgroep. Ook is duidelijk geworden dat het bij alle besluiten gaat om het belang van de patiënt, en dat de manier waarop een verpleegkundige naar de kern van verplegen kijkt bepalend is voor het perspectief van waaruit ze dit belang vaststelt en er betekenis aan geeft. Regelmatig zijn begrippen gevallen als: het verzamelen van gegevens, redeneren, analyseren, reflecteren en kritisch denken. Dat zijn begrippen die niet uit de lucht komen vallen; ze vormen het instrumentarium voor een goede verpleegkundige en zijn gebaseerd op professionele uitgangspunten.

Een beroep heeft theoretische onderbouwingen nodig voor de processen waarmee de leden van de beroepsgroep aan de gang gaan. En dus zijn er door de jaren heen theorieën ontwikkeld en in onderzoek getoetst die de leden van de beroepsgroep kunnen helpen systematisch naar de eigen producten te kijken en daardoor maximaal te presteren. We bekijken in dit hoofdstuk drie theoretische invalshoeken: theoretische gedachtebepalers bij het proces van besluitvorming, theorieën over zorg en theorieën over kritisch denken.

5.1 THEORIEËN OVER PROFESSIONELE BESLUITVORMING EN HUN PRAKTISCHE BETEKENIS

De eerste vraag bij werken met een bepaald begrip is altijd: waar hebben we het eigenlijk over, wat betekent dat woord? Onderzoekers doen daar regelmatig literatuuronderzoek naar; wat zegt de literatuur eigenlijk over de betekenis van het woord besluitvorming? Want als je gaat theoretiseren over een onderwerp is het een eerste vereiste dat je weet wat het sleutelwoord wel en niet betekent, wat karakteristiek is voor dat woord en wat de eigenschappen ervan zijn. Deze vorm van literatuuronderzoek heet conceptanalyse.

In de context van dit boek gaat het vooral om besluitvorming door verpleegkundigen in directe zorgsituaties, en niet zo zeer over besluitvorming door patiënten. Daar zitten weliswaar overlappingen in, maar het zijn twee verhalen. In hoofdstuk 7 en in hoofdstuk 8 komen we nog terug op besluitvorming door patiënten. Om te beginnen: het begrip besluitvorming is onder verschillende woorden in de literatuur terug te vinden. In het Nederlands wordt ook wel gesproken over besliskunde, in de Engelstalige literatuur vind je: *decision making, clinical decision making, clinical judgement, clinical inference, clinical reasoning, diagnostic reasoning*. In de kern gaat het bij al deze begrippen om hetzelfde proces: het operationaliseren van verpleegkundige kennis rondom verpleegkundige diagnoses en verpleegkundige interventies. In de synonieme begrippen zie je allerlei activiteiten opduiken. Het gaat om klinische besluitvorming, dus om het toewerken naar besluiten die gericht zijn op patiënten, je moet oordelen kunnen vellen, gevolgtrekkingen kunnen maken en kunnen redeneren.

Besluitvorming vindt plaats bij iedere interactie met een patiënt; alle interacties voegen gegevens toe aan je 'verzameling'. De kunst is daar iets zo uit te destilleren dat je vanuit je professionaliteit tot een besluit komt dat past bij de patiënt en hem de meest acceptabele oplossing biedt. Het gaat dus om een cognitieve activiteit: je hebt er al je kennis voor nodig. En het gaat om een proces waarin je allerlei gegevens samenvoegt, analyseert en tot een conclusie komt over wat je als professional wilt doen. Er gaat dus een heel denkproces aan het uiteindelijke besluit vooraf. Besluitvorming is een proces, het besluit is de uitkomst.

Besluiten die je neemt voor en met patiënten zijn enerzijds gericht op de patiënt, anderzijds op kwaliteit. De kunst in het besluitvormingsproces is altijd het vinden van een balans tussen de wensen en behoeften van de patiënt enerzijds en de professionele kwaliteit anderzijds. Patiënten worden soms niet gehinderd door enige kennis over gezondheidsproblemen en wensen dingen waarvan je als professional denkt dat ze niet zo verstandig zijn; het vergt veel vakmanschap die twee dingen zo bij elkaar te brengen dat er een optimale situatie ontstaat. Kwaliteit is daarbij een lastig begrip omdat het niet zo goed te objectiveren valt. In eerdere hoofdstukken zagen we al vanuit hoeveel verschillende perspectieven 'goede zorg' beschreven kan worden, en elk perspectief heeft zijn eigen criteria voor 'kwaliteit'. De patiënt benadert kwaliteit vanuit criteria die uit de eigen omstandigheden voortvloeien, een beroepsbeoefenaar probeert een grootste gemene deler te vinden vanuit criteria die door de beroepsgroep geaccepteerd zijn.

Een voorbeeld van een beschrijving van kwaliteit van de beroepsuitoefening is het model van de NRV (1986).

Hier zie je dat er een driedeling gemaakt wordt om de kwaliteit van de beroepsuitoefening te benoemen: een professional in de zorg beheerst zijn vak, heeft een positieve attitude en heeft een organisatie achter zich staan. Daar horen dan weer kernbegrippen bij die in de derde kolom staan; die zeggen iets over gedrag en voorwaarden.

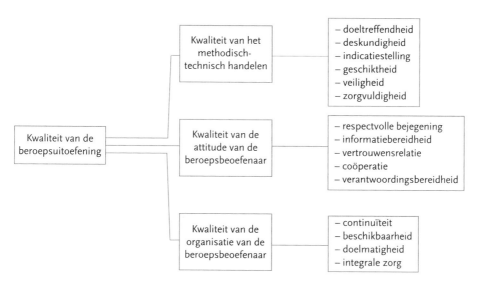

Figuur 5.1   Kwaliteitsaspecten van de beroepsuitoefening (NRV 1986)

Opdracht 5.1

Probeer te achterhalen hoe ze in de setting waar je nu werkt denken over kwaliteit. Wanneer heb je je werk goed gedaan? Vergelijk dit met het model in figuur 5.1. Waar werk je wel en niet mee? Kom je daardoor wel eens in de knel met je klinische besluitvorming? Zo ja, hoe en waarom?

Er zijn meer kwaliteitsmodellen. Wie daar belangstelling voor heeft kan hier via de links aan het eind van dit hoofdstuk naar op zoek gaan. We gaan er hier niet dieper op in. Maar je ziet dat er zich langzaam een beeld ontrolt dat onderbouwt wat we in de titel van hoofdstuk 1 zeggen: het gaat om het hart van het vak! In de besluitvorming valt alles samen: de visie op zorg, kennis over perspectieven op de mens in die zorg, de noodzaak en complexiteit van behoeftegestuurde zorg, de noodzaak en complexiteit van kwaliteitszorg aan patiënten, en competenties die nodig zijn om in complexe situaties het juiste te benoemen en te doen. In de latere hoofdstukken komen hier nog meer zaken bij. Aan de besluitvorming herken je de vakvrouw!

Goede besluiten nemen kun je leren. Maar daarvoor is nodig dat de docent, de mentor en de student snappen wat er nu eigenlijk gebeurt in dat proces, waar de kansen en de moeilijkheden zitten, en hoe je die kunt verklaren. Die kennis kun je in modellen vatten, want modellen helpen op een prettige manier het overzicht te houden. En dus zijn theoretici en onderzoekers op zoek gegaan naar de wezenlijke aspecten van de besluitvorming. Het zal je inmiddels niet meer verbazen dat daar verschillende opvattingen uit voortgekomen zijn en nog voortkomen; niets is ingewikkelder dan één sluitend perspectief bloot te leggen. Ook wetenschappers werken vanuit verschillende visies op de werkelijkheid en verklaren daaruit wat zij vinden. De modellen die hierna worden weergegeven blijven dan ook niet meer dan hulpmiddelen om bij besluitvorming de complexe werkelijkheid een beetje te ordenen.

In de literatuur zijn grofweg drie invalshoeken te zien die je op een continuüm kunt zetten: twee tegenpolen en een gulden middenweg.

Op de ene pool staat het hypothesedeductiemodel. Dit model komt voort uit de cognitieve psychologie en is gerelateerd aan de *information processing theory*. Dit is een theorie die ervan uitgaat dat mensen in hun cognitieve ontwikkeling informatie verwerken en die een plaats geven, en dat ze niet eenvoudigweg op prikkels reageren. Oorspronkelijk werden er binnen dit model 4 fasen beschreven (Thompson 1999):

1   de zorgprofessional heeft contact met een patiënt en verzamelt voorlopige gegevens over de patiënt;
2   de zorgprofessional formuleert dan voorlopige hypotheses over wat er aan de hand zou kunnen zijn, gebaseerd op de verzamelde data en gegevens;
3   de zorgprofessional interpreteert de sleutelgegevens en classificeert ze door vast te stellen of ze de voorlopige hypotheses ondersteunen of tegenspreken, of daar geen bijdrage aan leveren;
4   op basis van deze classificatie weegt de zorgprofessional de voors en tegens van mogelijke alternatieven af en kiest op basis van de bewijsvoering de beste oplossing.

Er zijn later vele varianten op dit schema ontwikkeld, maar de hoofdlijn blijft een lineair, mentaal proces, waarbinnen hypotheses worden ontwikkeld die op basis van deductie verworpen of geaccepteerd worden. Daaruit volgen keuzealternatieven die in een verder denkproces leiden tot een definitief besluit. Dat levert een descriptie op: zo moet het gebeuren en niet anders. Sommige theoretici hebben beslisbomen ontwikkeld als leidraad voor verpleegkundigen om de correcte beslissing te nemen. De motivatie voor de keuze ligt dus in een optelsom van feiten. Kritiek op dit systeem is dat wat verpleegkundigen via dit soort lijnen als beslissing formuleerden, niet overeenkwam met wat ze eigenlijk dachten of wilden en dat deze manier van denken in de werkelijkheid van de klinische praktijk niet werkt. Verpleegkundigen denken niet lineair; ze slaan stappen in dat proces over, springen tussen stappen heen en weer, of wijzigen de volgorde.

Tegenover het hypothesedeductiemodel staat het intuïtieve humanistische model. Dit model gaat uit van de expertise van de beslisser, die op basis van expertise intuïtief in staat is een situatie te begrijpen en beslissingen te nemen zonder allerlei analytische processen te beschrijven. De betekenis van 'intuïtief' wordt in de literatuur heel erg verschillend gedefinieerd. In hoofdlijnen komen de omschrijvingen van intuïtie op het volgende neer: zorgprofessionals herkennen situaties op grond van hun ervaring onmiddellijk, zonder dat ze een precieze opsomming kunnen geven van afzonderlijke elementen die maken *dat* ze iets herkennen. Dan zijn besluiten het gevolg van een bijna onbewust niveau van cognitie. In de vakliteratuur wordt dit ook wel aangeduid met *tacit knowledge* of impliciete kennis. Het gaat meer om knowhow dan om *know that*. Dat is een vorm van kennis die maar met moeite te delen is: als je 'zomaar' weet wat er aan de hand is kun je dat nauwelijks aan collega's vertellen of in de documentatie opschrijven. Niet de optelsom van feiten geldt als motivatie voor een besluit, maar de kennis en ervaring van een individu. De kwaliteit van die keuzes is dan verbonden met de mate van ervaring die iemand heeft. Daarvoor wordt meestal de indeling van Benner (1984) gebruikt: *novice, advanced beginner, compe-tent, proficient, expert*. Voor transparantie zorgt dit model niet echt: het is lastig om aan andere beroepsbeoefenaars vanuit de intuïtie te verklaren waarom een bepaald besluit genomen is en waarom dat goed was.

Omdat er aan beide modellen zowel voor- als nadelen kleven, is gezocht naar een gul-den middenweg waarin feiten enerzijds, ervaring en inzicht anderzijds hun plaats kunnen krijgen en waarin de complexiteit van besluitvorming in verschillende situa-ties en met verschillende doelen zichtbaar wordt. Een voorbeeld daarvan geeft Stan-ding (2008). Hij heeft een eerder model, dat uit de medische wereld kwam en door verplegingswetenschappers opgepakt werd, bewerkt en meer naar de verpleegkun-dige situatie vertaald (zie figuur 5.2). Hij beschrijft negen bronnen van kennis voor besluitvorming, zoals die in de praktijk te vinden zijn, als basis voor het stellen van vragen (of in een latere fase als basis voor de evaluatie van het verloop van het besluit-vormingsproces). Anders geformuleerd: een verpleegkundige die in een besluitvor-mingsproces zit kan vanuit ieder hokje een vraag stellen die voor de situatie relevant is, variërend van 'wat zegt mijn intuïtie' tot 'wat zegt onderzoek'.

Voor de liefhebbers: je ziet in dit model dat de basis ligt in een bepaalde opvatting over de waarde van kennis. Intuïtieve kennis wordt als laag ingeschat, kennis afkomstig uit experimenteel onderzoek als hoog. Dat komt overeen met opvattingen die vooral uit de medische wereld komen. Om de waarde van kennis over behandelingen te bepalen begint men eigenlijk het liefst bij kennis die voortkomt uit experimenteel onderzoek (*randomized controlled trials*, RCT's), dus onderzoek met een experimenteergroep en een controlegroep. De overtreffende trap van kennis komt dan vanuit de analyses van een reeks vergelijkbare RCT's. In de wetenschappelijke wereld loopt op dit moment een discussie over deze manier van kijken naar kennis. Vanuit de verpleegkunde gezien spelen daar in ieder geval twee argumenten een rol. Aan de ene kant betreft dat de complexiteit van verpleegkundige interventies en hun uitkomsten. Een beetje gechargeerd: een RCT past als je wilt weten of die ene matras nu ook werkelijk decu-bitus voorkomt. Maar als je wilt weten of het welzijn van de patiënt bevorderd is door een complexe reeks van maatregelen die jullie team heeft genomen, dan heb je met zoveel verschillende variabelen te maken dat een RCT geen kennis op zou leveren.

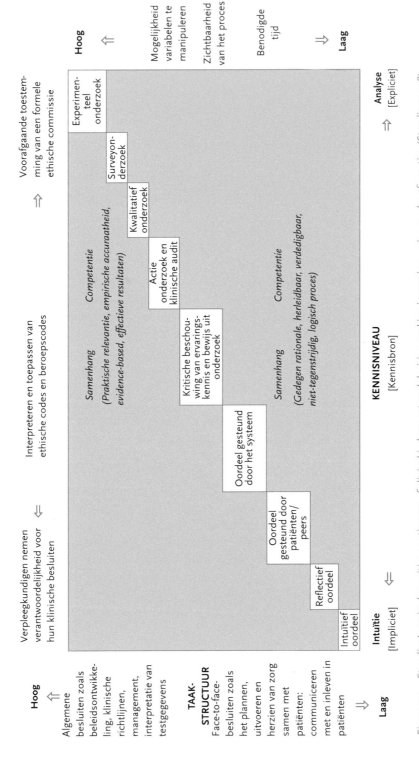

Figuur 5.2 Standing's revised cognitive continuum of clinical judgement and decision-making in nursing – nine modes of practice (Standing 2008)

Daar behoor je op andere manieren naar te kijken; die manier verdient dan in die omstandigheid het label 'hoog' (op voorwaarde natuurlijk dat het onderzoek wetenschappelijk allemaal zuiver verloopt). Als je naar de linkerkant van het model van Standing kijkt, zie je dat er in het kader van besluitvorming een groot belang gehecht wordt aan kennis die is vertaald in beleid en in standaarden, aan management, en aan het verzamelen van uitkomsten van maatregelen: die worden als 'hoog' ingeschaald. Het werken met patiënten in het kader van besluitvorming wordt als 'laag' neergezet.

Opdracht 5.2

Kijk nog eens naar het model van Brown (*best practice health care map*) in hoofdstuk 1. Daar wordt een hele reeks van kennisbronnen in schema gebracht, een groot deel als 'vooraf vastgelegde oplossingsmogelijkheden': hulpmiddelen voor de besluitvorming (beslismoment) om voor een individuele patiënt tot de best mogelijke oplossing (best practice) te komen. Vergelijk het model van Brown met het model van Standing. Praat eens met een paar mensen over de vraag of en hoe je het model van Standing en het model van Brown in elkaar zou kunnen passen en waar de patiënt dan zou moeten komen te staan?

Ieder besluitvormingsproces moet geëvalueerd worden; hebben we het goed gedaan, hebben we het besluit op goede gronden genomen, wat kunnen we ervan leren zodat het de volgende keer beter gaat? Dat is goed voor de kwaliteit van de directe patiëntenzorg, maar we hebben meer en meer nodig om externe beoordelaars van de zorgkwaliteit te overtuigen. We leven tenslotte in een wereld waarin iedere euro er één is, en waar hard gewerkt wordt om de kosten van de gezondheidszorg binnen de perken te houden. Zorgprofessionals die niet kunnen verklaren waarom ze gedaan hebben wat ze deden en die niet zichtbaar kunnen maken waarom wat ze deden goed was, verliezen de strijd om die euro; anderen bepalen dan voor hen wat ze nog kunnen of mogen doen.

Ook over het meten van de kwaliteit van de besluitvorming is nagedacht. Vragen die daarbij aan de orde komen zijn bijvoorbeeld: hoe gebruiken verpleegkundigen verschillende vormen van informatie die ze over hun patiënten hebben om tot een conclusie te komen over de situatie van de patiënt, en hoe maken ze inschattingen van mogelijke problemen? En daarnaast de vraag: hoe kiezen verpleegkundigen tussen verschillende alternatieven, vooral wanneer moeilijk te voorspellen is wat de uitkomsten zijn? Je kunt op een heel goede manier analyseren wat het probleem is of kan worden, maar vervolgens een verkeerde keuze maken uit de alternatieven, of je kunt een op zichzelf uitstekend alternatief kiezen dat niet werkt omdat de analyse verkeerd was. Een van de dingen waar in onderzoeken naar de kwaliteit van besluitvorming werd gekeken waren de resultaten bij de patiënt. De meest simpele vorm van evaluatie is de vaststelling of hetgeen bij de besluitvorming ingeschat werd als iets wat de patiënt kon helpen ook daadwerkelijk zo uitpakte als werd verwacht. Dat ligt voor de hand, maar in de praktijk wordt algemeen vastgesteld dat het evalueren van interventies bij patiënten weinig systematisch gedaan wordt en ook slecht gedocumenteerd wordt.

Evalueren lijkt een van de eerste dingen te zijn waarop bezuinigd wordt als het druk is ... Dit is natuurlijk erg onprofessioneel en in geen enkel bedrijf gebeurt dit; daar weten ze precies of ze hun doelen halen, waarom ze die halen en wat dat kost of opbrengt. Daar kunnen verpleegkundigen een voorbeeld aan nemen.

Onderdelen van de evaluatie zijn niet alleen de resultaten bij de patiënt, maar ook de vraag naar consistent denken: van welke visie, waarden en normen ging iemand uit, paste dat in de context en is die lijn consequent vastgehouden? Welke informatie is er op welke manier verzameld, kwam dat overeen met de laatste stand van kennis en is dat op een goede manier en volledig gedaan? Welke alternatieven waren er, hoe onderbouwd waren die, en is er een keuze gemaakt die aansloot bij de verwachtingen en behoeften van de patiënt? Hoe is het proces bewaakt? Verpleegkundigen die zich oefenen in het kritisch kijken naar hun eigen processen zien steeds sneller wat ze nodig hebben voor een goede aanpak; dat levert meer kennis, kwaliteit en professionele groei op, en spaart uiteindelijk tijd.

In de inleiding op deze paragraaf stelden we, dat theoretici hun best doen om ingewikkelde processen in kaart te brengen en in theorieën en modellen te vatten die ons kunnen helpen. In hoeverre helpt het model van Standing je om het proces van besluitvorming beter te kunnen snappen, en vooral wat kun je er mee in de dagelijkse praktijk? Om te beginnen: alles is dus relatief, het gaat niet om een recept dat zo uitgevoerd moet worden. Maar het werken met een model helpt je in lastige situaties wel om je alert te houden, om de juiste vragen te stellen. We werken de gedachten van Standing uit in een casus.

Casus

Mevrouw Vos is opgenomen op een psychiatrische afdeling. Zij krijgt regelmatig woede-uitbarstingen, is dan niet benaderbaar en meestal escaleert de situatie zo dat zij zich schreeuwend met handen en voeten aan verwarmingen of andere obstakels vastklemt. Het kost de verpleegkundigen steeds de grootste moeite haar rustig te krijgen, en vaak eindigt het in een gevecht om haar los te krijgen. Mevrouw Vos brengt bijna wekelijks een of twee dagen in de isoleercel door en is duidelijk ongelukkig. Het team zoekt naar een interventie die dit soort strijdsituaties moet voorkomen en gebruikt het model van Standing als hulpmiddel bij de zoektocht naar goede alternatieven. Het team reflecteert op hun gedrag op de momenten dat duidelijk is dat er een woede-uitbarsting in aantocht is. Het blijkt dat iedereen zoiets heeft van 'daar gaan we weer' en bij wijze van spreken de isoleercel al vast (mentaal) gaat voorbereiden. Reacties naar mevrouw Vos zijn meestal waarschuwend: stop daar nou mee, je weet toch hoe het afloopt (reflectief oordeel). Gevoelsmatig zegt het team dat er een consequente, andere benadering nodig is. Twee verpleegkundigen zeggen daarover: 'Bij mij krijgt ze nooit van die woede-uitbarstingen, afleiden en negeren, gewoon over iets anders beginnen, dat werkt bij mijn kinderen ook' (intuïtief oordeel). Niemand kan precies zeggen wanneer de eerste signalen van een woede-uitbarsting zichtbaar zijn, ook de twee verpleegkundigen niet bij wie mevrouw Vos rustig bleef. Mevrouw Vos kan hun ook niet uitleggen waarom ze af en toe zo ontzettend woedend kan worden dat ze niet meer goed weet wat ze doet. Een delegatie van het team gaat praten met een afdeling die er om bekend staat dat er maar weinig mensen in de isoleercel terechtkomen (oordeel van patiënt en hulpverleners). Op die afdeling wordt met een concept gewerkt waarbij patiënten, bij alles wat ze in het dagelijks leven doen, niet gecontroleerd en gecorrigeerd worden, maar waarbij steeds een dialoog gestart wordt. Verpleegkundigen laten mensen veel beslissingen zelf nemen, en discussiëren daarover. Waarom koos je dit en niet dat? Waarom kom je om een ruzie met een medepatiënt mij om een oplossing vragen en bespreek je het niet direct met die ander? De verpleegkundigen reageren ook vanuit hun eigen gevoel: Ik vind jouw muziek wel erg hard aanstaan voor mijn oren. Daarnaast heeft het team van deze afdeling twee verschillende vormen van de-escalatietraining gevolgd; in de ene vorm ging het om lichamelijk reageren in een situatie die escaleert (lichaamshouding, technieken van zelfverdediging), in de andere vorm om de-escalerende gesprekstechnieken. Enthousiast over deze ervaringen duikt iemand de literatuur in om eens te kijken wat er aan onderzoek bestaat over de-escalatietechnieken en over het concept waarmee de andere afdeling werkt (kritische beschouwing van ervaringskennis en bewijs uit onderzoek). Er wordt een aantal onderzoeken gevonden over de werking van de-escalerende interventies en over vroege signalering van agressie. Over het concept waarmee de andere afdeling werkt wordt niets gevonden. In een teambespreking worden de uitkomsten tot nu toe onder elkaar gezet. Op grond van alle gegevens lijkt voor mevrouw Vos de beste interventie een combinatie van vroege signalering aan de hand van een bestaande observatielijst, gecombineerd met verbale de-escalatietechnieken, die verrassend genoeg neerkomen op afleiden. De lichamelijke de-escalatietechnieken vallen af, omdat het dan al te laat is; het team wil het probleem bij de wortel aanpakken. Niet iedereen beheerst de technieken en met de leiding wordt afgesproken dat zulke competenties door trainingen ontwikkeld moeten gaan worden omdat ook andere patiënten daar voordeel van kunnen hebben. De afdelingsleidinggevende is geraakt door het concept van de buurafdeling en wil daar meer over weten. In het kader van een wetenschappelijke studie die zij doet ziet zij mogelijkheden een dergelijk concept te onderzoeken op effectiviteit (vorm van research). Afgesproken wordt op welke manier de teamleden voorlopig met de maatregelen om zullen gaan, hoe ze – in afwachting van de training – al van elkaar kunnen leren en hoe de beide interventies gedocumenteerd en geëvalueerd moeten worden.

Opdracht 5.3
In de casus van mevrouw Vos is gebruikgemaakt van het model van Standing. Bedenk
eens hoe het proces eruit zou zien wanneer je het hypothesedeductiemodel gebruikt?
Zul je daar nog andere gegevens bij nodig hebben? En hoe is dat in het intuïtieve
humanistische model?

5.2 THEORIEËN OVER ZORG EN HUN PRAKTISCHE BETEKENIS
Besluitvorming wordt bepaald door de visie die men op zorg heeft. Beslissingen over
zorg hebben altijd te maken met die aspecten van zorg die je tot jouw taak rekent.
Als je op basis van een bepaalde visie niet de zorgverlener bent die handelend op
moet treden, dan is het besluit over een probleem dat je waarneemt eenvoudig: daarvoor roepen we de hulp in van het maatschappelijk werk, de dokter, of de dominee.
De grote vraag in de loop der jaren is steeds geweest: wat is dan precies verplegen
en waar liggen die grenzen van wat nog wel en wat niet meer de taak is van een
verpleegkundige? Met die vraag hebben ook wetenschappers binnen de verpleegkunde zich beziggehouden. Taalkundig is er een factor die steeds meespeelt. In het
Engels spreekt men over *care* en *nursing*, in het Nederlands over zorg en verplegen.
Care en zorg zijn eigenlijk overkoepelende begrippen: care is niet voorbehouden aan
verpleegkundigen, er zijn ook anderen die zorg geven. Maar tegelijkertijd omvat het
woord zorg meer elementen dan alleen verplegen. Vandaar dat verpleegkundigen
ook heel vaak het woord zorg gebruiken.

Opdracht 5.4
- Schrijf eens op waar je aan denkt wanneer je leest: zij zorgt voor haar moeder.
- En doe dat dan nog eens wanneer je leest: zij verpleegt haar moeder.
- En voor de grap: wat denk je als daar 'hij' staat in plaats van 'zij'?

Zonder hier nu alle zorgtheorieën te willen beschrijven geven we toch een kort overzicht van de focus van de verschillende theorieën. Er is ook in de theorieën geen
eenduidige beschrijving van het handelen van verpleegkundigen, maar er bestaat
wel zoiets als een metaparadigma: een aantal kernbegrippen waar iedereen het wel
(min of meer) over eens is.
    Kernbegrippen die al bij Florence Nightingale te vinden zijn en later nog eens
opgefrist zijn: *person, environment, health and nursing.* Wát verpleegkundigen ook doen,
het richt zich altijd op mensen in een bepaalde omgeving/context, op gezondheid en
op verplegen. Die begrippen zijn dan ook in alle theorieën over zorg terug te vinden.

Er zijn theorieën die zich vooral richten op wat verpleegkundigen doen (behoeftetheo-
rieën zoals die van Orem en Henderson. Verpleegkundigen worden actief als mensen
niet meer in staat zijn een tekort in hun behoeften aan te vullen. Andere theorieën
richten zich op de vraag hoe verpleegkundigen doen wat zij moeten doen, en daarin
wordt ingegaan op de betekenis van intuïtie en subjectiviteit (interactietheorieën als

die van King en Peplau, en humanistische theorieën als die van Watson en Parse). De nadruk ligt op de manier waarop verpleegkundigen doen wat zij moeten doen en op de gelijkwaardigheid van patiënt en verpleegkundige. Een derde categorie richt zich vooral op de uitkomsten van de zorg: het resultaat ervan. Als uitkomsten worden genoemd: evenwicht, harmonie met de omgeving, stabiliteit, of behoud van energie. Het wat en het hoe van verplegen wordt dan in de context van de uitkomsten geplaatst.

De theorieën zijn in de loop van de jaren vaak 'mishandeld': ze zijn niet altijd goed begrepen, en wat men ervan begreep werd als een soort recept aan de organisatie opgelegd: wij verplegen hier naar Orem. Het systeem van de theorie werd de leidraad in plaats van de behoeften van de patiënt. Dat is nooit het doel van de theorieën geweest; ze waren bedoeld om duidelijkheid te verschaffen over wat nu het wezen van verplegen was. Als Orem zegt dat het van belang is de zelfzorg van mensen te stimuleren, dan betekent dat niet altijd en automatisch: doet u het maar zelf. Dat betekent dat je een goede inschatting moet maken van waar mensen op dat moment een zelfzorgtekort hebben, en dan ontwikkel je een plan hoe je ervoor kunt zorgen dat mensen zo goed mogelijk weer naar zelfstandigheid begeleid kunnen worden. Niet dat je een net geopereerde patiënt met veel pijn een waskom geeft en zegt: wast u zichzelf maar, dan bent u zelfstandig, onder het motto van: verplegen met je handen op de rug bevordert zelfzorg, en dat moet van Orem.

> **Box 5.1 Een theorie is geen recept**
> Een verpleegkundige uit een verpleeghuis in Zuid-Duitsland vertelde dat men daar het verplegen naar de theorie van Böhmer (een Zwitserse verplegingswetenschapper) had ingevoerd. Zij had een patiënt bij wie die theorie niet opging, dus zij koos voor andere (goed onderzochte) interventies die voor de patiënt de gewenste resultaten hadden. Zij kreeg van haar leidinggevende een officiële vermaning omdat ze een met veel energie en geld geïmplementeerde theorie ondermijnde.

De tijd waarin de 'grote theorieën' werden ontwikkeld ligt achter ons. Ze hebben een grote bijdrage geleverd aan het denken over verplegen en hun sporen zijn nog steeds zichtbaar in het denken over zorg en verplegen. De aandacht is verschoven van de vraag op welke manier verpleegkundigen handelen en waarom naar kleinere theorieën die, veel meer dan voorheen, kijken naar gemeenschappelijke kenmerken van patiënten in bepaalde situaties dan naar de vraag wat verpleegkundigen doen of wat verplegen is. Zo is er uitgebreid onderzoek gedaan naar welke patronen mensen met chronische aandoeningen ontwikkelen in de omgang met die aandoening. Verpleegkundigen die zulke patronen kennen weten beter wat ze in de fase van het verzamelen van gegevens (de anamnese) kunnen vragen aan mensen: we weten dat veel mensen met uw

aandoening last hebben van ... hoe is dat bij u? Ander onderzoek toonde aan dat patiënten een aantal stadia doormaken in de periode van (ernstig) ziek-zijn. Familieleden van
die patiënten maken ook een aantal stadia door en die stadia vallen niet samen. Het
fasemodel dat uit dit onderzoek ontstaan is helpt verpleegkundigen begrijpen waarom
mensen bepaalde dingen doen. Ze kunnen daardoor gerichte vragen stellen en bij een
vastgesteld stadium passende interventies ontwikkelen en aanbieden. Maar verpleegkundigen weten ook dat het niet meer dan een model is, en dat het heus niet op alle
mensen van toepassing is; ze kunnen er wel hun vragen en observaties op afstemmen.
Want als je eenmaal doorhebt dat er bepaalde mechanismen bij patiënten optreden,
kun je beter selecteren welke interventies zouden kunnen passen.

Box 5.2 Verkeerd gebruik van modellen
Modellen kunnen ook verkeerd gebruikt worden. Een van de eerste fasemodel-
len die in de verpleegkunde zijn intrede deed was het model van Kübler-Ross,
over fasen in rouwverwerking bij een traumatische ervaring. Een leerling-ver-
pleegkundige zei in een patiëntenbespreking: 'Ze zit nu duidelijk in de fase van
de ontkenning, maar dat gaat vanzelf over ...'

Kennis hebben is één ding, er iets mee doen geeft die kennis pas betekenis.

Opdracht 5.5
Identificeer in je huidige werksetting een groep patiënten waarbij je denkt dat er wel
eens een vast patroon in hun reageren op of omgaan met de ziekte/aandoening zou
kunnen zitten waar jij nog niets vanaf weet. Zoek op internet (bijvoorbeeld met Google
Scholar) of je een model kunt vinden dat patronen bij het leven met die ziekte of
aandoening beschrijft. Gebruik zoekwoorden als: aandoening/verschijnsel, coping en
fasemodel. Bedenk wat je in jouw setting gaat doen wanneer je iets vindt dat bruikbaar
zou kunnen zijn voor de besluitvorming over passende interventies.

5.3 THEORIEËN OVER KRITISCH DENKEN EN HUN PRAKTISCHE BETEKENIS

Als er uit alle voorgaande teksten iets duidelijk geworden is, dan is het wel dat
verpleegkundigen in staat moeten zijn om heel kritisch te denken over wat ze tegen-
komen. In de klinische context gaat het daarbij om een complex proces als onderdeel van de besluitvorming. Simmons (2010) deed een conceptanalyse op het begrip
clinical reasoning en definieert het als een complex proces dat gebruikmaakt van formele en informele denkstrategieën, van cognitie, metacognitie en disciplinespeci-
fieke kennis om patiënteninformatie te verzamelen en te analyseren, de betekenis
ervan te evalueren en om alternatieve acties te overwegen. Door formele en informele
denkstrategieën is de verpleegkundige in staat de analyse van (mogelijke) besluiten,
informatieprocessen en intuïtie met elkaar te verbinden. Daarbij gaat het om een
dynamisch, expansief (zich steeds uitbreidend) en recursief (zich steeds herhalend)

proces, omdat informatie, interventies en alternatieve acties steeds vanuit verschillende invalshoeken tegen elkaar afgewogen moeten worden. Klinisch redeneren is contextafhankelijk en domeinspecifiek, en omvat de specifieke verpleegkundige kennis binnen een specifieke setting. Die setting heeft weer zijn eigen standaarden voor goede zorg, een eigen mix van onafhankelijkheid en afhankelijkheid van andere zorgprofessionals, en heeft zijn eigen specifieke risico's en gevolgen in relatie tot een mogelijke beslissing (Simmons 2010). Interessant is een reactie op dit artikel (Fawcett 2010), waarin de auteurs vaststellen dat er wat ontbreekt in de conceptanalyse van Simmons: een *intellectuele* context en structuur. Zij verwijzen naar het Neuman Systems Model (NSM, zie hoofdstuk 4) als een mogelijk kader voor deze intellectuele context en structuur. Het NSM kan helpen bij het structureren van allerlei afzonderlijke deeltjes informatie, helpt de verpleegkundige de focus te houden bij het individu, de familie en het patiëntsysteem, en stuurt de verpleegkundige daardoor – vanuit een theoretisch perspectief – in het verzamelen van patiëntgebonden gegevens.

Klinisch redeneren vraagt competenties op het gebied van kritisch denken.

> 'The ideal critical thinker is habitually inquisitive, well informed, trustful of reason, open minded, flexible, fair minded in evaluation, honest in facing personal biases, prudent in making judgments, willing to reconsider, clear about issues, orderly in complex matters, diligent in seeking relevant information, reasonable in the selection of criteria, focused in inquiry, and persistent in seeking results which are as precise as the subject and the circumstances of inquiry permit.'

Duchscher (1999) nam dit citaat van Facione uit 1998 op in haar artikel over wat nu eigenlijk *critical thinking* inhoudt: het vat in een notendop samen waar het om draait. Om goede besluiten te kunnen nemen verzamelen verpleegkundigen voortdurend gegevens. Kritisch denken is een van de methoden die je kunt gebruiken om diagnoses te stellen, om een interventie te plannen, uit te voeren en te evalueren; je moet al die input samenballen tot een goed zorgaanbod. In iedere fase van dat proces moeten de bestaande mogelijkheden vanuit de praktijk en theorie kritisch onder de loep genomen worden. Er is geen antwoord dat van tevoren al pasklaar geformuleerd is; er zijn allerlei mogelijke antwoorden, en kritisch denken helpt om een goed en passend antwoord te vinden. Voor het kritisch denkproces betekent dat een voortdurend heen en weer bewegen tussen het oplossen van problemen en het proces van reflectieve besluitvorming. Dat doe je als beroepsbeoefenaar niet alleen, maar in een kritische dialoog met anderen.

Kritisch denken vraagt een aantal vaardigheden, en sinds de jaren tachtig van de vorige eeuw wordt dat dan ook in verpleegkundige opleidingen over de hele wereld in het curriculum opgenomen. Als cognitieve vaardigheden noemt Facione (2011): interpreteren, analyseren, evalueren, gevolgtrekkingen maken, verklaren en zelfregulatie. Een handige lijst met mogelijke vragen die de verpleegkundige zich kan stellen maakt duidelijk hoe deze cognitieve vaardigheden kunnen functioneren (tabel 5.1).

Tabel 5.1   Vragen om vaardigheden in kritisch denken te ontwikkelen (Facione 2011)

	Vragen die aanzetten tot kritisch denken
Interpretatie	- Wat betekent dit? - Wat gebeurt er? - Hoe moet ik dat begrijpen (wat hij zegt)? - Op welke manier moet ik dit indelen/kenmerken/plaatsen? - Wat werd bedoeld? - Hoe weten we dat zeker?
Analyse	- Wil je me nog eens vertellen waarom je dat gezegd hebt? - Wat is je conclusie? Welke redenen heb je om dat te zeggen? - Waarom denk je dat? - Wat zijn de voor- en tegenargumenten? - Welke aannames zijn nodig om die conclusie te kunnen accepteren? - Waar is dat op gebaseerd?
Gevolgtrekking (deductie)	- Welke conclusie kunnen we trekken op basis van wat we nu weten? - Wat kunnen we uitsluiten op basis van wat we nu weten? - Wat is de betekenis van de bevindingen? - Welke aanvullende informatie hebben we nodig om een antwoord te kunnen geven op de vraag? - Als we dat geloven, wat zijn dan de implicaties voor de toekomst? - Wat zijn de gevolgen als we het op die manier gaan doen? - Zijn er nog alternatieven die we niet overwogen hebben? - Laten we alle opties eens doorspreken en kijken waar dat toe leidt. - Zijn er ongewenste gevolgen die we nu al kunnen voorzien?
Evaluatie	- Hoe geloofwaardig is dat? - Waarom denken we dat we die stelling van deze persoon kunnen vertrouwen? - Hebben we alle feiten op een rij? - Op basis van wat we nu weten: hoeveel vertrouwen hebben we hierin?
Uitleg	- Wat waren de specifieke elementen van het speurwerk? - Wil je ons vertellen hoe je die analyse hebt gedaan? - Hoe kwam je tot die interpretatie? - Wil je ons opnieuw je redenatie uitleggen? - Waarom denk je dat het een goed antwoord/de goede oplossing was? - Hoe kun je uitleggen waarom dit besluit werd genomen?
Zelfregulering	- Onze positie is nog niet helder, kunnen we preciezer worden? - Hoe goed was de methodologie, en hebben we ons daar goed aan gehouden? - Kunnen we op de een of andere manier deze twee conflicterende conclusies met elkaar verbinden? - Wat is de waarde van onze bevindingen? - Voordat we dat besluiten, wat missen we nog? - Enkele van onze definities zijn niet helemaal helder; kunnen we een aantal zaken scherper formuleren?

Opdracht 5.6
Denk aan een praktijksituatie waarin je een beslissing moest nemen over welke interventie voor jouw patiënt de beste oplossing zou zijn. In hoeverre heb je met deze vragen en categorieën gewerkt? Zou je iets anders besloten hebben wanneer je dit lijstje bij de hand gehad zou hebben?

Facione werkte met een team van experts die voor alle vaardigheden een beschrijving maakten en er ook nog subvaardigheden aan koppelden (tabel 5.2). Hieruit blijkt eens te meer hoe waar de vaststelling in de Engelse definitie van verplegen (zie hoofdstuk 1) is en dat verplegen een intellectueel vak is!

Niet iedereen kan deze vaardigheden zomaar aanleren; er is wel een bepaalde grondhouding voor nodig. Wie niet nieuwsgierig is, geen open geest heeft, liever volgens opdracht werkt, geen zin heeft om nieuwe informatie op te zoeken en te vergelijken, er niet van houdt met anderen te overleggen over wat de beste alternatieven zijn, wie vaart op routine, wie geen zin heeft zelf nog eens na te gaan of wat een ander zegt ook klopt, zal grote moeite hebben met kritisch denken.

Er is sprake van een interactie tussen vaardigheden en de grondhouding. Wie 'van nature' systematisch en analytisch is, een open geest heeft, nieuwsgierig is, de waarheid wil kennen en oordeelkundig is, bezit niet automatisch ook de vaardigheden om kritisch te kunnen denken. En wie vaardigheden heeft geleerd, maar niet die bepaalde grondhouding heeft, loopt in de dagelijkse praktijk vast omdat er een prikkel nodig is om de vaardigheden toe te passen.

In de dagelijkse praktijk zijn er voortdurend situaties waarin verpleegkundigen geen tijd hebben om eerst eens door boeken en onderlinge discussies langs de vaardigheden van kritisch denken te besluiten wat er gedaan moet worden; vaak moet er à la minute gehandeld worden. Verpleegkundigen gebruiken op dat moment alle parate kennis die in hun achterhoofd altijd aanwezig is en beslissen op basis daarvan: dat heet ook wel *reflection-in-action*. Later kun je terugkijken op wat er gebeurde en wat de alternatieven waren geweest als je meer tijd en gelegenheid had gehad: dat heet ook wel *reflection-on-action*. Hoe meer ervaring een verpleegkundige heeft, des te groter de kans dat de ad-hocbeslissing juist is (lees nog maar eens terug wat we eerder over intuïtie schreven).

In het onderwijs is men ervan overtuigd dat naast vaardigheden ook een grondhouding te beïnvloeden is, en dus zijn er allerlei methoden ontwikkeld om studenten het kritisch denken bij te brengen. Soms zijn die methoden een beetje eenzijdig: je hebt het verpleegkundig proces, en daarbinnen hoort een reeks denkstappen. Er zijn zelfs onderzoekers die een paradox zien in de manier waarop kritisch denken wordt aangeleerd (haast als het klakkeloos opvolgen van een paar denkstappen) en

Tabel 5.2   Kernvaardigheden kritisch denken (Facione 2011)

	Kritisch denken: belangrijkste vaardigheden	Onderliggende vaardigheden
Interpretatie	Het begrijpen en bespreken van de betekenis of significantie van ervaringen, situaties, gegevens, gebeurtenissen, oordelen, gewoonten, overtuigingen, procedures of criteria.	- Categoriseren - Decoderen van significantie - Betekenis verhelderen
Analyse	Identificeren van de bedoelde en aanwezige afgeleide relaties tussen stellingen, concepten, beschrijvingen, criteria en andere termen waarmee overtuigingen, redenen, informatie of meningen worden weergegeven.	- Ideeën onderzoeken - Argumenten identificeren - Redenen en stellingen identificeren
Gevolgtrekking (deductie)	Identificeren en vaststellen van de elementen die nodig zijn om redelijke conclusies te trekken en vraagstellingen en hypothesen te formuleren. Relevante informatie overwegen en de consequenties van data, stellingen, principes, bevindingen, oordelen, overtuigingen, concepten, beschrijvingen en vragen weergeven.	- Vragen naar bewijsvoering - Inschatten van alternatieven - Conclusies trekken gebaseerd op inductief of deductief redeneren
Evaluatie	Inschatten van de geloofwaardigheid van stellingen of andere uitingen van de perceptie, ervaring, situatie, oordeel, overtuiging of mening van een individu. Inschatten van de kracht van de aanwezige of bedoelde afgeleide relaties tussen stellingen, beschrijvingen, vragen of andere gegevens.	- Inschatten van de geloofwaardigheid van standpunten - Inschatten van de kwaliteit van de argumenten die door inductie of deductief redeneren werden verkregen
Uitleg	Het weergeven en presenteren van de samenhangende argumentenredenering die heeft geleid tot de bevindingen op basis van de conceptuele, methodologische, criteriologische en contextuele overwegingen.	- Beschrijf de bevindingen - Geef onderbouwing voor de procedures - Presenteer de argumenten
Zelfregulering	Het monitoren van de eigen cognitieve activiteiten, de elementen van die activiteiten en de daarvan afgeleide resultaten, vooral door het toepassen van vaardigheden voor het analyseren en evalueren van je oordelen, waarbij het doel is vragen te stellen, te ordenen, te valideren en te corrigeren, zodat je redenering of bevindingen gecorrigeerd kunnen worden.	- Monitor je redenering - Corrigeer jezelf

wat de eigenlijke betekenis van kritisch denken is. We hebben in voorgaande teksten al duidelijk gemaakt dat er nog veel meer bij komt kijken dan alleen het volgen van stappen in een proces, zoals vergelijken vanuit welke visie op zorg je werkte, met welke theoretische onderbouwing, en waar kunnen die opvattingen binnen een bepaalde situatie botsen? En waarom? Hoeveel ruimte heb je om af te wijken van standaarden en protocollen? Wat zijn de consequenties daarvan voor alle betrokkenen en wat betekent dat voor jouw keuzes? Kortom: een belangrijke vaardigheid om tot goede resultaten te komen is het 'in samenhang denken'.

Onderzoek naar het onderwijs in kritisch denken laat zien dat 'traditioneel onderwijs', zoals hoorcolleges en rollenspelen, niet echt het gewenste resultaat heeft. Ervaringsleren scoort veel hoger, vooral als het voor de studenten duidelijk is naar welke soort kennis en vaardigheden ze eigenlijk op zoek zijn. Sommige opleidingen ondersteunen het ervaringsleren door fasen aan te brengen. Gebaseerd op het dialectische deconstructieve-reconstructieve model (Crowe & O'Malley 2006) kun je stappen in vaardigheid oefenen door voortdurend vragen te stellen (dialectiek), eerst gericht op het 'uit elkaar nemen' van delen van de werkelijkheid (deconstructie), daarna op het weer opnieuw samenvoegen (reconstructie). In de deconstructieve fase leren studenten alles bevragen wat maar mogelijk is. Hoe komt het dat de maatschappij/mijn omgeving op die manier over mijn onderwerp denkt? Wat zijn de verschillende belangen die hierbij een rol spelen? Welke waarden en normen van alle betrokkenen en van mij spelen hierbij een rol? Is er een spanning tussen mijn eigen waarden en die van mijn omgeving, en hoe komt dat? Is er een verschil tussen mijn persoonlijke waarden en normen en mijn/de professionele waarden en normen? Wat zijn de gebruikelijke maatregelen bij een situatie als deze? Hoe zijn die ingebed in structuren? Wie heeft welke kennis over dit onderwerp en waar komt die kennis vandaan? De bedoeling is dat je leert buiten de vaste denkpatronen te stappen en open te staan voor allerlei invalshoeken. Daarna kan de constructieve fase beginnen: wat heb ik in handen, wat betekent dat, welke oplossingen bestaan er voor mijn probleem, hoe past iedere oplossing bij zowel de patiënt als bij de context, wat zou er misschien moeten veranderen om de situatie pas te maken, is dat alleen voor deze patiënt nodig of moeten we misschien iets veranderen voor alle patiënten met een vergelijkbaar probleem?

Opdracht 5.7
Download het artikel van Facione (2011, zie de link in het literatuuroverzicht) en doe de zelftest op pagina 23. Haal er je leerpunten uit ☺.

5.4 SAMENVATTING
We hebben in dit hoofdstuk drie theoretische invalshoeken bekeken die in relatie staan tot het nemen van besluiten, de samenhang waarbinnen je dat doet en de manier waarop je dat doet: theoretische gedachtebepalers bij het proces van besluitvorming, theorieën over zorg en theorieën over kritisch denken. Als het goed is is het duidelijk geworden dat er geen absolute handvatten bestaan voor het nemen van besluiten; alles is relatief. Theorieën en modellen doen alleen een poging je te laten zien hoe je naar de werkelijkheid zou kunnen kijken. Ze vormen een rode draad, maar de inhoud van die rode draad moet je proberen zelf vast te stellen, door te kijken naar wat in jouw context past of zou moeten passen. Kritisch denken en redeneren is daarbij een belangrijke vaardigheid die goed aan te leren is.

LITERATUUR

Benner, P. *From novice to expert: Excellence and power in clinical nursing practice.* Addison-Wesley, Menlo Park, CA 1984.

Crowe, M. T. & J. O'Malley. (2006).Teaching critical reflection skills for advanced mental health nursing practice: a deconstructive-reconstructive approach. *Journal of Advanced Nursing* 56 (2006), nr. 1, pp. 79-87.

Duchscher, J.E.B. Catching the wave: understanding the concept of critical thinking. *Journal of Advanced Nursing* 29 (1999), nr. 3, pp. 577-583.

Facione, P.A. (2011). Critical Thinking: What It is and Why it Counts. Measured Reasons and The California Academic Press, Millbrae, CA 2011, http://www.insightassessment.com/CT-Resources/Independent-Critical-Thinking-Research/pdf-file/Critical-Thinking-What-It-Is-and-Why-It-Counts-PDF.

Fawcett, J. & B. McDowell, & D.M.L. Newman. (2010). A context and structure for clinical reasoning *Journal of Advanced Nursing* 66 (2010) nr. 12, pp. 28-39.

Grypdonck, M.H.F. (2006). Qualitative Health Research in the Era of Evidence-Based Practice. *Qualitative Health Research*, 16 (2006), nr. 10, pp. 1371-85.

Nationale Raad voor de Volksgezondheid 1986 in: Hollands, L. *Elementen van kwaliteitszorg. Begrippen en opvattingen over kwaliteitszorg.* Boom Lemma uitgevers, Den Haag 2004.

Simmons, B. Clinical reasoning: concept analysis. *Journal of Advanced Nursing* 66 (2010), nr. 5, pp. 1151-58.

Standing, M. (2008). Clinical judgement and decision-making in nursing – nine modes of practice in a revised cognitive continuum. *Journal of Advanced Nursing* 62 (2008), nr. 1, pp. 124-34.

Thompson, C. (1999). A conceptual treadmill: the need for 'middle ground' in clinical decision making theory in nursing. *Journal of Advanced Nursing* 30 (1999), nr. 5, pp. 1222-9.

Websites met informatie over evidence-based practice
Http://en.wikipedia.org/wiki/Evidence-based_practice
Http://www.pccrp.org/docs/PCCRP%20Section%20I.pdf
Http://www5.aaos.org/oko/ebp/EBP001/suppPDFs/OKO_EBP001_S8.pdf

Websites met voorbeelden zorgmodellen en -theorieën
Http://www.hartstichting.nl/actueel/nieuwsoverzicht/3_nieuwsarchief_2010/onderzoek_brengt_ervaringen_patiënten_in_kaart/
Http://www.moderne-dementiezorg.nl/upl/levenseinde_en_zingeving/grypdonck_presentie_in_palliatieve_zorg[1].pdf
Http://www.tvzdirect.nl/download/2005%209-12%20Mieke%20Grypdonck.pdf
Http://www.beroepshoudingindezorg.nl/page1/page2/beroepshoudinglit2.html

Kijk voor verdieping op www.StudieCloud.nl

6 Het analyseren van problemen en het herkennen van patronen

In de vorige hoofdstukken hebben we al veel geschreven over verplegen, en nog staat er nergens wat je nu eigenlijk moet doen. Voor een deel heeft dat te maken met het idee dat je nooit zomaar iets moet doen (eerst nadenken!), voor een deel heeft dat te maken met het feit dat alle mensen en alle situaties zo verschillend zijn en dat het onmogelijk is te zeggen wat je moet doen in een bepaalde situatie. Wat we kunnen doen is algemene regels geven voor veelvoorkomende situaties en dan hopen dat je in de praktijk voldoende mogelijkheden krijgt om te oefenen, zonder dat de veiligheid van patiënten daarmee in gevaar komt. In het model van Standing in hoofdstuk 5 heb je al gezien dat je patiëntsituaties het best kunt benaderen vanuit zo veel mogelijk perspectieven. Dat geeft natuurlijk ook verwarring en onduidelijkheid, en tegelijkertijd maakt dat het vak juist zo boeiend.

Een aantal van de perspectieven van waaruit je kunt handelen is al beschreven:
- de systeemtheorie, stresscopingtheorie en preventietheorie die als een theoretisch raamwerk voor een holistische benadering zijn samengevoegd (Neuman Systems Model);
- de nadruk op zelfmanagement als perspectief om de autonomie (veiligheid en mondigheid) van de patiënt te beschermen/bevorderen en als perspectief om preventie te verbeteren door middel van gedeelde besluitvorming;
- de nadruk op een ontwikkelingsgestuurde benadering die ervan uitgaat dat patiënten willen participeren in de maatschappij, dat mensen altijd kunnen blijven leren, en dat de manier waarop mensen naar de toekomst kijken (hoop en vertrouwen) hun acties op het huidige moment bepalen.

Bij de analyse van problemen zullen de hiervoor genoemde perspectieven dan ook bepalen welke vragen gesteld worden. Zoals al aangegeven in het vorige hoofdstuk is het niet altijd zo dat 'u vraagt en wij draaien' een goed perspectief is. Integendeel, patiënten zoeken professionele hulp omdat zij een professioneel oordeel en een professioneel advies of professioneel handelen nodig hebben. Wel moeten dat oordeel, dat advies en die handeling aansluiten bij de betekenis die de patiënt aan de situatie geeft.

Bij de analyse van problemen houd je altijd twee perspectieven in gedachten: wat zijn de gegevens van en over de patiënt en wat zijn jouw gedachten daarover. Die twee perspectieven kunnen met elkaar vergeleken worden en zullen samen leiden tot het bepalen van doelen, waarover in het volgende hoofdstuk geschreven wordt. In dit hoofdstuk wordt het analyseren van problemen beschreven als een stapsgewijs, ordelijk (systematisch) proces volgens een aantal methoden. Dat zal in de praktijk meestal niet het geval zijn. Juist door in de chaos van de werkelijkheid te werken met een systeem voorkom je dat je je laat meesleuren door alleen je persoonlijke mening en de context waarin de problemen spelen. Systematiek en methodiek brengen orde aan, en door het ordenen van gegevens ontstaan meer inzichten en kun je voldoen aan de eis van transparantie.

Transparantie betekent dat je bereid en in staat bent je handelen tevoren of achteraf te verantwoorden en daar ook verantwoordelijkheid en aansprakelijkheid voor te dragen. Transparantie betreft de keuzes die je hebt gemaakt en de onderbouwing van die keuzes.

Om aan de eis van systematisch, methodisch en transparant professioneel handelen te kunnen voldoen, moet de chaotische werkelijkheid geordend worden, en die ordening wordt het verpleegkundig proces genoemd. Kruijswijk Jansen & Mostert (1992) omschrijven het verpleegkundig proces als volgt:

'Het proces van verplegen, dat wil zeggen, datgene wat er tussen en met betrekking tot de patiënt, zijn mantelzorgers en de verpleegkundige ontstaat en zich afspeelt van het eerste tot het laatste contact.'

Het verpleegkundig proces kan beschreven worden als een aantal fasen:
- inleidende fase;
- diagnostische fase;
- planningsfase;
- uitvoeringsfase;
- evaluatiefase.

In dit hoofdstuk worden de eerste twee fasen beschreven: de inleidende en de diagnostische fase.

6.1 HET VERPLEEGKUNDIG PROCES
Uit onderzoek is gebleken dat verpleegkundigen het werken met het verpleegkundig proces soms heel moeilijk vinden. Dat heeft te maken met de volgende aspecten:
- schrijven en tijd maken om te schrijven;
- vaardigheid verleren;
- toepasbaarheid;
- effectiviteit.

Schrijven en tijd maken om te schrijven

Niet iedereen heeft een 'vlotte' pen, en in de dagelijkse drukte is het soms moeilijk om tijd te vinden om alles op te schrijven. Er zijn verschillende manieren om met dit probleem om te gaan:

- veel oefenen met kort en bondig schrijven;
- patiënten zo veel mogelijk zelf laten schrijven;
- samen met de patiënt formuleren wat er opgeschreven moet worden;
- gebruikmaken van standaarden en alleen opschrijven waar, wanneer en waarom is afgeweken van de standaard;
- samen met een collega alles opschrijven tot je het zelf kunt.

Niet schrijven of alleen gebruikmaken van lijsten waarop met kruisjes is aangegeven wat wel en niet aan de orde is is geen optie. Een professional moet transparant zijn en individuele zorg kunnen leveren van goede kwaliteit. Als schrijven een probleem voor je is, zul je daar extra aandacht aan moeten (blijven) besteden.

Opdracht 6.1

Maak een samenvatting van hoofdstuk 5 van niet meer dan vijfhonderd woorden. Laat die samenvatting door medestudenten lezen. Staat alles erin wat belangrijk is? Hebben zij dezelfde elementen genoemd in hun samenvatting? Wat zijn de verschillen?

Vaardigheid verleren

Een tweede bezwaar tegen het gebruik van het verpleegkundig proces is dat men ziet dat het soms in de praktijk niet gebruikt wordt, waardoor verpleegkundigen de vaardigheid in de omgang ermee verliezen In veel instellingen wordt niet methodisch gewerkt. In deze tijd van marktwerking en toenemende concurrentie tussen ziekenhuizen is dat een groot probleem waardoor een instelling een slechte reputatie kan krijgen. Door zelf te blijven werken met het verpleegkundig proces en anderen te helpen ermee te werken bescherm je je professionele reputatie en draag je bij aan een goede patiëntenzorg. Bovendien houd je je vaardigheden op peil zodat je bij een verandering van omstandigheden niet ineens geconfronteerd wordt met een onvermogen om de belangrijkste professionele vaardigheden te tonen.

Toepasbaarheid

Procesmatig denken vraagt een goede inschatting van een verpleegkundig probleem en de daarbij passende oplossingen, en vraagt dus analytische vaardigheden. Die zijn bepalend voor de manier waarop met de stappen van het verpleegkundig proces tot effectieve zorg aan de patiënt besloten wordt. Het analyseren van een probleem is een bepaalde denkwijze. Voor de verpleegkunde speelt tegelijkertijd het belang van een analytisch oordeel en een synthetisch oordeel.

Box 6.1 Analytisch en synthetisch oordeel

Analytisch oordeel
Analyseren (of: analytisch denken) is het systematisch ontleden van een complex probleem in zijn elementen.

Dat wil zeggen:

- verschillende relevante aspecten en deelproblemen van een probleem onderscheiden;
- de benodigde informatie verzamelen over de achtergronden en oorzaken;
- verbanden leggen tussen de gegevens die je hebt verzameld;
- het relatieve belang van de elementen bepalen;
- oorzaken opsporen;
- adequate oplossingen bedenken.

Van iemand die goed analytisch kan denken, wordt gezegd dat hij een sterk analytisch vermogen heeft. Analytisch denken is nauw verwant aan kritisch denken. Je neemt niets zomaar als vanzelfsprekend aan, maar je stelt vragen als:

- Wat betekent dat precies?
- Waarom is dat zo?
- Hoe werkt dat?

De uitkomst hiervan is je analytisch oordeel.

Synthetisch oordeel
Synthetiseren is het samenvoegen van afzonderlijke eenheden tot een nieuw geheel: hier voeg je alle feiten pro en contra op een manier samen die iets nieuws opleveren: een nieuw inzicht in de oorzaak van een probleem, een nieuwe manier van denken over oplossingen voor dat probleem. De uitkomst daarvan is het synthetisch oordeel.

Een voorbeeld: verpleegkundigen hebben grote moeite met de zorg voor een mevrouw die met hiv is geïnfecteerd. Deze mevrouw houdt zich niet aan de afspraken. Uit de analyse van het probleem blijkt dat mevrouw zich in haar contacten met zorgverleners coöperatief opstelt en ieder voorstel accepteert. Eerdere afspraken laat zij op dat moment vallen. In de synthese werd duidelijk dat deze mevrouw niet meer in staat was zelf beslissingen te nemen. Daarom stemde ze met ieder voorstel van haar zorgverleners in en deed wat de laatste spreker voorgesteld had, tot er een nieuw voorstel kwam. Dit inzicht maakt het mogelijk om enerzijds na te gaan waarom mevrouw zo veel moeite heeft met over zichzelf beslissen en maakt het aan de andere kant mogelijk om binnen het team zorgverleners goede strategieën met elkaar af te stemmen.

Opdracht 6.2

- Noem minimaal drie analytische oordelen over jezelf in relatie tot je kennis over mensen van jouw leeftijd.
- Noem drie synthetische oordelen over jezelf in relatie tot je kennis over mensen van jouw leeftijd.

Een analytisch oordeel vereist kennis. De kennis over mensen en hun gezondheid in relatie tot de omgeving is voortdurend aan verandering onderhevig. De kwaliteit van het analytische oordeel is een indicatie van je kennis over je vak. De kwaliteit van het synthetische oordeel is een indicator van je inzicht in het vak.

Een analytisch oordeel is onmiddellijk inzichtelijk. Een synthetisch oordeel heeft geen argumentatie nodig: het is mogelijk de geldigheid van een synthetische uitspraak te betwisten. Zo kan je collega van mening zijn dat de patiënt geen verdrietige indruk maakt maar ernstig depressief is.

Effectiviteit
Ook al werk je nog zo methodisch, soms is er niet genoeg kennis en/of ervaring om te weten wat de beste keuze is op een bepaald moment. Een zorgplan kan dan niet bijdragen aan de effectiviteit van het verplegen en je moet maar gewoon iets uitproberen. Toch kan ook 'gewoon iets uitproberen' het best zo methodisch mogelijk gebeuren, zodat je tenminste de effecten kunt evalueren.

Het verpleegkundig proces is niet echt een lineair proces van het eerste contact met de patiënt tot het laatste, het is meer een soort spiraal waarin van alles gebeurt en besloten wordt en waarin steeds opnieuw gegevens verzameld moeten worden en doelen moeten worden bijgesteld. Het is een vorm van leren, waarbij wat je meemaakt of

Figuur 6.1   'Leren' binnen de fasen van het verpleegkundig proces

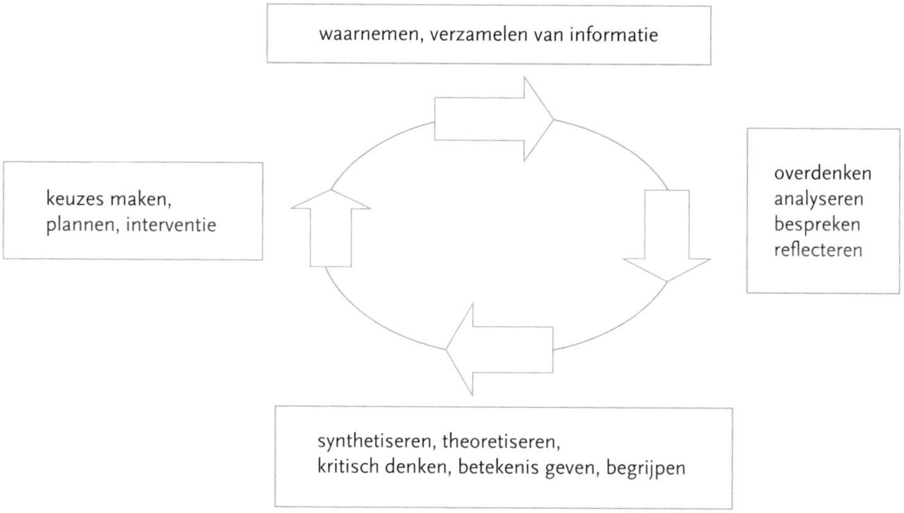

waarneemt wordt overdacht of geanalyseerd. Je past theoretische kennis toe op de praktijk (synthese) en je besluit om iets te doen (actie of interventie), en dan evalueer je dat besluit. Afhankelijk van je bevindingen begint dan alles weer opnieuw.

6.1.1 De inleidende fase: het verzamelen van gegevens

In het contact met de patiënt krijg je niet alleen informatie uit het gesprek. Een groot deel van de informatie zal verkregen worden door je indrukken en je observatie.

1 Eerste indruk

Op het moment dat je de patiënt ziet heb je een indruk over de:

- fysieke conditie;
- emotionele toestand;
- sociale status;
- leeftijd.

Opdracht 6.3

Ga in tweetallen de straat op en schrijf van tien mensen, ieder apart, je indrukken op met betrekking tot de hiervoor genoemde aspecten. Vergelijk jullie aantekeningen. Hoe groot zijn de verschillen en overeenkomsten? Wat kun je concluderen over eerste indrukken?

Soms heb je geen mogelijkheid andere gegevens over de patiënt te verzamelen dan je eerste indruk, omdat er heel snel gehandeld moet worden. In dat geval is vooral kennis van stoornissen op weefsel- en orgaanniveau noodzakelijk, evenals veel ervaring en oefening met het stabiliseren van vitale kenmerken.

Meestal is veel informatie voorhanden, zoals de informatie uit het gesprek met de patiënt. Dit wordt ook wel de anamnese genoemd.

2 De anamnese

Het woord anamnese betekent: het terugroepen in het geheugen of de herinnering. De patiënt wordt gevraagd zich een aantal zaken te herinneren. Voor de medische anamnese zullen dat vooral de gegevens zijn die te maken hebben met de bestaande klacht. Voor de verpleegkundige anamnese hoeft dat niet opnieuw gedaan te worden; de verpleegkundige anamnese is vooral gericht op de gevolgen van de aandoening en de manier waarop die het dagelijks leven beïnvloeden en de participatie. Ook wil de verpleegkundige weten wat de persoonlijke en externe factoren zijn die de activiteiten van het dagelijks leven beïnvloeden. Het gesprek met de patiënt wordt aangevuld met relevante en eventueel noodzakelijke gegevens uit andere bronnen, zoals het dossier, de familieleden en andere hulpverleners. Als de patiënt zijn verhaal niet kan vertellen zullen alle gegevens op die manier verzameld worden. Het gesprek met de patiënt kan nooit de enige gegevensbron zijn, er is altijd aanvullende informatie nodig vanuit andere perspectieven.

In het eerste gesprek/contact met de patiënt (of zijn naasten) komen vier aspecten aan de orde:

- een snel overzicht van de situatie;
- prioriteiten voor het verzamelen van aanvullende gegevens;
- besluiten welke strategie gevolgd moet worden;
- het bieden van structuur aan de patiënt.

3 Overzicht van de situatie: vraag, probleem of crisis

3.1 Vraag

Veel mensen die een beroep doen op zorg, hulp of diensten hebben vooral behoefte aan antwoord op vragen. Zij hopen dat die antwoorden zullen helpen om meer inzicht in hun situatie te verwerven, zodat zij betere keuzes kunnen maken. Zij hebben vragen die hen onzeker maken en stress oproepen en zij willen graag de stress verminderen. Een goed antwoord op een vraag kan alleen gegeven worden als duidelijk is wat de vraag precies inhoudt. Volgens Timmers-Huijgens (2001) is een goed antwoord dat antwoord dat ingezet kan worden in een specifieke strategie, waardoor een situatie in het leven beter beheersbaar wordt. In een eerste overzicht van de situatie zal duidelijk worden of de patiënt een vraag, een probleem of een crisis heeft. Wie een vraag stelt wil graag een antwoord krijgen. Vaak zullen mensen het antwoord op hun vraag zelf opzoeken, bijvoorbeeld via internet, via vrienden en kennissen en vanuit de media. Het komt vaak voor dat patiënten veel meer informatie hebben dan hulpverleners, juist omdat de vraag voor hen zo relevant is. Voor patiënten kan het moeilijk zijn de informatie die werd verkregen te wegen op relevantie voor de eigen situatie. Als je daarnaar informeert met de vraag 'wat weet u zelf' lijkt het net of de patiënt een proefwerk moet maken. Je kunt ook zeggen: ik denk dat u al veel informatie hebt over dit onderwerp, wilt u die informatie met me delen, zodat we samen kunnen kijken wat er nu nog aan vragen ligt?

Het zoeken (en vinden) van een antwoord op een vraag is een goede vorm van coping. De vraag kan gaan over:

- Waar of bij wie is informatie te vinden?
- Een verkapt verzoek om informatie, bijvoorbeeld in situaties die als schaamtevol worden gevoeld: 'wat moet je doen als ...'.
- Een verpakte zorg: 'mijn zoon is bang dat ik ...'.
- Een ontkenning: 'u moet niet denken dat ...'.

Het verkapt brengen van vragen is een uiting van spanning, en die spanning zal te merken zijn door een gespannen gezicht, gespannen zitten enzovoort. Het is niet nodig die spanning te benoemen; de patiënt is zich er vaak nog niet van bewust en door het antwoord op de vraag te geven zal de spanning afnemen.

Adequaat ingaan op spanning bestaat uit:

- Deskundige en juiste informatie geven.
- Een neutrale houding waaruit blijkt dat de vraag niet 'dom' is.
- Een specifiek antwoord geven; niet ook alle andere vragen en problemen achterhalen.
- Praktisch en duidelijk zijn, de patiënt moet het antwoord begrijpen, vermijd vakjargon en contextspecifieke informatie (u moet bij de bloemenstal rechtsaf).
- Gedragsinformatie zoals: 'u moet het pasje meenemen, u moet gemakkelijke schoenen aandoen'.
- Procedurele informatie: 'als u daar bent geweest komt u eerst weer hier terug'.
- Inhoudelijke informatie: 'zodat het duidelijk wordt dat ...', 'dat is nodig omdat ...'.

Valkuilen
Professioneel omgaan met vragen en spanning betekent ook dat je je bewust bent van de valkuilen die zich vaak voordoen, zoals de bron van de vraag, het willen verklaren van de stress, het over- of onderschatten van de spanning, of het geven van ondeskundige informatie.

De patiënt wil verder; hij wil van de stress af en wil een antwoord op zijn vraag. Het is niet belangrijk hoe de stress is ontstaan, maar hoe iemand er vanaf komt! Pas als daar weer zicht op is zullen mensen willen onderzoeken waarom de situatie voor hen stressvol was en hoe dat een volgende keer voorkomen kan worden. Voor de persoon die de stress niet heeft lijkt het vaak zo eenvoudig om stress te voorkomen.

Bijvoorbeeld: je vriendin klaagt dat haar man nooit helpt met afwassen. Jij stelt voor dat ze betere afspraken met haar man maakt en dan zegt zij: 'was het maar zo eenvoudig'. Als het niet jouw stress is kun je de stress gemakkelijk over- of onderschatten, je kent nu eenmaal de situatie van de ander niet precies. Door het over- of onderschatten van de stress krijgt de patiënt minder zelfvertrouwen; hij voelt zich dom en onveilig omdat hij niet weet of er een oplossing komt. Hetzelfde geldt voor het geven van informatie uit je eigen leven (mijn kind eet ook wel eens slecht) of iemand geruststellen (rustig maar, er is niemand overboord!). De patiënt voelt zich onbegrepen en onmondig en zal daardoor minder vermogen hebben om iets aan de stress te doen.

3.1.1 Omgaan met vragen: coregulatie en shiny eyes (glimlachende ogen)
Als de informatie die je geeft, of in bredere zin, als jouw gedrag aansluit bij wat de patiënt nodig heeft, dan zul je dat altijd meteen kunnen zien aan wat in de literatuur wel *shiny eyes* wordt genoemd: de ogen van de ander staan blij. De kwaliteit van de interactie is altijd meteen zichtbaar voor wie het wil zien. Zorg die aansluit bij wat de ander nodig heeft is wat Timmers-Huijgens (2001) een vorm van coregulatie noemt: menselijke systemen zijn voortdurend op zoek naar evenwicht (homeostase)

en harmonie (harmonieuze ervaring van verbondenheid). Als zich in een element van het systeem veranderingen voordoen, zullen alle elementen van het systeem proberen dat evenwicht te herstellen of een nieuw evenwicht te vinden. Dit heet zelfregulatie.

Opdracht 6.4

Kun je een voorbeeld geven van zelfregulatie in jouw leven? Welk element was uit evenwicht? Hoe heb je een nieuw evenwicht gevonden? Welke hulpbronnen heb je daarvoor gebruikt (fysiek, psychologisch, sociaal-cultureel, ontwikkelingsbepaald, spiritueel)?

In communicatieprocessen vindt hetzelfde reguleringsproces plaats. Als twee personen praten en een persoon wordt boos, dan zal de ander op een zodanige manier reageren dat er weer evenwicht ontstaat. In communicatieprocessen gebeurt dat steeds, en wel zo snel dat we het nauwelijks waarnemen. We spreken dan van coregulatie, je doet het samen.

Opdracht 6.5

Misschien is het je opgevallen dat je in de communicatie met de een juist veel aan het lachen bent, dat in de communicatie met de ander de toon meestal serieus is, en bij de derde dreigt steeds een conflict. Zodra je interactie hebt met anderen ontstaat een nieuw systeem, waarin ook weer gestreefd wordt naar harmonie en waarin patronen ontstaan.
Noem drie verschillende patronen van communiceren met anderen. Hoe gemakkelijk of moeilijk is het om die patronen te veranderen?

Als coregulatie van goede kwaliteit is roept dat veiligheid op, coregulatie kan dus veiligheid creëren. Coregulatie die van slechte kwaliteit is roept onveiligheid op. Door kwalitatief hoogwaardige coregulatie krijgt men vertrouwen in de ander en zichzelf. Coregulatie verbetert het zelfvertrouwen en daardoor uiteindelijk ook het zelfmanagement. Coregulatie verbetert niet alleen het zelfvertrouwen van de ander, maar ook dat van jou doordat je kunt zien dat je het goed hebt gedaan (shiny eyes). Ook jij zult zelfvertrouwen winnen, en je zelfvertrouwen zorgt ervoor dat je in de volgende situatie weer meer te bieden hebt. Je hebt immers geleerd van deze situatie.

Slechte coregulatie kan angst en eenzaamheid genereren en gevoelens van onbehagen en tekortschieten in de hand werken. Er kan faalangst ontstaan en mensen kunnen zich terugtrekken uit de communicatie. Als dat gebeurt met iemand die zorg nodig heeft, zal het zijn welbevinden nadelig beïnvloeden.

3.2 *Probleem*

Als het evenwicht tussen stress en coping, ook wel het evenwicht tussen draaglast en draagkracht genoemd, verstoord is en iemand kan de situatie niet aan, dan zal hulp gezocht worden. De hulp die gezocht wordt is alleen nodig voor de specifieke situatie.

Het zoeken van hulp is geen poging het hele leven in de handen van de ander te leggen. Naast de probleemsituatie is de ander goed in staat zijn leven te leiden.

Volgens Timmers-Huijgens (2001) is er voor de patiënt sprake van een probleem als:
■ iemand ervaart dat het handelen met betrekking tot een bepaalde situatie minder efficiënt is geworden;
■ de situatie gevoelens van onzekerheid oproept;
■ de verkregen adviezen of richtlijnen tegenstrijdig zijn, geen effect laten zien, of onuitvoerbaar zijn (het 'past' niet).

De professional is in staat een probleem te onderscheiden van een vraag omdat het gaat om een situatie die de patiënt niet kan beheersen. Er is sprake van een patroon: het probleem herhaalt zich en de patiënt gaat tegen de situatie opzien; de situatie veroorzaakt stress. De stress is fysiologisch waarneembaar (fysiologische stressrespons). Er is een gevoel van falen, het lukt niet om de situatie te veranderen. Het gevoel van falen zorgt er ook voor dat hulp niet gemakkelijk gezocht wordt. Het probleem wordt soms gebagatelliseerd (het is niet zo erg maar ..., verder gaat het goed maar ...).

De oorzaak van een probleem kan zowel binnen als buiten de patiënt liggen, en voor de professional kan het probleem geen, of een heel andere betekenis hebben dan voor de patiënt. De perceptie (de waarneming) van de patiënt bepaalt wat het probleem is. Of een probleem nu invoelbaar is of niet, zeker is dat er voor de patiënt een probleem is dat niet zonder hulp is op te lossen. Voor de professional kan het duidelijk zijn dat het probleem eenvoudig op te lossen is als de patiënt zich maar anders zou gedragen of anders tegen de situatie zou aankijken (zijn perceptie bijstellen).

3.2.1 Creëren van de werkelijkheid

Voor het omgaan met stress is een verbetering of verandering van coping nodig. Niemand kan omgaan met een probleem dat niet van hemzelf is, men kan alleen omgaan met zijn eigen problemen. Dat mensen verschillen in de manier waarop zij een situatie ervaren wordt ook wel *invented reality* genoemd (gecreëerde werkelijkheid). Het is niet zo dat mensen bewust hun werkelijkheid creëren, dat gebeurt meestal als gevolg van ervaringen en de ervaringen 'kleuren' de werkelijkheid. De manier waarop men de werkelijkheid ervaart bepaalt de manier waarop men op de werkelijkheid reageert: het gedrag. Het gedrag roept een reactie op in de werkelijkheid waardoor de werkelijkheid verandert (input, *throughput*, output).

Opdracht 6.6

Het regent pijpenstelen en je hebt een lekke band. Je kunt daarop reageren op de volgende manieren:
■ je hebt een plaksetje bij je en je plakt de band;
■ je hebt geen plaksetje bij je, maar wel je telefoon, en je belt je moeder of ze je wil komen halen;

- je hebt geen plaksetje bij je en de batterij van je telefoon is leeg; je zet je fiets op slot en loopt naar de dichtstbijzijnde bushalte;
- je klampt een voorbijganger aan en vraagt of je zijn telefoon mag gebruiken;
- je merkt dat de tranen over je wangen lopen en je smijt je fiets aan de kant.

Welke van die mogelijkheden is het meest kenmerkend voor jou? In welke van die situaties is er sprake van een probleem?

De gecreëerde werkelijkheid wordt ervaren als iets wat niet veranderd kan worden; er is geen inzicht in de mogelijkheden om te veranderen zodat het probleem zich niet meer zal voordoen. Omgaan met een probleem vereist dat opnieuw naar de werkelijkheid gekeken wordt, zodat er inzicht ontstaat in wat er veranderd kan worden. Daarbij gaat het niet om de inhoud van het probleem maar om de manier waarop men het probleem waarneemt (perceptie) en de manier waarop men ermee omgaat (coping).

Valkuilen

Coregulatie bij een probleem is gericht op het helpen vinden van inzicht in de situatie. Mensen zijn geneigd zo snel mogelijk een oplossing voor een probleem te willen hebben. Problemen zijn vervelend en roepen stress en faalangst op, niet alleen voor de persoon die het probleem heeft, maar ook voor de personen die zien dat de ander het moeilijk heeft. Bij het bieden van hulp bij problemen ontstaan dan ook vaak de volgende problemen:

- Zeggen hoe het moet (directief): een oordeel, mening of advies geven, zonder dat duidelijk is of het oordeel, de mening of het advies bij de patiënt past.
- De patiënt naar de oplossing laten zoeken, zonder daarbij te helpen: geen inzichten of alternatieven bieden.
- Meteen op zoek gaan naar 'het probleem achter het probleem', terwijl de ander daar nog niet aan toe is (wat is de oorzaak dat u steeds de medicijnen vergeet?).
- De patiënt het gevoel geven dat hij tekortschiet (ik begrijp niet hoe u dat heeft kunnen doen).
- Oplossingen of alternatieven bieden die voor de patiënt onuitvoerbaar zijn (als uw buurvrouw nou eens komt helpen?).
- Het probleem of een deel van het probleem overnemen (dat los ik wel voor u op).

3.2.2 Omgaan met problemen: ordenen en inzicht

Het anders omgaan met een probleem vereist in de eerste plaats een probleemanalyse: komen tot een goed inzicht in problemen door het achterhalen en onderzoeken van belangrijke gegevens, en door het leggen van verbanden om de oorzaak te vinden.

Die probleemanalyse moet gedaan worden door de patiënt; het is zijn probleem en alleen door het inzicht dat de patiënt zelf verkrijgt zal er iets aan gedaan kunnen worden. De professional helpt bij de analyse van het probleem door gerichte vragen te stellen. De vragen zijn gericht op de betekenis (perceptie) van het probleem, op de stress die het probleem veroorzaakt, en op de huidige en mogelijke coping.

De volgende vragen kunnen als richtlijn gebruikt worden, ze kunnen aangepast worden voor specifieke situaties.

- *Wat is uw grootste probleem of zijn uw grootste problemen?*
  Hier wordt gevraagd naar zowel ordening als perceptie. Door na te denken over de facetten van het probleem en wat als voornaamste probleem ervaren wordt, krijgen patiënt en zorgverlener inzicht in de betekenis van bepaalde gegevens. Het wordt duidelijk wat de gevolgen zijn van de aandoening en hoe de aandoening het leven van de patiënt beïnvloedt. De patiënt houdt de regie doordat hij keuzes maakt in het stellen van prioriteiten.

- *Wat zijn de verschillen tussen uw huidige omstandigheden en uw gebruikelijke leefpatroon?*
  Door deze vraag kom je erachter of er sprake is van een stressor waardoor chaos is ontstaan. Het kan ook zijn dat er sprake is van een nieuw patroon (zoals bij de geboorte van een kind), waarvoor men nog geen effectieve coping heeft ontwikkeld. Ook kan er ineens een hulpbron zijn weggevallen of veranderd zijn, zoals bij ouderdom. Onvoldoende reserves kunnen ook een oorzaak zijn van problemen. Meestal gaat het om een combinatie van stressoren, onvoldoende reserves, verandering in hulpbronnen en ineffectieve coping.

- *Hebt u ooit eerder een soortgelijk probleem gehad? Kent u iemand die een soortgelijk probleem heeft of heeft gehad? Hoe bent u daarmee omgegaan? Hoe gaan andere mensen (bijvoorbeeld in uw thuisland) daarmee om?*
  Door deze vraag worden copingpatronen uit het verleden of uit het geheugen weer actueel en kan men bekijken of er patronen zijn die effectief waren en opnieuw geactiveerd kunnen worden.

- *Hoe ziet u de toekomst tegemoet?*
  Met deze vraag wordt naar de spirituele variabele gevraagd: heeft de patiënt hoop en vertrouwen in de toekomst? De spirituele variabele bepaalt of men de energie heeft om naar een doel te werken of om daarvoor hulpbronnen te mobiliseren. Zonder hoop en vertrouwen hebben interventies geen zin. Het heeft wel zin om samen naar vertrouwen en hoop toe te werken.

- *Wat doet u zelf? Wat kunt u zelf doen?*
  Met deze vraag worden de huidige copingpatronen geïnventariseerd en wordt gekeken of er nog andere mogelijkheden zijn binnen het bereik van de patiënt. De vraag richt zich ook op het inzichtelijk maken van de actiebereidheid van de patiënt, de mate waarin de patiënt verantwoordelijkheid neemt, en de inschatting van zijn effectiviteit om iets aan het probleem te kunnen doen.

- *Wat verwacht u van anderen?*
  De verwachtingen ten aanzien van de hulpverlening en de sociale steun worden gewogen in het licht van mogelijkheden en beperkingen, en vooral ook van de wensen die de patiënt heeft. Impliciete verwachtingen worden uitgesproken, waardoor onderhandeld kan worden over de inzet van de hulpverlener en de relaties met anderen.

Bij de bespreking van deze vragen en de antwoorden erop noteer je niet alleen de antwoorden van de patiënt, maar ook jouw antwoorden. Op deze manier ontstaat inzicht in de verschillen in perceptie tussen jou en de patiënt. Die verschillen in perceptie vormen de basis voor de latere samenwerking. Door verschillen in perceptie te bespreken ontstaat er transparantie en kan helder gecommuniceerd worden over de mogelijkheden om iets aan het probleem te doen en hoe jij en de patiënt daarin gaan samenwerken.

Een probleem vraagt om verheldering en het verbaliseren en het ordenen van een probleem kan verheldering geven, waardoor de patiënt een nieuw inzicht verwerft en kan gaan oefenen met het gedrag dat het probleem kan verkleinen of oplossen. Verhelderen, inzicht krijgen, nieuw gedrag bedenken en oefenen kost tijd, en het lijkt vaak alsof het gaat met 'drie stappen vooruit, twee stappen achteruit'. Het werken aan een probleem vereist een specifieke, doelgerichte methode die in het volgende hoofdstuk besproken wordt. Problemen roepen nieuwe vragen op die beantwoord kunnen worden. Het vereist vakmanschap, werkelijke interesse en goede samenwerking met de patiënt om onderscheid te maken tussen vragen en problemen. Soms zijn problemen zo groot of zo plotseling dat mensen in een crisis kunnen raken.

3.3 Crisis

Ziekte, een ongeluk, relatieproblemen, het verlies van een dierbare, natuurrampen en nog veel meer gebeurtenissen kunnen een crisis veroorzaken. Een crisis kan ontstaan als 'de druppel die de emmer doet overlopen'; de crisis ontstaat langzaam en gaat van een chronische situatie over in een acute crisis. Het evenwicht tussen draaglast en draagkracht is verstoord.

Het kan gaan om fysieke problemen. Er is dan sprake van stoornissen in weefsels of organen (ziekte of ongeval), waardoor de patiënt ernstige problemen ondervindt bij activiteiten en deelname aan deze activiteiten en hij zonder hulp niet meer kan functioneren. In dat geval is er meestal ook sprake van psychische problemen.

- De patiënt denkt de hele dag aan het probleem (de pijn of de incontinentie of het niet kunnen lopen), alle activiteiten worden bepaald door het probleem.
- De patiënt heeft een gevoel van onmacht of falen, schaamte, vermoeidheid en boosheid.
- De patiënt heeft al van alles geprobeerd, maar kan het niet alleen.

- De omgeving schiet tekort, er kan onvoldoende hulp en steun georganiseerd worden, soms ook omdat de omgeving niet voldoende op de hoogte is van de ernst van de situatie, soms omdat het sociale systeem uitgeput is en het niet meer kan volhouden, soms omdat men de schijn wil ophouden dat het nog wel gaat.
- Er ontstaat een negatieve spiraal van onmacht, niet meer functioneren en teleurstelling dat het niet lukt.
- Door alle adviezen en meningen die al gegeven zijn is er geen vertrouwen meer dat er een oplossing is, ontstaan uitputting en gevoelens van machteloosheid en moedeloosheid (het helpt toch niet), en ontstaat spanning in de relatie met anderen.
- Er is een gevoel van bedreiging, een gevoel dat alles verloren dreigt te gaan.
- Ervaringen in het verleden kunnen ervoor zorgen dat de patiënt bijna bij voorbaat al denkt dat het toch weer verkeerd gaat.

Mensen verschillen in hun kwetsbaarheid voor ellende, de een kan meer aan dan de ander. Aan de andere kant kan er zoveel gebeuren dat het voor elk mens te veel zou worden. Die wisselwerking tussen gebeurtenissen en coping wordt weergegeven in het Dynamische Stress-Kwetsbaarheidsmodel (DSK-model, Witte 2004).

Figuur 6.2   Het Dynamische Stress-Kwetsbaarheidsmodel (Witte 2004)

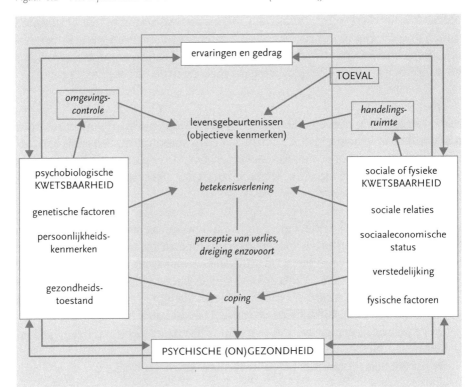

De wisselwerking tussen draaglast en draagkracht zoals in dit model wordt weergegeven wordt bepaald door de determinanten (bepalende factoren) uit dit model. De definitie van psychische (on)gezondheid kun je ook vinden op de website waar dit model beschreven wordt: http://www.nationaalkompas.nl/gezondheidsdeterminanten/wat-zijn-de-determinanten-van-psychische-on-gezondheid/.

Met psychische ongezondheid worden zowel psychische stoornissen/ziekten als mildere psychische klachten bedoeld. Psychische stoornissen zijn vormen van 'abnormaal' gedrag. Het gaat hierbij niet alleen om waarneembaar gedrag, maar ook de door een persoon als abnormaal gerapporteerde belevingen, gevoelens en gedachten. Het abnormale gedrag wordt veroorzaakt door ontregelingen in iemands psychologische functies zoals denken, concentratie, gevoelsleven, motivatie, agressieregulatie, waarneming en leren. Gevolgen van een gedragsverandering kunnen leiden tot zichtbaar leed, een (gedeeltelijk) onvermogen tot functioneren en een verhoogd risico op sterfte, pijn en beperkingen. Het onafhankelijk kunnen functioneren en leven wordt hierdoor in gevaar gebracht. Het onderscheid tussen normaal gedrag en een stoornis is vaak lastig te maken omdat de verandering van gedrag vaak geleidelijk plaatsvindt (Ormel et al. 2001). Psychische gezondheid kan met verschillende vragenlijsten worden gemeten.

Valkuilen

Als een patiënt in een crisis raakt moet er adequaat gehandeld worden. Weer alles uitproberen en het nog eens aankijken heeft geen zin, er *moet* gehandeld worden. Dat is heel lastig omdat je de patiënt en zijn omgeving in deze fase van het verpleegproces nog niet kent en omdat je onvoldoende op de hoogte bent van de fysieke en psychologische determinanten die de crisis veroorzaakt hebben. Er is ervaringskennis voor nodig om goed met een crisissituatie om te kunnen gaan. Als er geen ervaren collega is aan wie je hulp kunt vragen, ga er dan in ieder geval van uit dat de patiënt en de mensen in zijn omgeving altijd (iets) meer ervaring hebben dan jij. Het stellen van vragen en goed naar de antwoorden luisteren kan veel inzicht opleveren.

Het heeft geen zin alternatieven aan te reiken en een beroep te doen op het inzicht en doorzettingsvermogen van de patiënt en/of zijn omgeving; men heeft al gemerkt dat dat niet voldoende is. Er is ook geen of weinig ruimte voor overleg omdat de patiënt niet de innerlijke rust en reserves heeft om weloverwogen beslissingen te nemen. De patiënt laten meedenken kan leiden tot vreemde beslissingen ('als mijn been eraf moet dan moet dat maar, als de pijn maar weg is', of: 'als ik mijn baan niet terugkrijg, is alles verloren, dan raken we het huis kwijt en alles, het is beter dat ik eruit stap').

Ook al snap je precies welke achtergrondfactoren aan de crisis hebben bijgedragen, het is nu niet de tijd om die aan te pakken, de patiënt heeft de reserves niet. De patiënt heeft jouw steun nodig, hij kan het niet alleen en daarom moet je een deel van de verantwoordelijkheid dragen en sommige zaken overnemen.

In het begin van dit hoofdstuk werd gesteld dat in het eerste contact of gesprek met de patiënt de volgende zaken aan de orde moeten komen:

- een snel overzicht van de situatie;
- prioriteiten voor het verzamelen van aanvullende gegevens;
- besluiten welke strategie gevolgd moet worden;
- het bieden van structuur aan de patiënt.

Een snel overzicht van de situatie betekent vooral dat je vaststelt of het gaat om een vraag, een probleem of een crisis. Het kan zijn dat je dat niet goed kunt besluiten, en dat bepaalt dan ook je prioriteiten voor het verzamelen van aanvullende gegevens. Het aanvullend verzamelen van gegevens wordt verderop in dit hoofdstuk besproken. Of het gaat om een vraag, probleem of crisis bepaalt ook welke strategie je gaat volgen:

- bij een vraag hoort een antwoord;
- bij een probleem hoort probleemverheldering;
- bij een crisis hoort gedeeltelijke overname van verantwoordelijkheden (dit wordt ook verderop in dit hoofdstuk beschreven).

Het bieden van structuur aan de patiënt betekent dat je houvast creëert voor de patiënt door te ordenen en verbanden te leggen. Ordenen is een belangrijke vorm van coregulatie.

6.1.2 De diagnostische fase

Het verzamelen van gegevens voor de verpleegkundige diagnose is een proces dat begint tijdens het eerste contact en doorloopt tot er geen contact meer is met de patiënt. Het gaat niet alleen om het verzamelen van gegevens maar vooral ook om het interpreteren van informatie, het bij elkaar brengen van informatie in zogenaamde clusters of patronen, en vervolgens het benoemen van die clusters of patronen.

Interpreteren van informatie

Wat betekent het als de patiënt pijn heeft? Wat betekent het als de patiënt niet kan slapen? Wat betekent het als de patiënt zijn bord niet leeg eet?

Een *interpretatie* is een persoonlijk beredeneerd oordeel over de betekenis van een waarneming. Bij klinische besluitvorming is de interpretatie van een waarneming zowel een persoonlijk als een professioneel beredeneerd oordeel. De interpretatie betreft vooral het onderscheid tussen waarnemingen die geïnterpreteerd worden als een bedreiging voor het welbevinden van de patiënt en waarnemingen die geen bedreiging vormen. In de tweede plaats gaat het om waarnemingen waarbij de bedreiging door de patiënt afgewend kan en zal worden en waarnemingen waarbij de verpleegkundige de verantwoordelijkheid voor het afwenden van de bedreiging moet nemen.

Verpleegkundige diagnostiek betreft altijd een verstoord evenwicht tussen daadkracht en draaglast. Er is kennis nodig van de algemene kenmerken van mensen betreffende de fysiologische, psychologische, ontwikkelingsbepaalde, sociaal-culturele en spirituele draagkracht (de basisstructuur) om te kunnen bepalen of gevaar dreigt. Die kennis betreft niet alleen de gegevens (de temperatuur is 36,8 °C, de patiënt voelt zich somber, het kind kan niet lopen, mevrouw heeft geen contact met haar kinderen, meneer voelt zich gesteund door zijn geloof), maar vooral de betekenis van die gegevens in relatie tot wat 'normaal' is (de meeste mensen hebben een lichaamstemperatuur die schommelt tussen 36,5 °C en 37,5 °C, hij is altijd een beetje somber gestemd, zij heeft met niemand meer contact omdat zij altijd ruzie zoekt, veel mensen zoeken steun in hun religie). Om te kunnen interpreteren of iets 'normaal' is moet je dan ook kennis verzamelen over de 'normale' patronen die iemand heeft. Die patronen kunnen in jouw ogen 'abnormaal' zijn, voor de ander zijn ze gewoon en kan die er zijn leven mee leven zonder hulp. Een patroon dat geleidelijk of plotseling verandert biedt een vraag, probleem of crisis en daarvoor wordt hulp gezocht.

In het geval van een crisis, waarbij je een deel van de verantwoordelijkheid moet overnemen, moet je de patiënt zo goed leren kennen dat je kunt bepalen waar je de verantwoordelijkheid moet overnemen en waar dat niet nodig is.

Clusteren van gegevens
Er zijn verschillende manieren om erachter te komen wat de normale patronen zijn van een patiënt. De belangrijkste daarvan is observatie. Doordat je steeds observeert en wat je waarneemt systematisch (geordend) en methodisch (op een bepaalde manier) clustert (bij elkaar brengt) in patronen, leer je de patiënt steeds beter kennen, ook al kan hij misschien niet zelf praten.

Een systematische en methodische clustering van gegevens kan natuurlijk gedaan worden volgens het Neuman Systems Model.
Gegevens worden dan geclusterd in fysiologische, psychologische, ontwikkelings-bepaalde, sociaal-culturele en spirituele aspecten. Het voordeel van een systematische clustering is dat je in gedachten steeds dat rijtje afwerkt zodat je niets vergeet. Het nadeel is dat men soms gaat proberen een scherp onderscheid te maken tussen de verschillende aspecten. Door een dergelijk onderscheid te maken lijkt het alsof de patiënt in onderdelen uiteen genomen zou kunnen worden en dat is natuurlijk niet zo. De verschillende aspecten zijn onlosmakelijk met elkaar verbonden en beïnvloeden elkaar continu. Onderscheid maken is dan ook nooit de bedoeling, de systematische ordening is bedoeld om volledigheid na te kunnen streven en niet iets te vergeten.

Als het Neuman Systems Model wordt gebruikt om gegevens (observaties) te ordenen worden niet alleen de verschillende aspecten beschreven, ze worden ook ingedeeld naar stressoren, hulpbronnen en coping.
Stressoren zijn de zaken die het normale evenwicht bedreigen, hulpbronnen zijn de aspecten die helpen bij het herstellen van het evenwicht, en coping is de manier waarop men de hulpbronnen gebruikt.

Casus

Mijn gootsteen blijkt, op de dag voor oudejaarsavond waarvoor ik veel bezoek en logees verwacht, verstopt te zijn (stressor). Ik raak van zoiets niet in paniek (coping), ik heb dat wel vaker meegemaakt (hulpbron ontwikkelingsbepaald, ervaring). Ik heb nog een fles ontstopper op voorraad, dat heb ik altijd (hulpbron psychologisch, goed plannen), maar helaas helpt het niet en blijft de gootsteen verstopt. Ik denk bij mezelf: dat probleem los ik op 2 januari wel op, het komt wel goed, we hebben nu een gezellig feestje (psychologisch en spiritueel, optimisme, veerkracht, hoop en vertrouwen) en we gebruiken de wc wel in plaats van de keukenafvoer ☺. Mijn zoons willen helpen en schroeven de sifon los (sociaal-cultureel, emotionele en materiële steun), maar ook dat helpt niet, de verstopping zit verderop. Op 2 januari zit er niets anders op dan de loodgieter te bellen (externe hulpbron) en met enige charme (sociaal-cultureel, communicatieve vaardigheden) weet ik hem over te halen om te komen, ook al heeft hij het druk. Dat gaat geld kosten, maar gelukkig kan ik het betalen (sociaal-cultureel, financiële onafhankelijkheid, interne *locus of control*).

Je ziet dat het in deze casus moeilijk is om een scherp onderscheid te maken tussen de verschillende hulpbronnen, het loopt steeds in elkaar over. Uit dit voorbeeld blijkt een actieve, probleemoplossende stijl van coping. Een dergelijk patroon, ook al heeft het niet met de aandoening van de patiënt te maken, is een indicatie dat de patiënt in staat is om op een actieve probleemoplossende manier met problemen om te gaan, waardoor de kans groot is dat hij op een succesvolle manier kan omgaan met de gevolgen van de aandoening.

Het kan ook anders.

Casus

Mijn gootsteen blijkt, op de dag voor oudejaarsavond waarvoor ik veel bezoek en logees verwacht, verstopt te zijn (stressor). Ik heb geen idee wat ik daaraan moet doen en ik loop naar de buren (sociaal-culturele hulpbron, emotionele steun). Ik ga bij de buurvrouw koffiedrinken, zij klaagt ook dat het nooit eens meezit en dat we wel erg veel pech hebben nu er ook al een financiële crisis is en het leven steeds moeilijker wordt. Als ik terugkom is het al vier uur (psychologische stressor, slechte planning). Ik probeer een loodgieter te bellen maar iedereen is al opgehouden met werken. Ze hebben zeker geld genoeg om niet te hoeven werken, als je ziet wat die loodgieters verdienen (sociaal-culturele stressor, negatief benoemen van gedrag). Ik kan zo niet koken voor iedereen en zeg het feestje maar af (psychologisch: geen alternatieven zien). Ik heb ook altijd pech (externe locus of control)!

Uit de casus blijkt een passieve, emotiegerichte coping die gevolgen kan hebben voor de manier waarop de patiënt met de gevolgen van de aandoening zal omgaan.

In deze voorbeelden worden de gegevens geclusterd naar:
■ actieve of passieve coping;
■ emotiegerichte of probleemoplossende coping.

Ook worden de gegevens geclusterd naar stressoren en hulpbronnen: fysiologisch, psychologisch, ontwikkelingsbepaald, sociaal-cultureel en spiritueel. De hulpbronnen kunnen aangewend worden om de coping te verbeteren. Zo heeft de persoon in de eerste casus zich misschien wel erg veel werk op de hals gehaald door niet een dure 24 uursdienst te bellen, die het probleem eerder had kunnen oplossen. De persoon in de tweede casus had misschien een andere buurvrouw kunnen vragen of zij een advies had, waardoor het probleem op tijd opgelost had kunnen worden.

Gegevensverzameling
Het clusteren van gegevens leidt tot een besluit over de aanpak. Daarbij kan er een verschil zijn tussen wat de verpleegkundige ziet als het probleem en wat de patiënt als zodanig ervaart. Als er een crisis is zal de verpleegkundige min of meer eenzijdig moeten besluiten wat het probleem is; de patiënt kan dat op dat moment niet en de verpleegkundige beschikt bovendien over kennis die de patiënt niet heeft. In dat geval spreken we van actuele of potentiële verpleegproblemen: de verpleegkundige neemt verantwoordelijkheid voor (een deel van) de problemen.

In bijna elke instelling wordt gewerkt met een andere manier van gegevensverzameling. Dat heeft niet te maken met een aantoonbaar betere manier van gegevensverzameling voor de specifieke situatie, maar met de keuzes die gemaakt zijn voor de administratie van de gegevens in het dossier. Als je de principes snapt van de gegevensverzameling dan ben je in staat je binnen korte tijd aan te passen aan de manier die gehanteerd wordt.

De principes van gegevensverzameling zijn:
■ maak gebruik van zo veel mogelijk bronnen (observatie, patiënt, naasten, andere disciplines, dossier);
■ maak onderscheid tussen vraag, probleem en crisis;
■ breng de gegevens samen in clusters of patronen, waarbij hulpbronnen even belangrijk zijn als stressoren;
■ benoem je bevindingen in een beschrijvende of naamgevende hypothese of diagnose. In de verpleegkunde betekent het woord *hypothese* (Grieks: veronderstelling) een stelling die (nog) niet bewezen is en dient als het beginpunt van of een afleiding uit de gegevensverzameling;
■ door een hypothese te formuleren kun je bepalen welke gegevens je nog nodig hebt om een besluit te kunnen nemen. Als je zeker weet dat het genomen besluit gebaseerd is op volledige gegevens kun je de hypothese een diagnose noemen. In feite zeggen ze hetzelfde.

De beschrijvende diagnose en verwijzing

In een beschrijvende diagnose geef je een kort en bondig overzicht van wat er aan de hand is met de patiënt. De diagnose betreft niet het hele leven van de patiënt; niet alle problemen zijn relevant. De patiënt heeft verpleegkundige zorg nodig omdat er enkele problemen zijn waar hij niet zelfstandig mee kan omgaan en die problemen vallen binnen het deskundigheidsgebied van de verpleegkunde. De problemen die daar niet binnen vallen, zoals medische, farmaceutische, psychologisch-therapeutische, financiële, arbeidsrechtelijke enzovoort, zullen door jou aangepakt of opgelost kunnen worden. Daarvoor moet je verwijzen naar andere experts.

Een beschrijvende diagnose betreft in ieder geval de elementen van de *International Classification of Functioning, Disability and Health* (ICF), zodat efficiënte communicatie met anderen geregeld kan worden.

De ICF beschrijft hoe mensen omgaan met hun gezondheidstoestand. Iemands gezondheid is met behulp van de ICF te karakteriseren in lichaamsfuncties en anatomische eigenschappen, activiteiten en participatie. Gezondheid is aldus te beschrijven vanuit lichamelijk, individueel en maatschappelijk perspectief. Aangezien iemands functioneren, en problemen daarmee, plaatsvindt in een bepaalde context, bevat de ICF ook omgevingsfactoren. De ICF is van nut voor het begrijpen en meten van gezondheidsuitkomsten en kan worden gebruikt in klinische situaties, in allerlei zorginstellingen en in gezondheidsonderzoek op individueel en bevolkingsniveau (RIVM 2011).

De elementen die je in het kader van een beschrijvende diagnose noemt, zijn:
- de lichamelijke conditie van de patiënt: fysiologische, mentale en sensorische aspecten, stoornissen en beperkingen in organen en weefsels;
- de activiteiten van de patiënt en de beperkingen in activiteiten: activiteiten van het dagelijks leven, persoonlijke verzorging, sociaal-culturele aspecten;
- de participatie van de patiënt: sociaal-culturele aspecten;
- persoonlijke factoren: patronen, copingstijl, hulpbronnen, stressoren;
- externe factoren: diensten, normen en waarden, relaties, beleid, technologie.

Box 6.2 Voorbeeld van een beschrijvende diagnose in ICF-aspecten
- *Functies en anatomische eigenschappen*
  De patiënt heeft een slechte fysieke conditie als gevolg van langdurig ziek-zijn, er zijn ernstige stoornissen in hart en bloedvaten en het bewegingsstelsel. De patiënt heeft volledige mentale functies en een goed werkende spijsvertering.
- *Activiteiten en participatie*
  De patiënt kan zichzelf op dit moment niet verzorgen wegens ernstige vermoeidheid, hij eet zelf maar niet voldoende, ongeveer 1000 calorieën per dag. De patiënt heeft volledige ondersteuning nodig bij de persoonlijke verzorging >>

>> en ondersteuning van aanvullende voedingsmiddelen voor de calorie-inname, waarvoor de diëtiste in consult is gevraagd.
- *Persoonlijke factoren*
  De patiënt heeft een actieve, probleemoplossende copingstijl en is positief gestemd.
- *Externe factoren*
  De patiënt is verzekerd.

Naamgevende diagnose

De North American Nursing Diagnosis Association (NANDA) doet jaarlijks een voorstel voor verpleegkundige diagnoses die wercldwijd te gebruiken zijn. Een verpleegkundige diagnose bestaat uit een aantal onderdelen, die hier beschreven worden met betrekking tot het voorbeeld chronische pijn.

Box 6.3 Verpleegkundige diagnoses
Label: chronische pijn.
Definitie: ernstig ongemak (pijn) gedurende meer dan drie maanden.
Bepalende kenmerken en/of diagnostische aanwijzingen:
- Verwoording of observatie van ernstig ongemak (pijn); gedurende meer dan drie maanden.
- Een of meer van de volgende aanwijzingen:
  - behoedzame houding/bewegingen; actief spierverzet;
  - verminderd vermogen om gebruikelijke activiteiten te verrichten;
  - vrees voor nieuw of meer letsel;
  - gepijnigde gelaatsuitdrukking;
  - lichamelijke en sociale teruggetrokkenheid;
  - gebrekkige eetlust;
  - gewichtsverandering;
  - verandering in het slaappatroon.

In een verpleegkundige diagnose worden ook de oorzakelijke factoren (ook wel de etiologie genoemd) en de samenhangende factoren beschreven.

De pijn is het gevolg van:
- functionele of anatomische stoornis = etiologie;
- onvoldoende informatie over het bestrijden van de pijn = samenhangende factor.

Het gebruik van standaard verpleegkundige diagnoses kan tijdswinst opleveren en zorgt voor nauwkeurige gegevensverzameling, mits de diagnose wordt aangepast aan de specifieke gegevens van de patiënt.

De structuur van de verpleegkundige diagnose wordt ook wel de PES-structuur genoemd. PES staat voor:

De P van *probleem* (probleem, klachten, gezondheidsverstoringen en de reactie van de patiënt op de ziekte), bestaand uit een label en een definitie.
De E van *etiologie*, met andere woorden de ziekteoorzaak (samenhangende factoren, oorzaken).
De S van *signs en symptoms* (aanwijzingen en signalen van het probleem).

De *signs* zijn objectieve, voor de zorgverlening waarneembare bevindingen, *verschijnselen* dus, en *symptoms* zijn de subjectieve, voor de patiënt waarneembare bevindingen, *klachten* dus. Voor de diagnose betekent dit dat de relatie tussen het probleem, de ziekteoorzaken en de bijbehorende klachten en verschijnselen beschreven moet worden. Alleen dan kan een diagnose gesteld worden (Zonnet 2012).

Opdracht 6.7
Ga naar: http://www.lotgenoten.nl/index.html?keytree=1.2&col=E50076 en maak een beschrijvende en een naamgevende verpleegkundige diagnose voor Ed (verhaal van Marian). Welke data mis je? Welke hypothese heb je? Heeft Ed een vraag, een probleem of een crisis?

6.2 SAMENVATTING

In dit hoofdstuk werd het analyseren van problemen en het genereren van patronen besproken. In het proces van verplegen biedt de inleidende en diagnostische fase de mogelijkheid om te achterhalen wat de patiënt nodig heeft. Dit vereist een kritische, analytische en reflectieve houding, waarbij kennis over alle aspecten van welbevinden noodzakelijk is. Kennis en gegevens vormen de basis voor de interpretatie van de gegevens, zodat gegevens geordend kunnen worden in clusters of patronen. De clusters of patronen kunnen, in combinatie met de persoonlijke waarnemingen van patiënt en verpleegkundige, samengevoegd worden tot verpleegkundige diagnostiek, waardoor voor alle partijen helder is wat het probleem is waarvoor verpleegkundige zorg nodig is. Als je dit hoofdstuk hebt gelezen weet je wat het verschil is tussen een vraag, een probleem of een crisis. Dat je dat onderscheid kunt maken bepaalt voor een groot deel de effectiviteit van je handelen.

LITERATUUR
Kruijswijk Jansen, J & H. Mostert. *Het verpleegproces: de verpleegkundige modellen van Orem en King uitgewerkt binnen het verpleegproces.* Lemma, Utrecht 1994.
Ormel, J. & J. Neeleman & D. Wiersma. Determinanten van psychische (on)gezondheid: implicaties voor onderzoek en beleid. *Tijdschrift voor Psychiatrie* 43 (2001), nr. 4, pp. 245-57.
Timmers-Huigens, D. *Meer dan* luisteren. Elsevier Gezondheidszorg, Maarssen 2001.
RIVM. WHO Familie van Internationale Classificaties (FIC), ICF, http://www.rivm.nl/who-fic/icf.htm, update 2011.

Witte, K.E. 'Wat zijn de determinanten van psychische (on)gezondheid?' In: *Volksgezondheid Toekomst Verkenning*. Nationaal Kompas Volksgezondheid. RIVM, Bilthoven 2004, http://www.nationaalkompas.nl/gezondheidsdeterminanten/wat-zijn-de-determinanten-van-psychische-on-gezondheid/.

Webnurse education. *Verpleegkundige diagnose*, http://home.zonnet.nl/bouwknegto1/verpleegkundige_diagnose.htm#pes.

Tip

Op YouTube zijn veel filmpjes te zien met betrekking tot *nursing diagnosis* en ICF, vaak voor specifieke verpleegkundige onderwerpen.

Kijk voor verdieping op www.StudieCloud.nl

7 *Gezamenlijk doelen stellen en resultaten bereiken*

In het vorige hoofdstuk hebben we ons bezig gehouden met besluiten die je kunt of moet nemen in de fase van informatie verzamelen en tot een diagnose komen; de eerste twee stappen van het verpleegproces die elementair zijn om op een goede manier besluiten te kunnen nemen over de zorg voor patiënten omdat je dan weet wat er aan de hand is.

In dit hoofdstuk kijken we naar de volgende stappen in het verpleegproces: welke interventie(s) past (passen) bij de diagnose, hoe zit het met een altijd aanwezig spanningsveld tussen wat jij als professional denkt en wat de patiënt wil, en bovenal, hoe kun je komen tot een besluit over de verdere aanpak?

De voorgaande hoofdstukken en ook de titel van dit hoofdstuk maken duidelijk dat het hier om processen gaat waarbij je altijd samen met de patiënt opereert; het is zijn diagnose, zijn lijf, zijn leven en dus beslist hij mee. De kern van het hoofdstuk is dus de vraag hoe je op een goede manier kunt samenwerken. Maar niet alleen dat, met het vaststellen van een doel dat je wilt bereiken moet je ook helder formuleren waaraan je kunt zien dat je dat doel ook werkelijk hebt bereikt en hoe je dat kunt vaststellen. We gaan dus in op zulke aspecten als voorwaarden voor een goede besluitvorming over (verpleeg)doelen, eisen waaraan doelen moeten voldoen, maar ook op factoren die betrekking hebben op de mogelijkheid van patiënten om die doelen te bereiken.

7.1 DOELEN

Het proces van besluitvorming betekent dat twee partijen een besluit moeten nemen: de patiënt aan de ene kant, het gaat tenslotte om zijn bestaan, en de verpleegkundige aan de andere kant. Dat klinkt als een polarisatie, alsof er gescheiden belangen zijn. Als je hierin dingen verkeerd doet, kan het ook een spanningsveld worden en zelfs tot onenigheid leiden. Er worden hoge eisen aan je gesteld als het gaat om communicatievaardigheden, vakkennis en analytisch vermogen! Dat speelt eens te meer een rol omdat er hoe dan ook een machtsverschil bestaat tussen jou en de patiënt: jij bent (meestal) op je thuisterrein en de patiënt is daar te gast. De patiënt is afhankelijk van jou en je team in een situatie waar het om zijn gezondheid gaat. Jij bent de professional, jij hebt kennis over gezondheid en problemen daarmee die de patiënt niet kent, kortom: je hebt overwicht. Maar jullie zullen elkaar moeten vinden in een gemeenschappelijk besluit over de juiste diagnose en een passende weg naar een oplossing. In veel gevallen is er nog een derde partij: de familieleden/naasten. Op hen komen we later nog terug. Hierna gaan we eerst in op basale voorwaarden voor een goede besluitvorming over doelen.

Idealiter wordt vastgesteld wat de patiënt en de verpleegkundige willen bereiken voordat de verpleegkundige zorg gaat verlenen. In de praktijk lopen die fasen door elkaar, mede omdat mensen vaak meteen zorg nodig hebben in het geval van een crisis. Voordat iemand doelen kan gaan stellen moet de omgeving als *veilig* en *betrouwbaar* beleefd kunnen worden en moet de patiënt het gevoel hebben dat hij de *regie* heeft over zijn leven. Dit wordt in het algemeen 'structuur bieden' genoemd.

Veiligheid

Zolang er in het lichaam nog fysiologische stressrespons aanwezig is als gevolg van pijn, jeuk, angst, schrik of een andere heftige gewaarwording, kan de patiënt zich niet veilig voelen en zal hij niet in staat zijn informatie op te nemen of zich te concentreren op het gesprek. Het enige dat dan helpt is aan te sluiten bij de ervaring die de patiënt op dat moment heeft. Door het geven van sensomotorische informatie zal de patiënt begrip en medeleven ervaren, waardoor hij zich begrepen voelt en weer zelfvertrouwen kan krijgen. Sensomotorische informatie bestaat uit het benoemen van de sensaties die de patiënt ondergaat.

- U hebt nu pijn in uw rug waardoor alle andere spieren in uw lichaam zich gaan verzetten als u een beweging maakt, het bewegen geeft een soort schrikreactie van het lichaam waardoor u plotseling veel meer pijn hebt.
- U zult over twee tellen een prik voelen, dat doet pijn, die pijn zal kort duren, ongeveer 5 seconden.
- U ruikt wel dat het hier net schoongemaakt is, het is een vreemde geur.
- Ik loop met u mee naar het toilet want u bent hier nog niet eerder geweest.

Daarnaast kun je gedragsinformatie geven.

- Als u op dit knopje van deze bel drukt komt er een verpleegkundige bij u.
- Als u op uw linkerzij gaat liggen zal de pijn snel zakken.

Betrouwbaarheid

Om de omgeving als betrouwbaar te kunnen ervaren heeft de patiënt informatie nodig waardoor hij snapt hoe de werkelijkheid geordend is. Dat kan allerlei informatie zijn, zoals bewegwijzering, het ritme van de dag (hoe laat eten we) en de met elkaar afgesproken regels over de omgang (het is beter dat u de bel gebruikt om me te roepen).

Regie

Betrouwbaarheid kan niet ervaren worden zonder veiligheid. Sensomotorische informatie en gedragsinformatie moeten dus voorafgaan aan informatie over de gang van zaken. Betrouwbaarheid en structuur zijn nodig om voorspelbaarheid te kunnen bieden; bij voorspelbaarheid voelen mensen dat zij de regie kunnen houden omdat zij kunnen anticiperen. Het bieden van structuur vraagt niet alleen om regels, maar vooral ook om procedurele informatie. De procedures die gevolgd moeten worden kunnen uitgelegd worden, al lijken ze misschien nog zo vanzelfsprekend. Pas als voldaan is aan de eisen van veiligheid, betrouwbaarheid en de mogelijkheid om te anticiperen, heeft de patiënt voldoende zelfvertrouwen om weer naar de toekomst te kijken en doelen te formuleren.

Zoals we in het vorige hoofdstuk zagen kan de verpleegkundige op grond van haar kennis, ervaring en inzicht besluiten dat de patiënt zorg nodig heeft, zelfs al voordat zij de patiënt heeft gesproken. Op basis van de analyse van haar eerste indrukken en aanvullende informatie van naasten, andere disciplines en het dossier van de patiënt, kan vastgesteld worden welke verpleegproblemen aan de orde zijn.

7.1.1 Basale doelen

Sommige verpleegdoelen zijn altijd aan de orde, ongeacht het probleem van de patiënt. Die verpleegdoelen zijn: het voorkomen van onnodig lijden, het ondersteunen van zelfmanagement, het ondersteunen door veiligheid en mondigheid te bevorderen, het bieden van hoop, harmonie creëren en gezamenlijke besluitvorming nastreven.

Het voorkomen van onnodig lijden is de basis van verpleegkundige zorgverlening. Dat is zeker het geval voor de primaire preventie: het voorkomen van ziekte en lijden. Elke patiënt heeft het nodig om beschermd te worden tegen stressoren en om reserves op te kunnen bouwen.

Primaire preventie

Er zijn algemene aanwijzingen te geven voor primaire preventie.

- Ga na welke stressoren het patiëntsysteem bedreigen en voorkom het binnendringen van stressoren. Het gaat om algemene, primair preventieve zaken, zoals slaap, voeding, beweging, hygiëne, sociale contacten en ontwikkelingsbepaalde behoeften, zoals spelen voor kinderen, de zorg voor kinderen, spirituele behoeften en rituelen.
- Misschien heeft de patiënt informatie nodig over primair preventieve interventies, zoals het voorkomen van vermoeidheid en stress.
- Zorg dat de patiënt zich veilig en mondig voelt door aandacht voor hulpbronnen en kwaliteiten en door goed te luisteren.

- Zorg dat zaken die snel veranderd kunnen worden in verband met de primair preventieve interventies snel aangepakt kunnen worden, zoals het geven van inhoudelijke, procedurele en gedragsinformatie om stress en angst te reduceren.
- Informeer de patiënt over de energiehuishouding zodat hij actief kan meewerken aan de primaire preventie.
- Zorg dat de zorg tussen de verschillende disciplines goed gecoördineerd is en neem zo veel mogelijk besluiten op basis van wetenschappelijke kennis.
- Ondersteun de patiënt positief, geef complimenten, wees vriendelijk, geduldig en belangstellend.

Meestal komen patiënt en verpleegkundige met elkaar in contact omdat er een probleem of crisis is. In dat geval is er ook sprake van secundaire preventie: het beperken van de gevolgen van een aandoening, probleem of crisis.

Secundaire preventie

Ook voor secundaire preventie zijn algemene aanwijzingen te geven die voor elke patiënt toegepast kunnen worden.

- Bescherm de basisstructuur tegen extra stressoren door primaire preventie toe te passen.
- Mobiliseer en ondersteun de interne en externe hulpbronnen van de patiënt zodat de patiënt kan stabiliseren, reserves kan opbouwen en energie heeft.
- Ondersteun de patiënt bij het zo goed mogelijk opvolgen van medicijngebruik- en leefstijladviezen.
- Informeer en motiveer de patiënt zodat gezamenlijk gewerkt kan worden aan de gewenste resultaten.
- Faciliteer het werk van andere disciplines en de ondersteuning van mantelzorgers.
- Ondersteun de positieve factoren voor het welbevinden van de patiënt, zoals ontspanning, plezier en harmonie.
- Zorg voor coördinatie en kwaliteit van zorg.

Tijdens en na het doormaken van een probleem of crisis moeten patiënten vaak nieuw gedrag leren om te voorkomen dat het probleem zich opnieuw zal voordoen, of omdat zij bepaalde activiteiten niet meer kunnen, zoals zelfstandig lopen, eten, wonen, voor anderen zorgen enzovoort.

Tertiaire preventie

Na het doormaken van een probleem of crisis is er sprake van tertiaire preventie: het aanleren van nieuw gedrag. Ook voor tertiaire preventie zijn algemene aanwijzingen te geven die voor elke patiënt aangepast kunnen worden.

- Bereik of behoud een maximaal niveau van welbevinden.
- Ondersteun de patiënt bij het leren (over zichzelf, over de aandoening, over de gevolgen van de aandoening) of bij het veranderen van inzichten.
- Zorg voor primaire en secundaire preventie.

Ondersteunen van zelfmanagement

Voor het ondersteunen van zelfmanagement, vooral bij chronische aandoeningen, heeft het Trimbos-instituut de volgende tien punten geformuleerd die als richtlijn kunnen dienen voor psychiatrische patiënten. Die tien punten zijn toe te passen op alle patiënten met chronische aandoeningen.

Zorg voor:

- voldoende kennis van de aandoening bij de patiënt en zijn naasten;
- tijdige signalering door patiënt, naasten of hulpverleners dat het niet goed gaat en, voor de indicatoren dat het niet goed gaat, het inschakelen van de ervaringsdeskundigheid van de patiënt en zijn naasten;
- kennis en vaardigheden om zo goed mogelijk met de aandoening om te gaan (het toepassen van de principes van primaire preventie: opbouwen van reserves, voorkomen van problemen);
- het vermogen van patiënten en naasten om in crisissituaties handelend op te treden;
- inzicht, durf en zelfvertrouwen bij de patiënt en zijn naasten om de medicatie enigszins aan te passen als dat nodig is;
- kennis van het beschikbare zorg- en hulpaanbod bij de patiënt en zijn naasten;
- motivatie om een gezonde, desnoods aangepaste, leefstijl in acht te nemen;
- voldoende zelfvertrouwen bij de patiënt en zijn naasten dat het leven met een (chronische) aandoening boven de ziekte uitgetild kan worden;
- voldoende invloed van de patiënt en zijn naasten om samen met de behandelaar(s) te beslissen over de meest wenselijke therapie;
- voldoende middelen en een sociaal netwerk om zelfmanagement te kunnen verwezenlijken.

Zoals al eerder aan de orde was, zie je ook in deze richtlijn dat informatie (kennis), zelfvertrouwen en mondigheid de sleutelbegrippen zijn bij het bevorderen van zelfmanagement, en daarnaast moet er veel aandacht zijn voor de ondersteuning van naasten, mantelzorgers en het netwerk van de patiënt.

7.1.2 Formuleren van verpleegdoelen

Bij het formuleren van de verpleegdoelen worden de resultaten van zorg beschreven alsof de doelen al bereikt zijn. Daarbij worden steeds de volgende vragen gesteld.

- Wie is de patiënt?
  Meestal verlenen we zorg aan een patiënt, een individu. Het kan echter ook zo zijn dat het patiëntsysteem een gezin is of de patiënt en een aantal mantelzorgers. In de zorg voor mensen met verstandelijke beperkingen of dementie komt het voor dat de mantelzorgers graag willen zorgen voor hun kind of ouder, maar de zorg niet steeds kunnen volhouden. Een van de resultaten van de zorg kan dan zijn dat de mantelzorger weer uitgerust is en energie heeft om de zware taak weer op zich te nemen.

■ Wat beschrijft het resultaat?
Resultaten moeten het gevolg zijn van verpleegkundige interventies en moeten beschreven worden in waarneembare termen, zoals mobiliteit, welbevinden enzovoort. De beschrijving van het resultaat moet indicatoren inhouden:

> Een indicator is een meetbaar fenomeen dat een signalerende functie heeft en een aanwijzing geeft over de mate van kwaliteit. Wijkt een indicator af van een afgesproken norm, dan is bijsturing mogelijk.

Een indicator van de beheersing van angst is bijvoorbeeld: gebruikt afleidende activiteiten. Achter de indicator staat dan meestal een schaal van 1-5 waarop gescoord kan worden:
1 helemaal niet aanwezig;
2 af en toe aanwezig;
3 soms aanwezig;
4 vaak aanwezig;
5 steeds aanwezig.

Uitkomsten van zorg moeten gekwantificeerd kunnen worden: je moet er een cijfer aan kunnen geven.

Uitkomstvariabelen moeten ook passen bij de uitkomst die ze meten. Zo is het voor patiënten vaak eenvoudig om een cijfer te geven voor de ernst van de pijn, maar het is meestal niet mogelijk om een cijfer te geven voor het gevoel van harmonieuze verbondenheid. Daarvan kan men zeggen: ik voel dat of ik voel dat niet.

Uitkomsten worden in neutrale termen verwoord zodat zij op een continuüm van gewenst naar ongewenst weergegeven kunnen worden zoals in het voorbeeld (gebruikt afleidende technieken).

Verpleegkundige resultaten die wereldwijd gebruikt worden en getoetst zijn, zijn te vinden in de *Nursing Outcomes Classification* (NOC), die in verschillende publicaties te vinden is.

De structuur van de formulering van verpleegkundige resultaten is goed te gebruiken voor het formuleren van doelen en resultaten samen met patiënten.

Casus

Mia is moe. Sinds ze twee jaar geleden werd geopereerd en daarna bestraald omdat zij borstkanker had, is ze steeds moe. Als ze 's morgens wakker wordt is ze al moe en daardoor voelt ze zich moedeloos. Ze heeft een gunstige prognose wat betreft de borstkanker, maar omdat ze totaal geen energie heeft lijkt het wel alsof ze helemaal geen leven meer heeft. Als haar kinderen langskomen kost het haar te veel energie om ervan te genieten. Het huishouden laat ze maar liggen, ze heeft er de energie niet voor. De vermoeidheid is een groot probleem, zo groot dat wel eens denkt: voor mij hoeft het zo niet meer.

Vandaag is Joke, de buurtzorgverpleegkundige, bij haar. Mia schaamt zich er eigenlijk voor want ze is ook dankbaar dat ze weer beter is, maar toch vertelt ze aarzelend
aan Joke dat het zo niet langer gaat, ze is te moe om nog iets leuk te vinden.
Joke vraagt haar wat ze zou willen bereiken en wat ze zou willen kunnen doen om
het leven weer leuk te vinden, om het gevoel te hebben dat ze er weer energie
voor heeft. Mia zegt dat ze al heel blij zou zijn als ze elke dag even naar buiten
zou kunnen en het huishouden weer zou aankunnen, zoals boodschappen doen,
stofzuigen en eten maken. Uiteindelijk zou ze het liefst alles weer kunnen, maar
als ze het vooruitzicht zou hebben dat ze over zes weken weer kan genieten van
bezoek, zou ze heel erg bij zijn.

Joke stelt het volgende voor:
- langetermijndoel (1 jaar na nu): activiteiten en participatie zoals voordat Mia
  ziek werd;
- middellangetermijndoel: over 6 maanden weer parttime kunnen werken;
- kortetermijndoel: over 3 maanden het huishouden kunnen doen en elke dag
  30 minuten wandelen.

Joke legt Mia uit dat ze niet zeker weet of het haalbaar is in die tijdsperiode,
maar dat ze wel denkt dat die doelen haalbaar zijn. Het resultaat van de begeleiding door Joke zou moeten zijn dat Mia goed leert omgaan met haar energie.
Joke laat Mia zien hoe ze daar samen aan kunnen werken.
Het is eerst nodig dat Mia voldoende informatie heeft over haar manier om met
energie om te gaan. Joke heeft daarvoor het volgende resultaat geformuleerd (NOC):
Mia demonstreert kennis over energiebehoud. Daarvoor zijn de volgende indicatoren geformuleerd die op een schaal van 1-5 gescoord kunnen worden:

	Niet	Enigszins	Gemiddeld	Aanwezig	Uitgebreid aanwezig
Beschrijft het gewenste energieniveau	1	2	3	4	5
Beschrijft de beperkingen in activiteiten					
Beschrijft de activiteiten die gewenst zijn					
Beschrijft de omstandigheden die leiden tot extra energieverlies					
Beschrijft de omstandigheden die leiden tot verbeterd energiebehoud					
Beschrijft de beperkingen in energie					

	Niet	Enigszins	Gemiddeld	Aanwezig	Uitgebreid aanwezig
Beschrijft hoe rust en activiteiten in evenwicht gehouden wordt					
Demonstreert manieren waarmee energie behouden wordt					
Demonstreert gecontroleerd ademen als methode om energie te behouden					
Demonstreert bewuste ontspanningstechnieken					
Demonstreert energiezuinige manieren om zaken aan te pakken					
Demonstreert het balanceren tussen rust en activiteit					

Het oefenen van de activiteiten die zullen leiden tot bovenstaande indicatoren, zal enige tijd in beslag nemen. Als Mia het gevoel heeft dat ze haar lichaam voldoende kent om de balans tussen rust en activiteit verder te verbeteren doordat ze meer kennis heeft over energiehuishouding, kan ze naar het volgende doel toe werken: over 3 maanden het huishouden kunnen doen en elke dag 30 minuten wandelen. Ook daarvoor worden dan weer indicatoren opgesteld.

Door doelen en indicatoren zorgvuldig en, waar mogelijk, meetbaar te formuleren ontstaan heldere doelen die minder voor misverstanden en niet gedeelde verwachtingen vatbaar zijn. De verpleegkundige en de patiënt kunnen alleen samenwerken aan het bereiken van doelen als zij goed van elkaar weten wat er bereikt moet en kan worden.

RUMBA-eisen

Het formuleren van doelen wordt gedaan aan de hand van de RUMBA-eisen:
De letters van RUMBA staan voor:

- *Relevance: is de doelstelling relevant?* De doelstelling moet betrekking hebben op het onderwerp c.q. het afgebakende deel ervan (in het geval van Mia gaat het om energiehuishouding, niet om vermoeidheid).
- *Understandable: is het begrijpelijk voor alle partijen?* Dit wordt vaak vertaald in de zin van *haalbaar* en *bereikbaar*. Het is belangrijk dat de doelstelling zo helder is dat er geen misverstanden zijn over de haalbaarheid. Als Mia denkt dat Joke haar gaat helpen om weer aan het werk te kunnen, zal dat tot teleurstelling leiden, Mia moet in overleg met de arbodienst en haar werkgever bepalen wanneer ze weer gaat werken. Joke kan haar wel helpen opnieuw goed te leren omgaan met haar energie.

- *Measurable: is het meetbaar?* De doelstelling moet meetbaar zijn in de praktijk. Dat wil zeggen: concreet telbaar of waarneembaar. Dit kan zijn door het geven van een minimum of maximum term (bijvoorbeeld minimaal 90%). Het concreet tellen of waarnemen is zinvol omdat daardoor gegevens verzameld kunnen worden voor onderzoek en beleid. Het is ook een zinvol communicatiemiddel. Moeilijk te verwoorden begrippen, zoals pijn, angst, stress en vermoeidheid, kunnen vaak goed uitgedrukt worden in cijfers. Bijvoorbeeld: geef aan hoe vermoeid u bent op een schaal van 1 tot 10, waarbij 1 aangeeft dat u niet moe bent en 10 dat u extreem vermoeid bent.
- *Behavioral: beschreven in termen van gedragsverandering.* De doelstelling moet uitgedrukt zijn in waarneembaar gedrag, zoals in de lijst met indicatoren hiervoor. De indicatoren zoals die voor Mia zijn gemaakt zijn nogal abstract. Elk van die indicatoren zou weer onderverdeeld kunnen worden in veel kleinere gedragsstappen.
- *Attainable: is het haalbaar?* Vaak vertaald als realistisch.

Opdracht 7.1
Heb je ook rond de jaarwisseling behoefte om allerlei goede voornemens te formuleren? Noem eens drie goede voornemens. Wissel de goede voornemens uit met iemand anders.
Welke van die goede voornemens heb je ook werkelijk uitgevoerd of gehaald?
Wat is de oorzaak dat je sommige van die doelen niet gehaald hebt?

Er zijn vier factoren waar je extra rekening mee moet houden in het besluitvormingsproces: valkuilen, fouten bij het stellen van doelen, de individuele behoeften van de patiënt en het vergeten van procesdoelen.

7.1.3 Valkuilen en gevaren bij het stellen van doelen
Er is een aantal valkuilen en gevaren waar je rekening mee moet houden bij het stellen van doelen.
- Te veel doelen stellen in te weinig tijd. Hierdoor richt je je aandacht op te veel dingen tegelijkertijd en raak je in de knoop.
- Het niet erkennen van individuele verschillen. Niet iedereen heeft hetzelfde niveau of leert in hetzelfde tempo. Verder wordt niet iedereen door dezelfde dingen gemotiveerd.
- Te algemene doelen stellen. Hierdoor heb je geen goed gerichte aandacht.
- Het niet aanpassen van doelen wanneer blijkt dat ze te hoog of te laag liggen. Als het doel te laag ligt wordt het snel bereikt en motiveert het niet. Het doel moet dan hoger gelegd worden. Als het doel te hoog ligt werkt het ook niet. Het doel wordt dan waarschijnlijk toch niet bereikt, de motivatie valt dan weg en het werkt frustrerend. Het doel moet dan lager gelegd worden.
- Het ontbreken van procesdoelen. Deze doelen geven aan hoe je iets wilt bereiken en je hebt hier zelf controle over. Het is weinig zinvol om te zeggen 'ik wil kampioen worden' als je niet weet hoe je dit moet bereiken.

- Het ontbreken van een sfeer waarin het stellen van doelen geaccepteerd wordt. Als dit het geval is, zul je worden tegengewerkt en is je motivatie om je aan je doelstellingen te houden lager.

We werken een aantal van de hier genoemde valkuilen en gevaren verder uit.

Te veel doelen stellen

Een risico is dus dat je te veel doelen stelt, doelen niet aanpast en te algemene doelen stelt. Probeer altijd om maar een doel tegelijk te stellen. Dat kan soms lastig zijn als een doel hoog ligt en jij en de patiënt niet doorhebben dat het een samengesteld of een te algemeen doel is.

Casus

Jan heeft een aantal jaren doorgebracht op een verblijfsafdeling in de psychiatrie. Hij kon niet meer zelfstandig wonen nadat hij een aantal psychoses had doorgemaakt en hij slaagde er niet in zijn medicatie regelmatig in te nemen. Het gaat nu al meer dan een jaar goed met hem, en hij heeft al een paar keer aangegeven dat hij niets liever wil dan weer zelfstandig kunnen wonen. Zijn persoonlijke begeleider wil hem daarmee helpen. Eerst gaan ze samen in kaart brengen wat nodig is om weer zelfstandig te kunnen wonen:

- financiële zaken goed regelen, zoals het op tijd betalen van rekeningen en het plannen van uitgaven;
- huishoudelijke zaken regelen, zoals boodschappen doen en schoonmaken;
- persoonlijke verzorging, zoals douchen, kleren kopen, wassen, verstellen en strijken;
- het opbouwen van een sociaal netwerk;
- een baan zoeken of vrijwilligerswerk doen en misschien een opleiding of cursus volgen.

Jan schrikt nogal van die lijst; hij had zich niet gerealiseerd dat het zo ingewikkeld was en hij ziet op tegen de eenzaamheid die het zelfstandig wonen met zich mee kan brengen. Samen besluiten ze om eerst te gaan werken aan het opbouwen en onderhouden van een sociaal netwerk. Jan heeft in het verleden gemerkt dat vrienden en familie hem niet meer opzoeken omdat hij zich in de periode vlak voor, tijdens en na de psychoses heel vreemd en onbetrouwbaar heeft gedragen. Hij vindt het moeilijk om met mensen om te gaan omdat zijn gedachten hem vaak helemaal in beslag nemen en hij zich dan niet kan concentreren op wat iemand anders zegt. Samen besluiten ze te gaan praten met de psychiater die Jan behandelt om uit te zoeken of een mindfulnesstraining kan bijdragen aan de concentratiestoornissen van Jan. Als Jan die training heeft gehad en de resultaten, zoals die als indicatoren geformuleerd worden, zijn goed, dan zullen ze samen een volgend doel formuleren.

Je ziet in deze casus dat het zorgvuldig bespreken van doelen en het vaststellen van indicatoren kan leiden tot heel andere besluiten dan misschien oorspronkelijk werd gedacht. Meestal stellen mensen te veel doelen tegelijkertijd, waardoor er niets bereikt kan worden.

Het niet erkennen van individuele verschillen

Iedereen kent zijn eigen problemen het best. Het lijkt zo eenvoudig om vast te stellen wat de oplossing is voor het probleem van iemand anders, maar dat komt omdat jij het probleem niet hebt omdat jij een andere copingstijl en/of andere hulpbronnen hebt. Voor rokers is het moeilijk te stoppen met roken, voor niet-rokers is dat onbegrijpelijk. Voor piekeraars is het moeilijk rustig te slapen, voor optimisten is dat onbegrijpelijk. Daarnaast leren mensen op verschillende manieren. De een leert door iets gewoon te proberen, een tweede wil er eerst een paar boeken of artikelen over lezen en met mensen praten, en een derde overdenkt wat er gedaan moet worden.

Het ontbreken van procesdoelen

Procesdoelen beschrijven hoe een doel behaald wordt. In de verpleegkunde worden dat interventies genoemd. Interventies zijn opgebouwd uit activiteiten en de activiteiten zijn opgebouwd uit taken.

Interventies worden in het volgende hoofdstuk beschreven.

Procesdoelen beschrijven de manier waarop een doel behaald wordt. Het kan zinvol zijn om het proces waarmee een doel bereikt wordt in gedachten heel concreet te beschrijven en dan te beginnen met stap 1.

Box 7.1 Voorbeeld van een procesdoel
Doel: zelfstandig medicatie innemen op gepaste tijden.
Proces: ik ga, als ik over een uur thuis ben, alle medicatie bij elkaar op tafel leggen. Ik weet niet precies wat er in al die potjes zit, het staat er wel op maar ik weet niet wat het betekent. Er is ook iets bij waarvan ik niet weet of ik het op moet drinken of ergens op moet smeren.

Volgens Tromp (2006) heeft het een gunstig effect op het gedrag als het gedrag eerst in gedachten doorlopen wordt. Door dat in gedachten te doen komen barrières en valkuilen niet als een verassing en kunnen problemen worden opgelost voordat ze ontstaan. Het voorkomt ook dat er te gemakkelijk over het gedrag wordt gedacht, waardoor dingen tegenvallen en de patiënt de motivatie verliest.

7.1.4 Haalbaarheid van doelen

Door onderzoek zijn al allerlei factoren duidelijk geworden die invloed hebben op de haalbaarheid van doelen. We werken er hierna een aantal uit. Als je erachter kunt komen welke factoren voor jouw patiënt een rol spelen, kun je een beter overwogen besluit nemen ten aanzien van de strategie die je gaat volgen om de haalbaarheid van het doel te onderzoeken.

Motivatie

Motivatie is een term voor alle processen die te maken hebben met de aanzet, de richting, de intensiteit en het volhouden van de lichamelijke en psychische activiteiten.

Motivatie kan gekarakteriseerd worden langs drie dimensies:

- *moeite*: de energie die iemand wil/zal steken in acties om een zeker doel te bereiken;
- *strategie*: de strategie die iemand kiest om een doel te bereiken;
- *verbondenheid*: de mate waarin iemand zich verbonden voelt met het gestelde doel.

Wanneer iemand zich een doel stelt en zich verbonden voelt met dat doel, vindt er een discrepantie plaats tussen de huidige situatie en de gewenste situatie (het doel). Dit veroorzaakt een zekere onvrede, een zeker ongenoegen. De mens heeft volgens het biologische model de drang dit ongenoegen of deze onvrede terug te brengen naar een staat van harmonie, of homeostase. Dit is de drijfveer voor het ondernemen van acties die gericht zijn om het doel te bereiken, of die gericht zijn om van het doel – een toekomstige situatie – een huidige situatie te maken en zo een staat van homeostase te creëren. In de staat van homeostase voelt men zich goed. Uit onderzoek van De Ridder et al. (2004) is gebleken dat juist dat gevoel van harmonieuze verbondenheid – de blijdschap die men voelt – een goede motivator is om bepaald gedrag te vertonen, beter dan het doel zelf. Als het doel is weer in maat 38 te passen zal dat moeilijker behaald worden door alleen te sporten dan wanneer men zich inleeft in het gevoel van blijdschap dat daarbij hoort, het doel wordt dan vaker gehaald.

Toeschrijven aan (attributie)

Mensen stellen zichzelf vaak de vraag waarom dingen gebeuren. Ze willen oorzaken attribueren (toeschrijven aan) om meer controle over de omgeving te krijgen en zo eventueel in de toekomst adequater te kunnen handelen. Een attributie kan op drie dimensies georganiseerd worden:

- *locus*: wie of wat is de oorzaak? (Jij, een ander of iets anders?);
- *stabiliteit*: hoe vaak en wanneer komt het voor? (Op vaste tijden of onverwachts?);
- *controle*: hoeveel controle heb je over de oorzaak?

Bijvoorbeeld: stel je komt voor de zoveelste keer te laat op je werk door een treinvertraging. De oorzaak ligt buiten jezelf (de trein), het fenomeen is redelijk stabiel (het gebeurt regelmatig) en je hebt enigszins controle over de oorzaak (je kunt een eerdere trein kiezen). Je besluit in het vervolg een trein eerder te nemen.

Iemand die een grotere neiging heeft te willen slagen, zal gematigd moeilijke taken opzoeken die iets vertellen over zijn competenties, terwijl iemand met faalangst deze taken zal vermijden, evenals te gemakkelijke taken. Deze persoon zal juist te moeilijke taken opzoeken waarbij het falen al vast staat.

Toestand versus actieoriëntatie

Personen die gecommitteerd zijn aan een zeker doel, over *action control* beschikken en streven naar het halen van een redelijk moeilijk doel, zullen gemotiveerd zijn om een zeker doel te bereiken en hoogstwaarschijnlijk een 'actieoriëntatie' ontwikkelen bij het handelen om dichter bij het doel te komen. In deze oriëntatie richt de persoon zich voornamelijk op facetten die helpen het handelen richting doel (blijvend) uit te voeren. Die facetten kunnen zijn: de ontwikkeling van strategieën, het blokkeren van emoties die het handelen in de weg staan, het stimuleren van cognities die het handelen bevorderen, en het open staan voor specifieke informatie die relevant is voor het naderen van het doel en het blokkeren van irrelevante informatie.

Personen die niet verbonden zijn met het gestelde doel, of die te maken krijgen met een onmogelijke taak, zullen zeer waarschijnlijk een 'toestandoriëntatie' ontwikkelen. In deze oriëntatie richt de persoon zich voornamelijk op facetten die *niet* helpen om het handelen richting doel (blijvend) uit te voeren. Die facetten kunnen zijn: het focussen op emoties die het handelen in de weg staan, het focussen op cognities die het handelen in de weg staan en het open staan voor alle informatie die voorbijkomt.

Of iemand een actie- of toestandoriëntatie ontwikkelt hangt af van vier factoren:
- de huidige toestand;
- de toekomstige/gewenste toestand (het doel);
- de discrepantie tussen de huidige en toekomstige/gewenste toestand;
- alternatieven om die discrepantie te kunnen reduceren.

Individuele verschillen in actie versus toestandoriëntatie blijken een belangrijke voorspeller van gedrag in een groot aantal uiteenlopende domeinen. Emotieregulatie is volgens recente inzichten de centrale component van individuele verschillen in actie versus toestandoriëntatie. Actiegeoriënteerden lijken vaardiger in het omgaan met negatieve gevoelens dan toestandgeoriënteerden.

Opdracht 7.2
Ben je actie- of toestandgeoriënteerd als het gaat om het maken van een toets? Geldt diezelfde oriëntatie ook voor het ondernemen van een reis?

Fasen van action control

Gollwitzer (2012) benoemt vier stappen of fasen van *mindsets* (of vier fasen van action control) waarin men van een besluit tot actie komt. Bij elke stap hoort een bepaalde manier van denken (een mindset) en bij elke mindset horen bepaalde typen gedachten.

Allereerst is er de fase van besluitvorming, de fase waarin de overweging plaatsvindt en waarin sprake is van een mindset van delibereren. Hier worden allerlei overwegingen gemaakt om tot een keuze te komen. De geest staat open voor allerlei informatie. Alles kan nuttig zijn.

Wanneer een besluit is genomen en een zeker doel is gesteld, volgt de tweede fase. Dit is de fase van voorbereiden tot actie of handelen, de preactionele fase. In deze fase is sprake van een mindset van implementeren: hoe kan het gestelde doel gegoten worden in handelingen om dat doel te bereiken? Er wordt nu alleen nog aandacht besteed aan specifieke informatie die nuttig kan zijn voor het plan van aanpak.

Als dit duidelijk is volgt de derde fase, de fase van handelen en actie, de actionele fase, waarin sprake is van een mindset van actie: hierin wordt overgegaan tot actie en wordt alleen aandacht besteed aan gedachten die het handelen stimuleren en ondersteunen.

De vierde fase is de fase van het terugkijken, de postactionele fase, waarin sprake is van een mindset van evaluatie: men kijkt, of met behulp van de in fase 2 bedachte en in fase 3 verrichte handelingen het in fase 1 gestelde doel behaald is, en of het de moeite waard was.

Wanneer mensen dus een besluit hebben genomen in een bepaalde fase verandert ook hun wijze van informatieverwerking, zoals hiervoor beschreven staat.

Self-efficacy

Onder *self-efficacy* wordt verstaan: het vermogen en de overtuiging om adequaat en efficiënt te handelen in een gegeven situatie. De vier typen van informatie die hier aanleiding toe geven zijn het eigen gedrag, het gedrag van anderen, verbale beloning en lichamelijke terugkoppeling. Wanneer men ziet dat er met het eigen gedrag succes geboekt (een doel bereikt) wordt, zal men ervan overtuigd raken de volgende keer weer in staat te zijn dit succes te behalen. Wanneer men ziet dat anderen succes behalen (een doel bereiken) met bepaald gedrag, zal men ervan overtuigd raken dat men met dat bepaalde gedrag in staat zal zijn een bepaald succes of doel te behalen. Verbale terugkoppeling (zoals een peptalk) draagt ook bij aan het idee dat men een bepaald doel zal behalen door het ondernemen van bepaalde acties. Tot slot draagt lichamelijke terugkoppeling bij doordat men merkt dat je bijvoorbeeld moe wordt als je bepaalde acties onderneemt en merkt dat het doel niet behaald gaat worden, maar het tegenovergestelde (positieve terugkoppeling) kan ook waar zijn. Het gevoel van self-efficacy wordt door deze vier informatiebronnen versterkt of verzwakt. Hoe beter het gevoel van self-efficacy, hoe groter de motivatie tot handelen.

Aangeleerde hulpeloosheid

Wanneer iemand echter ziet dat zijn handelingen nooit succes zullen hebben, of de ene keer wel en de andere keer niet en er is geen peil op te trekken wanneer wel en wanneer niet, zal iemand uiteindelijk in een algehele staat van aangeleerde hulpeloosheid verkeren. Dit kan bijvoorbeeld voorkomen bij kinderen door het steeds hebben van pijn. Het komt ook voor bij mensen die als kind een depressieve ouder hadden. Later zullen zij, als volwassenen, de verschijnselen van aangeleerde hulpeloosheid kunnen vertonen. Zij voelen zich dan machteloos en hebben het idee met hun handelingen geen controle over de omgeving, in welke vorm dan ook, uit te kunnen oefenen. Het falen staat los van de *locus of control* en heeft te maken met het terugkeren (steeds weer, in diverse situaties) van de ervaring van falen. Deze personen zullen over het algemeen weinig gemotiveerd zijn te handelen.

Opdracht 7.3

Ken je iemand die de kenmerken van aangeleerde hulpeloosheid heeft? Wat vind je van die persoon? Hoe zou het komen dat hij aan aangeleerde hulpeloosheid lijdt? Denk je dat er wel iets aan te doen is? Zo ja, wat?

Behoeften

Mensen hebben bepaalde behoeften die hen motiveren tot handelen. Deze behoeften zijn:

- de behoefte iets te bereiken;
- de behoefte aan verbondenheid;
- de behoefte aan dominantie of macht en controle.

Deze behoeften zijn vrijwel onbewust, maar niet helemaal; men wordt zich vaak acuut bewust van een behoefte in situaties waarin aan de behoefte totaal niet kan worden toegekomen, zoals vaak het geval is bij een aandoening. Die behoefte kan dan zodanig belemmerd worden door de crisis of chaos waarin de patiënt terecht is gekomen dat de behoefte op een ongepaste manier geuit wordt. Mensen kunnen net doen alsof ze iets al weten, ze gaan zich ongepast 'verbonden' gedragen door het stellen van veel te intieme vragen, of ze gaan de baas spelen over anderen. Die behoeften kunnen het bereiken van doelen verhinderen. Als het doel goed past bij een van de hiervoor genoemde behoeften zal dat minder voorkomen.

Machtsoriëntatie

Volgens McClelland (1987) worden mensen gedreven tot actie door de behoefte aan controle en macht over hun omgeving. Er zijn slechts verschillen in de oriëntatie van deze behoefte. Het object van macht kan het 'zelf' of de ander zijn. Wanneer het object van macht het 'zelf' is, maar de machtsbron ligt extern, zoekt men macht in bijvoorbeeld kennis en het lezen van boeken. Wanneer het object van macht het 'zelf' is en de machtsbron ligt intern, zoekt men macht in bijvoorbeeld het kopen van dure spullen en het aanschaffen van eigendommen. Wanneer het object van macht de ander is, maar de machtsbron ligt intern, zoekt men macht door competitie, bijvoorbeeld door sport. Wanneer het object van macht de ander is en de machtsbron ligt extern, zoekt men macht door bijvoorbeeld het lidmaatschap van een groep.

Opdracht 7.4

Je hebt nu al veel gelezen over verschillende soorten motivatie. Welke soort spreekt je het meest aan? Welke het minst? Kun je iemand aanwijzen die juist past in de oriëntatie die jou het minst aanspreekt? Vraag aan die persoon je te vertellen hoe je hem kunt motiveren.

Drijvende kracht

De drijvendekrachttheorie (drive theory) stelt dat de motivatie voor mensen om tot actie te komen verscholen ligt in een aangeboren neiging om spanning en opwinding te reduceren. Wanneer er sprake is van stimulatie zal de persoon trachten deze te reduceren.

Het probleem is echter dat mensen wel degelijk extra stimulatie en spanning opzoeken, bijvoorbeeld bij het autoracen. Daarnaast zijn baby's onderzoekend en zoeken zij stimuli op (grijpen naar speeltjes bijvoorbeeld). Tot slot blijkt uit onderzoeken van sensorische deprivatie, waarbij mensen enige tijd werden onthouden van elke zintuiglijke stimulus (zien, horen, voelen enzovoort), zoals bij een opname op de intensive care, dat de stress verhoogde. Men had juist behoefte aan stimuli. De onderzoekers op dit gebied (Hebb, 1955 en Berlyne, 1978) stelden dat mensen niet op zoek zijn naar het minimale stimulatieniveau, maar naar het optimale (soms is dit 'weinig' en soms is dit 'veel'), waarbij ze gematigd opgewonden zijn. Een persoon ervaart dan het prettigste gevoel. Als mensen onderstimulering ervaren zullen zij trachten de opwinding naar het optimale level te brengen, door open te staan voor allerhande stimuli.

Wat mensen ook motiveert, het is nog niet duidelijk of de motivatie tot gedragsverandering dezelfde is als de motivatie tot behandeling. Mensen lijken meer te motiveren tot behandeling dan tot gedragsverandering.

Opdracht 7.5

Noem een voorbeeld waarbij iemand die je kent meer gemotiveerd is tot behandeling dan tot gedragsverandering. Wat is, in jouw voorbeeld, het meest effectief, de behandeling of de gedragsverandering? Kun je een voorbeeld noemen uit jouw leven waardoor je meer gemotiveerd werd tot behandeling dan tot gedragsverandering? Hoe kwam dat? Wat heb jij nodig om je gedrag te kunnen veranderen?

Stadia van gedragsverandering

Prochaska en DiClemente hebben de stadia van gedragsverandering in kaart gebracht, zodat hulpverleners kunnen aansluiten bij het stadium waarin de patiënt zich bevindt: de patiënt begeleiden bij het zich bewust worden van de problematiek, bij het nemen van beslissingen en bij het uitvoeren en volhouden van de ingezette verandering. Dit model van Prochaska en DiClemente is van toepassing op alle vormen van gedragsverandering.

Het werken met dit model vereist specifieke training. De theorie van gedragsverandering wordt de laatste jaren veel toegepast in de methode van *motivational interviewing*. Over het algemeen kan gesteld worden dat gedragsverandering niet zal optreden door sterk directief optreden. Hoe meer je de patiënt probeert te overtuigen en over te halen, hoe meer de patiënt geneigd zal zijn in te stemmen om maar van je af te zijn, zonder dat hij ook werkelijk een poging zal doen iets te veranderen.

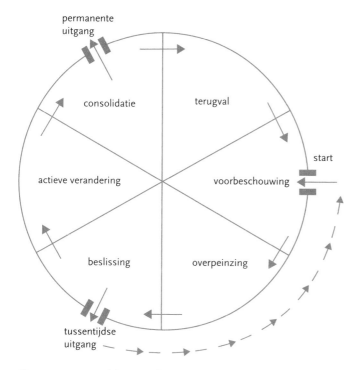

permanente uitgang

consolidatie

terugval

start

actieve verandering

voorbeschouwing

beslissing

overpeinzing

tussentijdse uitgang

Figuur 7.1   Het model van Prochaska en DiClemente

Het vaststellen en bereiken van doelen vraagt om een 'volgende' benadering, waarbij de reflectie van de patiënt op wat er gebeurt centraal staat zodat de patiënt inzicht kan verwerven in de factoren die bijdragen tot succes.

7.1.5 Onderhandelen

Omdat verpleegkundigen professionele kennis hebben kunnen zij andere inzichten hebben dan patiënten. Die verschillen in inzichten kunnen leiden tot verschillen in ideeën over de aandoening, de manieren om met de aandoening om te gaan, de doelen die bereikt kunnen worden en de manieren waarop dat zou moeten gebeuren. Verschillen tussen mensen geven een bepaald niveau van spanning of stress en stress wordt als een bedreiging ervaren. Mensen (systemen) streven altijd naar harmonie of homeostase en het streven naar harmonie leidt ertoe dat mogelijke stressoren afgeweerd worden.

Opdracht 7.7

Wat voel je als je een ruimte binnenkomt waar je niet iedereen kent? Kun je dat gevoel heel precies beschrijven? Hoe ga je met dat gevoel om? Wat doe je al voordat je die ruimte binnengaat? Is de spanning die je voelt als je andere mensen gaat ontmoeten van invloed op de kleding die je kiest? Op de manier waarop je je haar laat knippen? Op de manier waarop je anderen begroet?

Omdat we onszelf voortdurend beschermen tegen stress is het in veel gevallen een automatisme geworden. Dat automatisme, de manier waarop we ons wapenen tegen de stress die we kunnen oplopen in de ontmoeting met anderen, is vaak tot stand gekomen op grond van ervaringen in het verleden. We treden anderen tegemoet alsof zij de mensen zijn die we in het verleden hebben ontmoet. Voor de een is dat met vertrouwen, voor de ander met wantrouwen. Onze verdedigingsmechanismen zorgen ervoor dat we ons afsluiten voor nieuwe informatie en dat we reageren vanuit het verleden. In elke ontmoeting met een ander (en verpleegkundigen ontmoeten veel mensen!) is dan ook het respecteren van elkaars ruimte (zowel fysiek als psychologisch, sociaal-cultureel en spiritueel) aan de orde. De grenzen van de ruimte die je inneemt moeten steeds opnieuw vastgesteld worden en zullen in elk contact weer (een beetje) anders zijn. Om gezamenlijk doelen te kunnen stellen moet er vertrouwen zijn en dat vertrouwen zal gebaseerd zijn op het gevoel van welbevinden en van harmonie dat kan ontstaan als mensen elkaars grenzen respecteren, als ze het vertrouwen hebben dat ze elkaar niet zullen beschadigen. Vertrouwen en samenwerking zijn dan ook altijd een gevolg van het zorgvuldig omgaan met elkaars grenzen. Van twee kanten moet er dan ook inzicht zijn in de grenzen die gerespecteerd moeten worden. Voor een deel zal dat inzicht vanzelf ontstaan doordat je elkaar leert kennen. Voor een deel zal dat inzicht pas ontstaan als de grenzen besproken worden (en dat bespreken van de grenzen neemt niet zelden de vorm van een conflict aan). Het bespreken van grenzen wordt vaak pas gedaan als de een of de ander een grens dreigt te overschrijden of overschreden heeft. Dat zal aan de orde zijn als de een andere doelen nastreeft dan de ander, als situaties verschillend geïnterpreteerd worden, of als bedoelingen anders uitgelegd worden. Kortom: als mensen met elkaar omgaan zullen zij met elkaar moeten onderhandelen over hun grenzen. In die zin zijn alle relaties te zien als onderhandelingsrelaties.

Als je je ervan bewust bent dat in elk contact met een ander onderhandeld moet worden, kun je ervoor zorgen dat die onderhandeling erop gericht is dat beide partijen voordeel zullen hebben van de relatie. Dit noemt men ook wel het creëren van een win-winsituatie.

Opdracht 7.6

Welke tactiek gebruik jij als je iets gedaan wilt krijgen van een ander? Ben je geneigd een beetje te gaan smeken? Ben je juist geneigd een stevig standpunt in te nemen? Doe de test op http://www.testjegedrag.nl/tjg/zelftest/index.htm, zodat je je manier van onderhandelen leert kennen. Welke manier zal het best werken met patiënten? Welke manier zal het best werken met collega's? Is er verschil? Hoe weet je dat? Hoe maak je gebruik van dat verschil?

7.2 SAMENVATTING

In dit hoofdstuk werd een aantal aspecten van het gezamenlijk stellen van doelen besproken. De vorm, inhoud en structuur van het stellen van doelen werd beschreven.

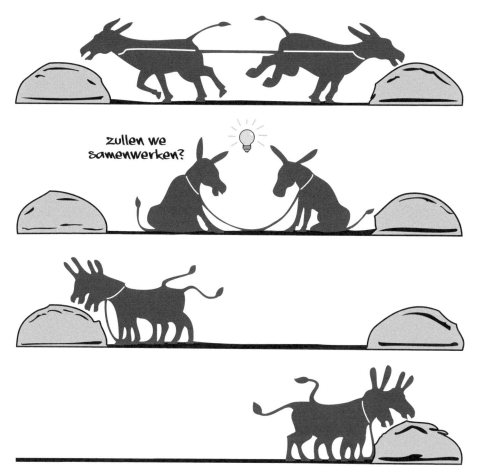

zullen we
samenwerken?

Figuur 7.2   Het creëren van een win-winsituatie

De motivatie om een doel te bereiken werd beschreven aan de hand van wetenschappe-lijke inzichten. Verpleegkundige zorg is altijd gebaseerd op een samenwerkingsrelatie en de belangrijkste voorwaarde voor het samenwerken met anderen, het respecteren van grenzen en ieders uniciteit, werd kort besproken. Na het lezen van dit hoofdstuk begrijp je dat het stellen en het behalen van doelen voor iedereen moeilijk is en veel vraagt van je kennis en vaardigheden. Aan de basis daarvan ligt je bereidheid tot het creëren van win-winsituaties en je bereidheid de patiënt te 'volgen' in plaats van te 'sturen'.

LITERATUUR
Berlyne, D.E. Curiosity and learning. *Motivation and Emotion*, nr. 2 (1978), pp. 97-175
Diefendorff, J.M. & R.J. Hall & R.G. Lord, e.a. Action-state orientation: Construct validity of a revi-sed measure and its relationship to work-related variables. *Journal of Applied Psychology*, nr. 85 (2000), pp 250-63.

Gollwitzer P., http://psych.nyu.edu/gollwitzer/.

Hebb, D.O. Drives and the C.N.S. (central nervous system) *Psychol Rev*, nr. 62 (1955), pp. 243-54.

Koole, S. L. & N.B. Jostmann. Getting a grip on your feelings: Effects of action orientation and external demands on intuitive affect regulation. *Journal of Personality and Social Psychology*, nr. 87 (2004), pp. 974-90.

Koole, S.L. & J. Kuhl & N.B. Jostmann, e.a. 'Self-regulation in interpersonal relationships: The case of action versus state orientation'. In: K.D. Vohs & E. Finkel (Eds.), *Intrapersonal Processes and Interpersonal Relationships: How They Relate*. Guilford, New York 2006.

Koole, S.L. & J. Kuhl. 'Dealing with unwanted feelings: The role of affect regulation in volitional action control'. In: J. Shah & W. Gardner (Eds.), *Handbook of motivation science*. Guilford, New York (in druk).

Kuhl, J. A theory of self-regulation: Action versus state orientation, self-discrimination, and some applications. *Applied Psychology: An International Review*, nr. 41 (1992), pp. 95-173.

Kuhl, J. & J. Beckmann. *Volition and personality: Action versus state orientation.*: Hogrefe & Huber, Göttingen 1994.

Kuhl, J. 'Action versus state orientation: Psychometric properties of the Action Control Scale (ACS-90)'. In: J. Kuhl & J. Beckmann (Eds.), *Volition and personality: Action versus state orientation*. Hogrefe & Huber, Göttingen 1994, pp. 47-59.

McClelland, D. *Human Motivation*. Cambridge University Press, Cambridge 1987.

Prochaska J.O. & C.C. DiClemente. Cirkel/fasen van gedragsverandering, http://mens-en-samenleving. infonu.nl/diversen/34923-cirkelfasen-van-gedragsverandering-prochaska-en-diclemente.html.

Ridder, D de & M. Fournier & J. Bensing. Does optimism affect symptom report in chronic disease?: What are its consequences for self-care behaviour and physical functioning? *Journal of Psychosomatic Research*, nr. 3 (2004), pp. 341-50.

Kijk voor verdieping op www.StudieCloud.nl

8 Oplossingen voor problemen

We hebben in eerdere hoofdstukken al gezien hoe groot het risico is dat de verpleegkundige al direct denkt te weten wat de oplossing is voor een zorgsituatie waar ze tegenaan loopt. Hoe minder ervaring de verpleegkundige heeft, hoe groter de kans dat ze ernaast zit. En dus moet aan het nemen van een besluit over het beste aanbod voor een patiënt het hele voorgaande palet van stappen doorlopen zijn. Je weet op het moment dat je oplossingen gaat verkennen vanuit welke visie jij werkt en wat de visie rondom jouw werkveld is, je hebt gekeken naar een aantal theoretische kaders die je een handje kunnen helpen om gestructureerd je weg door een vloed aan gegevens te vinden, je hebt uitvoerig data verzameld bij de patiënt en andere bronnen en je hebt een analyse gemaakt van die gegevens, patronen geïdentificeerd en een diagnose gesteld. In de voorgaande hoofdstukken heb je daarvoor allerlei theoretische en praktische input gekregen. Als het goed is heb je ook geoefend met verschillende onderdelen. In het begin zullen deze stappen, als je ze in de praktijk gaat uitvoeren, behoorlijk wat tijd in beslag nemen, maar naarmate je de stappen vaker systematisch doorlopen hebt zul je merken dat het een onderdeel van je denken wordt en dat het steeds gemakkelijker en sneller gaat. Vooral wanneer je werkt in een veld waarin je al wat ervaring hebt opgedaan en niet meer alles hoeft op te zoeken omdat het nog zo nieuw voor je is. Veel opleidingen kiezen ervoor de vaardigheden die je voor besluitvorming nodig hebt in fasen aan te leren, bijvoorbeeld door een stage waarin je alleen maar data verzamelt en deze in het spectrum van alle invloeden plaatst. In een volgend semester kan dan de volgende stap worden geoefend: een patiënt uitkiezen als casus, dan weer al het voorwerk doen (want oefening baart kunst en je mag in ieder geval niet lukraak besluiten nemen over zorg, dus je moet wel), en dan de stap maken naar het identificeren van mogelijk goede oplossingen en het komen tot een eindconclusie. Daar gaan we in dit hoofdstuk aan werken.

8.1 OPLOSSINGEN IDENTIFICEREN: CRITERIA VASTSTELLEN

Om oplossingen te kunnen identificeren en op bruikbaarheid te beoordelen heb je een aantal criteria nodig die je helpen vast te stellen of je de oplossing in jouw situatie kunt gebruiken. Er valt geen recept te geven voor deze criteria omdat iedere patiënt om te beginnen uniek is en wensen en verlangens kan hebben die afwijken van iedere andere patiënt in die situatie. De context kan volstrekt anders zijn dan in de oplossingen die te vinden zijn, jouw omgeving kan een bepaalde filosofie aanhangen en je kunt beperkt worden door zulke triviale dingen als geld, tijd en materiaal. Je zult dus je eigen criteria moeten vaststellen.

Gelukkig bestaat er ook wel zo iets als een grootste gemene deler; het is ook weer niet zo dat alles zó situationeel is dat je het wiel steeds opnieuw moet uitvinden. Criteria bewegen zich op twee gebieden. Allereerst de patiënt en zijn context, ten tweede de criteria die verbonden zijn met de context waarbinnen het besluit wordt genomen.

8.1.1 Criteria ten aanzien van de patiënt

Voor de patiënt geldt dat kwaliteit van leven de basis vormt voor de criteria. Aspecten die daarbij in ieder geval in de literatuur genoemd worden zijn: autonomie, patiëntenparticipatie, patiëntveiligheid, welbevinden en het kunnen leven van het leven van alledag.

Wie een beslissing neemt over wat een passend zorgaanbod of een passende interventie is, moet dus ten minste kijken naar welke invloed die beslissing zou kunnen hebben op die aspecten. Daarnaast bepaalt de specifieke situatie van de patiënt natuurlijk ook de aspecten, die op het moment van de besluitvorming, als het goed is, in je dataverzameling zitten en goed geanalyseerd zijn. We bekijken deze concepten nader in het kader van de uiteindelijke vraag: en wat betekent dat voor mijn beslissing? Daarvoor beschrijven we eerst waar we bij die concepten over praten (en hoe eenduidig de opvattingen erover zijn), daarna leggen we de relatie naar de besluitvorming.

Autonomie

Autonomie is geen eenduidig begrip, dat wil zeggen dat wetenschappers er op een heleboel verschillende manieren over praten. De filosoof Rutger Claassen zegt hierover in een interview:

> 'Autonomie is geen invulling van het goede leven, maar een voorwaarde om daar überhaupt naar te kunnen streven. Letterlijk betekent het: jezelf de wet stellen. Om dat te kunnen moet je onafhankelijk zijn, vrij van manipulatie en dwang. Verder moet je de innerlijke vermogens bezitten om een eigen levensplan op te kunnen stellen en uit te voeren. Tot slot moet je voldoende opties hebben om uit te kiezen. [...] Autonomie wordt vaak ten onrechte gelijkgesteld aan emancipatie. Maar je kunt er heel autonoom voor kiezen je ondergeschikt te maken aan iets buiten jezelf. Autonomie kan samengaan met gehoorzamen aan anderen. En er moet altijd een exit-optie zijn. Zolang dit maar uit eigen motivatie gebeurt.

Je moet altijd de mogelijkheid behouden je lidmaatschap van een gemeenschap op te zeggen en je los te maken.' (Van der Poll 2012)

Theoretici in de zorg benaderen autonomie vanuit de patiënt, noemen verschillende invalshoeken om met autonomie om te gaan en werken die uit in modellen van relaties tussen zorgprofessionals en patiënten en relaties tussen patiënten en familie.

Als het gaat om de relatie met verpleegkundigen zegt een van de eerste verpleegkundige theoretici, Hildegard Peplau, dat er, gezien vanuit de patiënt, drie vormen van relaties bestaan:

- samenwerking met/onderlinge afhankelijkheid van de verpleegkundige;
- onafhankelijkheid of isolatie van de verpleegkundige;
- hulpeloosheid of afhankelijkheid van de verpleegkundige.

Patiënten spelen (uiteraard!) een rol in het besluitvormingsproces over hun eigen zorg. Mensen willen en kunnen daarin niet allemaal hetzelfde. In de literatuur zijn zes dimensies van autonomie te vinden: identificatie, zelfmanagement, gewenst paternalisme, gedeelde besluitvorming, gepland toezicht en responsieve relatie. Patiënten kunnen en willen niet allemaal hetzelfde wanneer het om autonomie gaat. We zagen dat ook al in het citaat van Gonnie van Haaft in hoofdstuk 2.

Uit onderzoek naar de rol van familie bleek dat er drie rollen zichtbaar worden:

- ondersteunen van de patiënt in het proces van het nemen van beslissingen;
- geraakt zijn door het besluit;
- opkomen voor de belangen, de rechten en de autonomie van de patiënt.

De bedoeling van deze paragraaf is te kijken hoe je aan criteria komt om vast te kunnen stellen wat de best mogelijke oplossing voor jouw patiënt is uit een reeks alternatieven. Wat betekent het nu voor het besluit dat jij moet nemen dat autonomie van de patiënt een uitgangspunt is voor de zorg aan mensen? Eigenlijk is het simpel.

- Voor iedere oplossing die je vindt bedenk je, op grond van alle data die je hebt over wat de opvattingen van jouw patiënt en zijn naasten zijn over autonomie, waar die autonomie in het gedrang zou kunnen komen. Dan blijven er twee mogelijkheden open. De eerste is dat de oplossing van de lijst met mogelijkheden afgevoerd wordt. De tweede oplossing staat daarmee in verband. Stel dat je weet dat de patiënt er moeite mee zou hebben of de oplossing niet wil, maar jij denkt als professional dat *dat* nu eigenlijk het allerbeste zou zijn. Dan moet je overwegen al je overtuigingskracht te gaan gebruiken om de patiënt te laten inzien waarom dat goed zou zijn. Dat moet je dan zo doen dat de patiënt zijn

autonomie behoudt en je hem niet onder druk zet en niet manipuleert; en dat is een kunst op zich!
- Bedenk dus van tevoren hoe je het best het gesprek over deze keuzemogelijkheid aangaat met de patiënt en zijn familie.

Patiëntenparticipatie

We hebben het hier over de maatschappelijke en politieke verwachting dat de patiënt – als actief burger – meepraat en meedenkt in alles wat met zijn zorg te maken heeft. De Raad voor Volksgezondheid & Zorg (RVZ) verwijst in zijn advies *Gezond 2.0* (RVZ 2010) aan de overheid naar veranderingen in de manier waarop mensen in de maatschappij participeren. Er gebeurt veel meer via sociale media en zoekmachines, waardoor mensen veel beter geïnformeerd zijn. Mensen willen ook verantwoordelijkheid voor hun eigen gezondheid nemen, en zoeken al actief via internet naar dingen die hun eigen gezondheid aangaan, zo stelt de RVZ vast. Het begrip participatie wordt op het ogenblik veel gebruikt in verschillende contexten, dus let op: er wordt steeds iets specifieks mee bedoeld. Dat is ook het geval binnen de zorg. Soms is dat participeren in de maatschappij (een van de doelen van bijvoorbeeld de ICF), soms gaat het om participeren in beslissingen rondom de eigen zorgvraag. Het gaat dan om het inzetten van kennis en ervaringsdeskundigheid van patiënten bij discussies over het vaststellen en verbeteren van de kwaliteit van onderzoek, preventie, zorg en behandeling. En het gaat om dingen als: wie neem je als zorgverzekeraar om mee te kunnen praten (via bijvoorbeeld patiëntenorganisaties) over richtlijnen die ontwikkeld worden, of over het beleid van de overheid. Maar het gaat vooral ook om het actief kiezen van zorgverleners en van de behandeling. Dat mensen op die manier kunnen participeren heeft dus alles te maken met de toegenomen mogelijkheden van mensen om zich (vooral via internet) over van alles en nog wat te informeren. Voor het onderwerp besluitvorming beperken we ons tot de participatie van patiënten in wat en door wie rondom hun eigen zorg wordt beslist.

Het steekwoord bij patiëntenparticipatie is in moderne opvattingen *shared decision making*: de patiënt en de zorgverlener(s) besluiten samen over hoe het nu verder gaat. Er wordt gestreefd naar een maximale participatie van de patiënt in de besluitvorming over zijn eigen zorg. Dat wil niet zeggen dat iedere patiënt dit kan. Het is iets waar je als verpleegkundige kritisch naar moet kijken. We zagen in hoofdstuk 1 al dat zelfs mensen die zelf uit de zorg komen en ziek worden niet goed in staat zijn om zelf te beslissen.

Uit het bovenstaande kun je voor jouw besluitvorming het volgende afleiden:
- je gaat kritisch na waar de behoeften en mogelijkheden van de patiënt liggen als het gaat om participatie: kan en wil iemand meedoen in het nemen van een besluit over de zorg die het beste past of ligt dat nu even moeilijk? Is de moeilijkheid overkomelijk? Het zou kunnen dat er bij de patiënt een gebrek aan informatie is om te kunnen participeren, maar dat valt vermoedelijk wel op te lossen.

Maar het kan ook zijn dat de patiënt er werkelijk niet aan toe of toe in staat is. Realiseer je dat dan de naasten aan bod komen.

- *shared decision making* betekent dat je samen 'onderhandelt' op basis van gelijkwaardigheid. Hier geldt hetzelfde als bij autonomie: bedenk van tevoren hoe je het best het gesprek over deze keuzemogelijkheid aangaat met de patiënt en zijn familie.

Patiëntveiligheid

Patiënten hebben er recht op dat niets onnodig misgaat in hun behandeling. Patiëntveiligheid wordt meestal als volgt gedefinieerd:

'Het (nagenoeg) ontbreken van (de kans op) aan de patiënt toegebrachte schade (lichamelijk/psychisch) die is ontstaan door het niet volgens de professionele standaard handelen van hulpverleners en/of door tekortkoming van het zorgsysteem.'

Of als:

'Het voorkomen van schade aan een patiënt die niet het gevolg is van ziekte of van het vooraf bekende en goed afgewogen risico bij diagnostiek of behandeling. Het gaat niet alleen om het vermijden van complicaties en ongewenste uitkomsten, maar ook om het optimaliseren van het zorgproces, waardoor de kans op vermijdbare schade zo veel mogelijk wordt beperkt.'

Dat betekent een aantal dingen. Als eerste: je moet in het kader van de besluitvorming goed weten of je alternatieven ook werkelijk goede alternatieven zijn. Dat wil zeggen: er is aangetoond dat deze oplossing past bij de klachten en de patiënt geen schade berokkent. Daar gaan we later in dit hoofdstuk nog op in. Dan moet je natuurlijk ook weten hoe je met die oplossing werkt; het fout uitvoeren van een interventie draagt niet bij tot patiëntveiligheid. Als tweede: veiligheid is veel meer dan alleen het goed laten verlopen van een behandeling en het vermijden van het maken van fouten daarbij. De tweede definitie verwijst al naar het zorgproces: je moet het met elkaar wel zo organiseren dat je niet langs elkaar heen gaat werken, dingen niet dubbel gaat doen of niet denken dat een ander actief wordt. Daaruit vloeien heel wat problemen voort die de patiënt schade kunnen berokkenen, ook al heeft dat niet direct met de behandeling te maken. Maar niet alleen een goede uitvoering van een interventie, ook het vermijden van andere fouten in het zorgproces zijn belangrijk; de patiënt mag ook geen psychische schade lijden. Het is niet voor niets dat binnen de verpleegkunde grote aandacht geschonken wordt aan de professionele relatie tussen de patiënt en de verpleegkundige. Al het professionele handelen is relationeel. En als het in de relatie niet goed loopt kunnen patiënten onzeker, angstig of boos worden. Ze kunnen het vertrouwen verliezen. Het is bekend, dat mensen daardoor posttraumatische stress kunnen ontwikkelen. Ook in dit opzicht moet de patiënt zich dus veilig kunnen voelen. De verpleegkundige is er voor hem, neemt hem serieus, betrekt hem bij het proces, is ter zake kundig. Meestal ook in die volgorde, vindt de patiënt!

Wat betekent dit voor jouw besluitvormingsproces?
- Weet je waar je inhoudelijk mee bezig bent? Zijn je gedachte oplossingen bewezen effectief en ben jij/is jouw team in staat om de oplossing ook uit te voeren? Als dat niet zo is moet je het besluit waar jullie niet vaardig in zijn laten vallen, of, als het toch het beste besluit lijkt, moeten jullie je laten instrueren/scholen.
- Maar vooral: kijk naar de toestand van de patiënt, naar wat hij in jullie professionele relatie nodig heeft om zich veilig en zeker te kunnen voelen. Als het goed is weet je dat al uit de gegevens die je hebt verzameld, maar navragen of nog eens observeren kan geen kwaad!

Welbevinden

Welbevinden is de toestand waarbij het lichamelijk, geestelijk en sociaal goed met je gaat. Dat is een relatief begrip; waar de ene mens zich goed bij voelt, geldt voor een ander helemaal niet. Met het begrip welbevinden hangen veel andere begrippen samen, en ze worden allemaal gekoppeld door de vraag of deze ene mens zich goed voelt in de situatie waarin hij zich bevindt. Dat betekent niet dat het op alle fronten zonneschijn is. Het betekent dat mensen een balans gevonden hebben waarbij lichaam, geest en sociale omstandigheden met elkaar in evenwicht zijn. Dat heeft iets te maken met iemands copingstrategieën en met die bijzondere inwendige kracht die mensen kunnen hebben en die we aanduiden met (spirituele) bron. Dat is voor niemand gelijk, maar we kunnen er wel een diagnose van maken: hoe zit het daarmee voor deze mens? Wat heeft hij nodig in het kader van wat we nu moeten besluiten om zich goed te voelen?

In het kader van besluitvorming: stel die diagnose, al dan niet in samenspraak met de naasten van de patiënt.

Het leven van alledag kunnen leven

We zagen het ook al in hoofdstuk 1: het is een belangrijke taak van verpleegkundigen om mensen in staat te stellen zo veel mogelijk het leven van alledag te kunnen leven. Het gros van de mensen wil niet afhankelijk en ziek zijn, maar wil zo snel mogelijk weer voor zichzelf kunnen zorgen op een manier die bij hen past. Voor patiënten kan dat een doel zijn voor zowel de korte als de lange termijn. Voor de korte termijn is dat: wat kan ik vandaag doen om een stap in de goede richting te zetten? Voor de langere termijn is dat de vraag: waar kan ik uiteindelijk komen gezien de klachten en hoe lang gaat dat duren? Iedere maatregel die in het kader van de zorg genomen wordt is – als het goed is – een bijdrage aan deze doelen. Maar waar staat jouw patiënt in dat proces? Wie eerder bezig is met overleven dan met het weer vormgeven aan het leven van alledag staat daar anders in dan iemand die een aardig beeld heeft van hoe het nu verder moet.

Casus

Een mevrouw van eind 30 is aan haar darm geopereerd. Er is een tijdelijk stoma aangelegd. Er ontstaat complicatie op complicatie. Als gevolg daarvan wordt zij in drie dagen tijd vier keer met spoed geopereerd. Op de vierde dag na de eerste operatie komt een verpleegkundige naar haar bed met een folder over seks met een stoma, omdat dit zo in het standaard verpleegplan staat voor mensen die een stoma hebben gekregen. De mevrouw wordt daar boos en opstandig van; daar wil ze op dit moment helemaal niets over weten. Ze snauwt de verpleegkundige toe dat ze dit eerst maar eens allemaal moet zien te overleven voor ze zich met een dergelijk onderwerp wil bezighouden.

Hier is in de besluitvorming duidelijk iets misgelopen. De folder heeft betrekking op 'het leven van het leven van alledag' en daar hoort voor deze mevrouw, getrouwd en moeder van drie kinderen, seksualiteit bij. En een stoma is wel een bijzondere situatie, die voor man en vrouw niet gemakkelijk kan zijn. De verpleegkundige had echter niet gekeken naar de timing en volgde klakkeloos de standaard. Dat was een slechte ingreep voor het welbevinden van de patiënt en voor het vertrouwen. Het voorbeeld laat zien hoe belangrijk het voor verpleegkundigen is een situatie goed in te schatten: is mijn patiënt al bezig met dat leven van alledag en waar staat hij ongeveer?

We beschreven hier vijf criteria die in ieder geval een rol spelen bij (het verkennen van) oplossingen voor een praktisch patiëntenprobleem: autonomie, patiëntenparticipatie, patiëntveiligheid, welbevinden en het leven van alledag. Iedere mogelijke oplossing moet worden afgemeten aan deze vijf criteria. Daarbij komen nog criteria die specifiek met de situatie van de patiënt te maken hebben. Die zijn bij kinderen anders dan bij volwassenen, bij een levensbedreigende situatie anders dan bij een routine-ingreep en bij somatische aandoeningen anders dan bij psychische aandoeningen.

Je ziet aan de beschrijvingen dat er een nauwe samenhang bestaat tussen deze verschillende aspecten; je kunt ze vaak niet los van elkaar zien. Het lijkt allemaal erg ingewikkeld en tijdrovend, maar als je deze criteria even snel langsloopt in een concrete situatie dan zul je zien dat het allemaal wel meevalt.

Opdracht 8.1

Neem uit je laatste stage een voorbeeld voor ogen waarbij je een besluit moest nemen over een interventie bij een patiënt. In hoeverre heb je aandacht gehad voor de hiervoor genoemde criteria en hoe heeft dat bijgedragen tot de definitieve beslissing die je hebt genomen?

Het besluitvormingsproces van patiënten

Wat hiernaast ook wel als criterium gezien kan worden, is het feit dat patiënten zelf ook een besluitvormingsproces doormaken. Naarmate de situatie waarvoor een beslissing genomen moet worden ernstiger of ingrijpender is, wordt dit proces urgenter. Er is onderzoek gedaan naar hoe besluitvormingsprocessen bij patiënten verlopen, en het zal niemand verbazen dat er aanvankelijk een vrij lineair model ontstond: het model van *vigilant information processing* (Balgreaves 1999). Dat ging ervan uit dat ook patiënten een aantal stappen doorlopen:

- een diepgaand onderzoek naar alternatieven;
- nagaan welke doelen je wilt bereiken en wat de betekenis is van elke keuze;
- het afwegen van kosten en baten van ieder alternatief;
- intensief nagaan of er dan nog nieuwe informatie is die relevant is voor de evaluatie van de verschillende alternatieven;
- correcte verwerking en overweging van de nieuwe informatie;
- een heroverweging maken van positieve/negatieve consequenties voorafgaande aan de definitieve keuze;
- het ontwikkelen van een actieplan.

In de werkelijkheid verloopt het uiteindelijk niet zo stap voor stap en zijn er nog vele andere factoren die een rol spelen. Er is onderzoek naar gedaan en er zijn nieuwe theorieën ontwikkeld. De rol van de naasten is heel belangrijk: zij denken mee, adviseren, zijn soms de schakel tussen hulpverlener en patiënt en ze mogen dus niet ontbreken in een theorie. Maar er worden ook andere aspecten in verschillende theorieën aangesproken: hoe schat iemand zichzelf in, heeft iemand er vertrouwen in met de oplossing te kunnen leven, heeft iemand vertrouwen in de mensen die meebeslissen, heeft hij het gevoel grip te hebben op de situatie, welke copingstrategieën heeft iemand, hoe zit het met zijn omgeving? Voor een deel komen dit soort overwegingen uit theorieën over gedrag. Er zijn ook modellen ontwikkeld die kunnen ondersteunen bij het achterhalen van waar de patiënt 'staat' in dit proces, want daar kun je als professional je gedrag op aanpassen. Het stigmatiseren van patiënten of paternalistisch gedrag blijkt meestal niet zo goed te werken, zeker niet in de psychiatrie. Erkennen van de ervaringskennis van de patiënt, laten zien dat je gelooft in de krachten en ideeën van de patiënt en inzicht in de mogelijkheden van de draagkracht en draaglast van de patiënt als het gaat om het nemen van een beslissing (al was het maar de beslissing dat een ander die beslissingen moet nemen), werken wel.

Hiervoor bespraken we criteria die in een besluitvormingsproces gelden ten aanzien van de patiënten. We bespreken vervolgens criteria ten aanzien van het besluit op zich.

8.1.2 Criteria ten aanzien van het besluit

Ook hier zijn er enkele aspecten die we de revue laten passeren.

Beroepsdomeinen

Hier gaat het om de vraag of je gerechtigd bent 'het besluit' te nemen. Is het een verpleegkundig onderwerp waarvoor je een oplossing zoekt, of beweeg je je op het terrein van bijvoorbeeld de diëtist, de fysiotherapeut, de psycholoog, de dominee of de dokter? Dat is een onderwerp dat erg situationeel is. Het antwoord hangt af van opvattingen op de afdeling/in de setting over wat verplegen is en over wat de rol is van de verschillende andere beroepsbeoefenaren. Zodra je denkt in een grensgebied bezig te zijn is het fundamenteel belangrijk dat je met alle betrokkenen afstemt! Dat kan soms verwarrend en vertragend werken; in dat geval moet je ook goed nadenken over je rol als advocaat van de patiënt. Want het patiëntenprobleem moet hoe dan ook aandacht krijgen en kan meestal niet wachten; de discussie over domeingrenzen kan dat over het algemeen wel.

Classificeren

Je hebt een hele reeks data verzameld en je moet nu iets gaan beslissen. Daarvoor heb je een bepaalde diagnose gesteld en bij het zoeken naar een oplossing check je steeds weer je diagnose door er mogelijke alternatieven tegenover te stellen. Je wilt de oplossing hebben die het meest waarschijnlijk datgene oplevert wat je als uitkomst bij de patiënt verwacht, en je doel formuleert die uitkomst. Die verwachtingen (je verpleegdoel) heb je op grond van je analyse en diagnose al vastgesteld.

Op grond van de verwachte uitkomsten kun je een soort prioriteitenlijstje maken van mogelijke oplossingen. In die classificatie spelen natuurlijk de beroepsinhoudelijke aspecten een rol: je oplossing moet vakinhoudelijk correct, haalbaar en uitvoerbaar zijn. Dus kijk je in de daarvoor beschikbare bronnen (richtlijnen, standaarden, handboeken, onderzoeksresultaten) of de oplossing 'deugt' en kijk je op de werkvloer of jullie de competenties, middelen en mogelijkheden hebben de oplossing uit te voeren. En niet op de laatste plaats kijk je of de oplossing past bij je patiënt; de criteria dus die we hiervoor hebben beschreven.

Soms rolt er een oplossing uit die werkelijk aan de top staat, soms zijn er alternatieven die gelijke kansen lijken te hebben. De kunst is die mogelijke oplossingen met elkaar te vergelijken. Welke is het beste onderzocht of komt het best uit onderzoeken? Wat is hun verwachte bijdrage aan het doel dat je jezelf stelt? Wat past het best bij de patiënt? Wat kosten de verschillende oplossingen aan tijd, energie en geld voor alle betrokkenen, en wat leveren ze op? Hoe complexer het probleem, des te eerder je hierover in overleg moet gaan met anderen! Uiteindelijk blijft er één oplossing over die voor jou als professional op de eerste plaats komt en je hebt misschien een paar alternatieven die wat minder sterk uit de bus komen. Daarmee kun je het gesprek met je patiënt aangaan.

Samenwerking

Samenwerken heeft altijd twee dimensies: de samenwerking met de patiënt en eventueel met zijn naasten en de samenwerking van de betrokken beroepsbeoefenaren.

Onderzoek wees uit dat toenemende participatie van en samenwerking met patiën-ten geleid hebben tot *patient outcomes*, zoals toegenomen tevredenheid met de zorg, toename van het gevoel controle te hebben over de gezondheid van de patiënt, toege-nomen gevoelens van welbevinden en een betere therapietrouw (Dalton 2002).

Dalton ontwierp een model dat verpleegkundigen kan helpen in het doordenken van de samenwerkingsstappen in de driehoeksrelatie patiënt-mantelzorger-verpleeg-kundige (figuur 8.1).

Als naasten (mantelzorgers) bij de besluitvorming betrokken moeten worden, is de eerste stap om vast te stellen of de patiënt daar wel op zit te wachten. Dus om vast te stellen of je er wel of niet toe over moet gaan zul je goed moeten kijken naar factoren die gerelateerd zijn aan de patiënt, de naaste en de verpleegkundige. Want tussen die drie moet het 'kloppen'. De verhouding die eruit voortvloeit wordt beïnvloed door de houding die alle drie de partijen hebben ten aanzien van de samenwerking, en door het type besluit dat genomen moet worden. De mogelijkheden om samen te werken worden beïnvloed door de aard van de coalitie die is ontstaan en door de manier waarop de besluitvorming is georganiseerd. Het niveau van de samenwer-king wordt beïnvloed door de mogelijkheden die ervoor bestaan. En het niveau van de samenwerking bepaalt niet alleen de patient outcomes maar ook de outcomes voor de naaste en voor de verpleegkundige (Dalton 2002).

Opdracht 8.2

Kijk aan de hand van het model van Dalton eens terug naar een situatie waarin je samen met de patiënt en zijn naaste(n) een beslissing hebt genomen over een relatief complex probleem. Begin met de resultaten (outcomes) en redeneer aan de hand van het schema terug waarom de resultaten zo geworden zijn. (Tip: neem een situatie waar je met tevredenheid op terugkijkt, daar kun je heel veel van leren voor andere situaties!)

Niets in de zorg gaat zonder dat er op één of andere manier andere zorgverleners bij betrokken zijn. Er zijn wel gradaties in beslissingen en in het overleg dat daarbij nood-zakelijk is. Beslissingen over relatief weinig complexe situaties, die ook nog eens duide-lijk verpleegkundig zijn, vergen afstemming binnen het team waarin je werkt. Om ver-pleegdoelen te bereiken, moeten alle neuzen dezelfde kant op staan, want je verwacht dat alle collega's volgens dezelfde afspraak werken. Niet dat iedereen maar steeds voor zichzelf een beslissing neemt, met het risico dat er geen continuïteit is in het aanbod, dat de patiënt het vertrouwen verliest in de verpleging, en dat collega's het vertrouwen verliezen in elkaar. Dus vragen die je jezelf ten aanzien van het besluit moet stellen zijn in ieder geval: heeft iedereen weet van de afspraak, staat iedereen erachter, kan iedereen dit ook, moeten we er nog overleg over hebben? Want besluiten voorbereiden en nemen is één ding, het besluit ook systematisch uitvoeren is een tweede. Ook daar

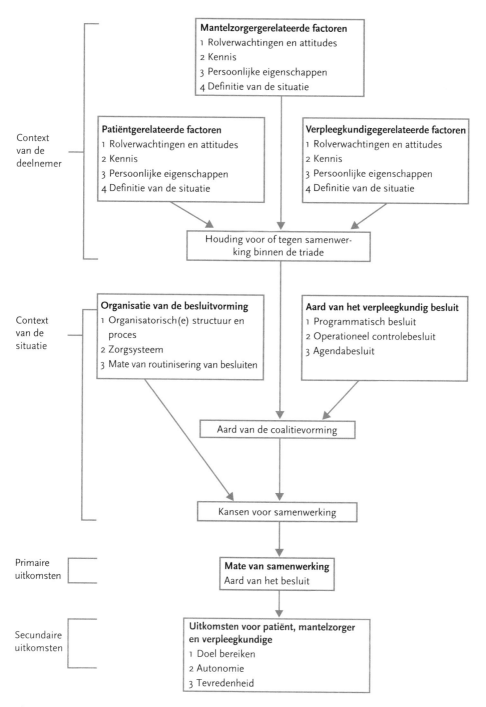

Figuur 8.1   Het overlegmodel van Dalton (2002)

moet je actief worden als dat nodig is. Het verplegen van patiënten kan namelijk alleen maar goed verlopen als binnen de organisatie van de zorg en in het zorgproces duidelijk wordt samengewerkt en afgestemd. Dat betekent: elkaar bevragen, elkaar informeren, van elkaar leren en elkaars inzet ondersteunen. Hoe complexer het praktijkprobleem en hoe omvattender het besluit invloed heeft op het leven van de patiënt en op de organisatie van de zorg aan de patiënt, des te belangrijker deze samenwerking wordt. In sommige gevallen moet je besluiten ook niet alleen nemen maar in samenspraak met het team. Dat kan dus ook betekenen het interdisciplinaire team!

Soms is een besluit in een fractie van een seconde genomen, omdat er direct gehandeld moest worden. Ook in een dergelijk geval speelt de samenwerking een rol: anderen moeten weten wat je gedaan hebt en waarom, en er moet gekeken worden naar hoe het verder moet. Dus wordt er gezamenlijk gereflecteerd op de onverwachte toestand, worden gegevens bij elkaar gebracht om te evalueren of de keuze goed was en wordt bekeken wat de volgende beslissing wordt. Vergeet daarbij niet de samenwerking met de patiënt en eventueel zijn naaste(n)!

Hulpmiddelen bij de besluitvorming
Er zijn inmiddels al heel wat hulpmiddelen ontworpen om verpleegkundigen te ondersteunen in hun besluitvorming: computerprogramma's, richtlijnen, overzichten van voorspellende indicatoren, instrumenten voor vroege signalering, beslisbomen, foldermateriaal enzovoort. Er worden in de literatuur ook voorstellen gedaan voor rekenkundige beslisbomen voor situaties die weinig voorspelbaar zijn. Dat wordt besluitanalyse genoemd. Eerst worden oplossingen gezocht die in cijfers uitdrukken wat in het onderzoek naar de oplossing de uitkomst is (bijvoorbeeld dat 16% van de deelnemers via een verpleegkundig spreekuur ophield met roken, tegen 13% met telefonische begeleiding). Anderzijds kun je de patiënt vragen op een schaal van 1 tot 100 uit te drukken hoeveel procent kans hij denkt te hebben op stoppen via het spreekuur en hoeveel procent kans op stoppen via de telefoon. Met een bepaalde formule kun je vervolgens berekenen welke van beide oplossingen voor die patiënt de beste lijkt (zie daarvoor het artikel van Dowding & Thompson (2009), die werken dat met een aantal afbeeldingen duidelijk uit). Een soort van kansberekening dus. In het voorbeeld van Dowding & Thompson is de uitkomst overigens dat bij de patiënt in kwestie het telefonisch aanbod de meeste kans van slagen heeft: het is dus niet automatisch zo dat wat uit de literatuur als beste naar voren komt ook voor een individuele patiënt het beste is!

Theorieën en modellen zijn belangrijke hulpmiddelen bij het structureren en beslissen. Er zit altijd een aantal kanten aan een verhaal, er zijn verschillende perspectieven die je in beeld moet brengen, maar waar hoort nu wat? Een voorbeeld van een dergelijk model zie je in figuur 8.2. In het hart van het model staat waar het in essentie om gaat: je verzamelt van alles, je oordeelt, je neemt een besluit en

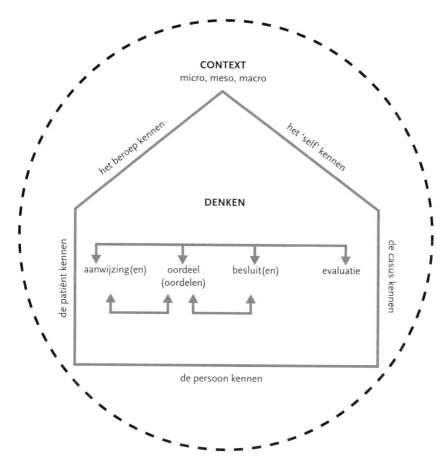

Figuur 8.2 Schematische weergave van het Schematic Representation of the Situated Clinical Decision-Making Framework (Gillespie & Paterson 2009)

je kijkt of het gewerkt heeft, of je je verpleegdoel bereikt hebt. In een dichte schil daaromheen zit de kennis over de patiënt, over wie je zelf bent (wat je zelf kunt), over de zorg en over mensen. En dat alles vindt plaats in een ruime context: op micro-, meso- en macroniveau. Dat geldt voor iedere beslissing die je neemt, niets gebeurt in het luchtledige.

Als je materiaal verzamelt en ordent kun je een dergelijk model gebruiken bij het denken over een passende oplossing: welke informatie hoort waar en wat betekent dat voor de kern van je patiëntenprobleem? De definitie van het Royal College of Nursing (zie inleiding en hoofdstuk 1) zei het al: verplegen is een intellectueel proces.

Je kunt ook redeneerschema's gebruiken waarin je alle gegevens die je hebt per oplossing ordent of analyseert, bijvoorbeeld door er een *mind map* van te maken. Je kunt er van alles in kwijt: ordenen en structureren van data, het opnemen van voor-onderstellingen of prognoses voor de patiënt als je met een bepaalde oplossing gaat werken, maar ook voor het evalueren van wat er uiteindelijk gebeurd is. Steeds is het principe: visualiseren van de redenering en van de factoren die hierbij een rol spelen. Je kunt daar van alles voor gebruiken: diagrammen, pijlen, verbindingsstrepen, figuren, kleuren (Paans 2012). Waarom is dat zinvol? In de eerste plaats omdat je jezelf dwingt in beeld te brengen wat je aan materiaal hebt en wat je allemaal al bedacht of gevonden hebt. Daardoor kun je rode draden ontdekken die je anders wellicht mist. Maar het kan ook helpen bij de samenwerking met collega's. Stel dat jij iets over het hoofd hebt gezien wat voor jouw beslissing wel belangrijk is, dan kan het zijn dat een collega het wel ziet en kun je je denken aanpassen. Als leidraad voor je redenering kun je dus ook de elementen van een model opnemen, zoals het model in figuur 8.2.

Het zal een beetje afhangen van de ingewikkeldheid van het besluitvormingsproces en van je eigen manier van denken om uit te vinden wat goed bij jou past. Welke oplossing je in het begin ook kiest, alle begin is moeilijk. Je moet je een aantal vaardigheden nog eigen maken en dat kost per definitie tijd! Er komt een moment waarop je de hulpmiddelen alleen nog maar nodig hebt om nieuwe collega's op weg te helpen.

Opdracht 8.3
Spreek met een aantal collega's of studiegenoten af dat jullie van elkaar willen leren. Zoek een van de hier genoemde hulpmiddelen bij de besluitvorming uit en laat iedereen op zijn eigen manier aan de slag gaan met die oplossing. Vergelijk ieders aanpak, daar kun je veel van leren! Eventueel ook dat het hulpmiddel voor jou geen hulp is ...

8.2 OPLOSSINGEN IDENTIFICEREN
In de voorgaande teksten werd al een aantal keren verwezen naar manieren waarop je oplossingen voor je patiëntenprobleem kunt identificeren, en dat is een kunst apart. Hierbij komen allerlei dingen samen: het zorgproces, de competenties, kennis en ervaring van de verpleegkundige, en de wensen en behoeften van de patiënt en zijn naasten. In deze paragraaf werken we uit hoe die elementen zich tot elkaar verhouden, gericht op het identificeren van mogelijke oplossingen.

8.2.1 Oplossingen identificeren: ervaringskennis en afdelingsroutines
Soms lijkt het wel een beetje alsof het wiel opnieuw moeten worden uitgevonden en alsof er geen basisarsenaal aan oplossingen bestaat waaruit je zou kunnen putten. Niets is minder waar, professionals zouden geen professionals zijn als ze niet zouden kunnen beschikken over een breed repertoire aan mogelijke oplossingen. Hoe meer ervaren mensen in hun vak zijn, des te sneller ze een voorstel kunnen formuleren. Ze hebben die situatie al eerder gezien en weten wat ze toen gedaan hebben en met welk effect. Ze vinden dat al zo logisch dat ze er vaak moeite mee hebben precies onder woorden te brengen wat ze nu eigenlijk op grond van hun ervaring echt weten. Ze beschikken over impliciete kennis en hun oplossingen maken deel uit van

een patroon. Daarnaast bestaan er in iedere werksetting afspraken over wat als standaard gezien wordt voor een bepaald patiëntenprobleem. Die combinatie helpt je als
beginnend beroepsbeoefenaar enorm; je hoeft het wiel niet uit te vinden maar kunt
navraag doen; je gaat op zoek naar *care as usual*. Maar voor jou en je collega's geldt
dat jullie wel kritisch moeten blijven. Zelfs bij care as usual zijn er wel eens foute
keuzes gemaakt die niet onderkend zijn en die nu ineens als standaardmogelijkhe-
den aangeboden worden. Soms is nieuwere kennis beschikbaar, waardoor je dingen
wel anders *moet* gaan doen dan in de routine of in de gedachten van mensen leeft
(prescriptieve kennis: als je er niet naar handelt, berokken je patiënten schade) of
waardoor je meer alternatieven hebt (descriptieve kennis: kennis die jouw keuzere-
pertoire uitbreidt). En soms zijn de routines zo ingesleten dat automatisch voor alle
patiënten dezelfde keuzes gemaakt worden en men vergeet te kijken naar de individuele behoeften en mogelijkheden. Kortom: ervaringskennis en routine helpen je.
Zoek dus naar de gangbare praktijken, maar blijf ze kritisch bekijken!

8.2.2 Oplossingen identificeren: evidence-based practice, best practice en benchmarking

We hebben het al eerder gezegd: professionaliteit wordt bepaald door vakkennis. Als een patiënt steeds agressief wordt en jij wilt naar een goede oplossing
toewerken, dan helpt het je niet dat je op een goede manier relaties kunt aangaan. Je moet ook iets weten van ziektebeelden en/of psychologie (waarom wordt
iemand agressief?), je moet agogisch kunnen handelen (hoe voorkom ik dat ik als
een rode lap op een stier werk met mijn benadering?) en je moet kennis hebben
van 'standaard' oplossingen en hoe je die uitvoert. Die kennis kun je iedere dag
opvijzelen door ook te kijken bij andere afdelingen, bij andere instellingen en in
de literatuur. Bij benchmarking draait het om: wat doen anderen in vergelijkbare
situaties en kan ik daar wat mee? En als ik vergelijk wat wij doen en wat anderen
doen, doen wij het dan beter, net zo goed of minder goed? En valt dat te verklaren?
Dat zul je niet zo snel doen voor laagcomplexe beslissingen, maar wel als je merkt
dat bepaalde problemen vaker voorkomen en dat er niet echt een goede oplossing
voor is.

Sleutelbegrippen in professionele zorg zijn *evidence-based practice* en *best practice*:
patiënten hebben er recht op dat ze naar de laatste stand van kennis verzorgd worden. Wat betekenen deze begrippen? In de jaren negentig stelde de Canadese arts
Sackett vast dat er veel medisch onderzoek werd gedaan waarvan de uitkomsten
niet aan het bed kwamen. Hij introduceerde het begrip *research-based practice* en
stelde dat patiënten daar recht op hadden. Daardoor ontstond veel discussie; de artsen beriepen zich op hun klinische blik. En van patiënten was bekend dat ze lang
niet altijd onderworpen wilden worden aan wat 'de laatste stand van kennis' was.
De definitie verschoof naar evidence-based practice: een combinatie van evidence,
professionele ervaringskennis en voorkeuren van de patiënt bepaalde de keuzes

voor de dagelijkse praktijk. Evidence werd ook breder gezien dan alleen research, ook andere vormen van bewijs werden meegenomen. En verbonden met evidence-based practice ontstond vervolgens het begrip best practice, waar nog een paar dimensies aan werden toegevoegd: de context, maar ook benchmarking. Best practice is een meer situationeel concept: de gegevens van de patiënt spelen een hoofdrol, de kennis en ervaring van de professional zijn cruciaal, gegevens uit onderzoek, en evaluaties, het beleid en de middelen van de organisatie spelen een rol. Samen vormen die gegevens de basis voor professionele besluitvorming (zie ook het model van Brown in hoofdstuk 1). Een praktisch voorbeeld: een instelling die net een grote partij antidecubitusmatrassen heeft gekocht zal deze niet weggooien als uit onderzoek blijkt dat er betere matrassen zijn. Professionals moeten dan het beste halen uit wat voorhanden is en mogelijk nog andere maatregelen treffen om de tekorten van die matras te compenseren. Om te voorkomen dat je als instelling kunt zeggen: 'Dat wij met ons personeelstekort en te laag opgeleide mensen toch maar 80% decubitus hebben valt eigenlijk best mee, want gegeven de omstandigheden kunnen we niet beter', bestaat benchmarking. Dat wil zeggen: een dergelijke instelling wordt vergeleken met vergelijkbare instellingen. Als die instelling een veel lager percentage decubitus heeft, dan klopt je redenering niet en doe je iets fout.

Best practice is een wat lastig concept omdat het op twee verschillende niveaus wordt gebruikt. In het model van Brown (hoofdstuk 1) wordt duidelijk dat de beroepsbeoefenaar een besluit neemt dat voor die ene, specifieke patiënt best practice is: het allerbeste dat, gegeven alle omstandigheden, mogelijk is. Daarnaast zie je in de vakliteratuur dat maatregelen die goed voor een groep vergelijkbare patiënten kunnen gelden, die goed onderzocht en getest zijn en die voor die groep gemiddeld genomen tot goede resultaten leiden, ook best practices genoemd worden. Best practices, in deze betekenis gebruikt, vallen in het schema van Brown onder de vooraf bekende kennis: alle kennis die je als hulpmiddel voor een goed besluit voor jouw specifieke patiënt kunt gebruiken.

Bij evidence-based practice en best practice gaat het dus om 'interventies met bewezen waarde': er is onderzoek naar gedaan en dat onderzoek zegt iets over de werking van die interventie. Als je speurtocht naar mogelijke oplossingen voor jouw patiëntenprobleem op de afdeling niet de gewenste resultaten heeft opgeleverd, of als je merkt dat het team er niet zeker van is of dat eigenlijk wel de beste oplossingen zijn, dan moet je de literatuur induiken om oplossingen te identificeren. Helaas heeft niet iedere instelling abonnementen op goede onlinedatabanken, maar een databank als PubMed is ook zonder abonnement te raadplegen en er zijn ook veel onlinetijdschriften die openstaan voor geïnteresseerden. Je kunt deze, met de juiste trefwoorden, via Google Scholar vinden. Nederlandstalige vakliteratuur voor de verpleegkunde is terug te vinden via het programma Invert, maar daarvoor is een abonnement wel noodzakelijk.

Er zijn twee mogelijkheden bij het zoeken. Een en ander hangt af van het aantal oplossingen dat je al via de afdelingsroutines en de ervaringen van jezelf en van anderen hebt gevonden. Als je al oplossingen hebt gevonden, stel je andere vragen aan de literatuur dan wanneer je via je collegae en de afdelingsroutines nog geen oplossingen hebt gevonden. Stel dat je een paar oplossingen hebt gevonden, dan kun je die met elkaar vergelijken. Heb je geen oplossingen dan moet je daarnaar op zoek gaan. Dat vergt een beetje oefening in het formuleren van de juiste zoekwoorden. Bij de zoektocht naar mogelijke oplossingen is dat iets meer puzzelen dan bij het vergelijken van twee therapieën. In het eerste geval blijf je heel open: je begint met woorden die je diagnose aanduiden, synoniemen daarvoor, of begrippen die er tegenaan liggen. In databanken kun je gebruikmaken van de begrippen *AND* en *OR*, zodat je al in één zoekronde een beeld krijgt van wat er voorhanden is bij die bepaalde diagnose. Maar je wilt een oplossing, je wilt weten wat werkt. Daar passen woorden bij als behandeling, remedie of therapie. Soms moet je bij deze techniek wat spelen met zoekwoorden. Je zult merken dat je ook veel informatie krijgt waarnaar je niet op zoek bent. Maar meestal voldoet deze methode om oplossingen te identificeren. Soms krijg je direct al goede artikelen die je een heel eind verder op weg kunnen helpen. Vaak neem je steekwoorden uit de oplossingen om te kijken of er al veel onderzoek naar gedaan is. In dat geval is het handig om ook de verwachte uitkomst van de interventie, zoals je die graag voor jouw patiënt zou zien, toevoegt. Vooral als je veel literatuur vindt, reduceert dat het aantal treffers. Het is niet uitzonderlijk dat je in deze open zoektocht materiaal tegenkomt op basis waarvan je nog een keer kritisch gaat kijken naar je diagnose. Soms word je door het gevonden materiaal op ideeën gebracht waar je eerder niet aan hebt gedacht.

Opdracht 8.4

We nemen een simpel voorbeeld. Je hebt een zware tijd achter de rug en je hebt al een paar weken last van spanningshoofdpijn (hoofdpijn en een stijve nek). Je wilt weten wat mogelijke oplossingen zijn om er vanaf te komen. Je hebt geen beschikking over databanken, dus je gebruikt Google Scholar. Formuleer zoekwoorden in het Nederlands en kijk wat je vindt. Doe datzelfde in het Engels.

Vermoedelijk heb je als behandelingen verschillende therapieën gevonden, zoals medicinale, manuele of cognitieve therapie en heb je ontdekt dat cervicogene hoofdpijn iets anders is dan spanningshoofdpijn.

Dat betekent nog niet dat je al weet wat voor jouw spanningshoofdpijn de beste oplossing zou zijn. Je zult die therapieën dan ook met elkaar moeten vergelijken. Een simpele methode om daar een zoekstrategie voor uit te zetten is de PICO (*patient, intervention, comparison, outcome*). Daarmee kun je steeds twee interventies met elkaar vergelijken. Als we bij opdracht 8.4 blijven, zou dat kunnen zijn: een jonge vrouw/man met spanningshoofdpijn (= P), manuele therapie (= I), pijnstillers (= C), geen hoofdpijn (= O). In een zin zou dat zoiets kunnen zijn als: levert manuele therapie bij een jonge vrouw/man met spanningshoofdpijn betere pijnreductie dan pijnstillers? Nu je weet dat in je zoekstrategie steeds woorden moeten staan die de diagnose aangeven (met eventuele synoniemen of verwante woorden), noem je manuele therapie en pijnstillers, en gebruik je woorden als pijn, pijnreductie en vermindering van pijn. Je moet de trefwoorden zo samenvoegen dat je, als het even kan, artikelen krijgt waarin beide interventies voor die doelgroep met die uitkomst worden vergeleken. Mocht in je diagnose ook snelheid van de werking een rol spelen (ik wil graag snel van mijn hoofdpijn af), dan kun je daar bij de outcome ook een trefwoord van maken. Daarin zitten namelijk de criteria op basis waarvan je beide oplossingen gaat vergelijken. Je moet dus heel goed weten waar je naartoe wilt werken! En als je wel vier verschillende oplossingen vindt, dan kun je het aantal C's eventueel opvoeren; soms vind je die zelfs in één artikel. Maar meestal is het handiger om de procedure nog een keer te herhalen met beide andere interventies, en dan eventueel nog twee herhalingen met de interventies die je nog niet met elkaar vergeleken had, hoewel dat laatste vaak al niet meer nodig is omdat je al veel gegevens hebt die je naast elkaar kunt leggen.

Dat naast elkaar leggen is een kunst apart. Stel je voor: je vindt een review van een paar jaar geleden waarin alle onderzoeken naar pijnstillers bij spanningshoofdpijn zijn samengebracht en waar een conclusie over de effectiviteit van die verschillende pijnstillers aan verbonden is. Reviews staan in hoog aanzien als het gaat om de bewijskracht. Misschien vind je een paar onderzoeken waarin pijnstillers vergeleken worden met manuele therapie, maar vind je geen review. En misschien vind je onderzoeken waarin alleen naar manuele therapie wordt gekeken. Dan ontstaat de vraag wat nu 'een interventie met bewezen waarde' is. Hoe dan ook: als jij bezig bent met het vinden of wegen van een oplossing voor jouw patiënt dan ben je geen onderzoeker en hoef je geen diepgaande vergelijking te maken van allerlei verschillende onderzoekstechnieken. Je hoeft op dat moment geen analyse te maken of de in het artikel gebruikte methode wel bij de onderzoeksvraag paste en of het onderzoek wel valide en betrouwbaar is. Dat doe je als je als onderzoeker een uitspraak wilt doen. Jij wilt nu bestaand onderzoek bekijken op bruikbaarheid voor jouw specifieke patiënt. Dan gelden andere vragen en waarnemingen, bijvoorbeeld hoe vaak iets is onderzocht. Het maakt voor de bewijskracht uit of een bepaald onderwerp vaak onderzocht is met gelijke uitkomsten of dat je maar één of twee onderzoeken hierover vindt. Dat betekent niet automatisch dat de meer onderzochte oplossing per definitie ook beter is voor jouw situatie; je weet alleen iets over de mate waarin iets onderzocht is. De grootte van het onderzoek is van belang. Soms vind je wel veel onderzoeken met steeds kleine steekproeven, soms vind je een groot onderzoek met heel veel deelnemers. Dan is het aantal onderzoeken niet per se doorslaggevend. Je moet wel even kijken naar de methodiek. In kwantitatief onderzoek kan een grote steekproef heel veel betekenis hebben, in kwalitatief onderzoek is de grootte van de steekproef per definitie kleiner en ook minder belangrijk omdat het om een ander soort kennis gaat. Dus denk niet al te snel dat een onderzoek meer waard is omdat er duizend mensen aan meededen. Kijk goed naar de methode; deze moet altijd in relatie staan tot de vraag die jij stelt aan het materiaal. En daarmee hangt de derde vraag samen: waar is de vergelijkbaarheid het grootst, of anders gezegd, welk onderzoek komt het dichtst in de buurt van jouw probleem en diagnose?

Als je zou rangschikken op bewijskracht komt de goed onderzochte oplossing die het dichtst staat bij jouw probleem en diagnose op de eerste plaats. Nog steeds wil dat niet zeggen dat het daarmee ook voor jouw patiënt de beste oplossing is!

Opdracht 8.5

Neem twee interventies voor spanningshoofdpijn (zie het voorbeeld hiervoor), formuleer een PICO en probeer vast te stellen welke van beide interventies de beste bewijskracht heeft. Denk er vervolgens over na of jij wat voelt voor de oplossing die er als beste uitkomt of dat je toch een andere voorkeur hebt. Beredeneer waarom dat zo is.

8.3 EEN BESLUIT NEMEN: HOE DOE JE DAT EN MET WIE?

Als we samenvatten wat in de voorgaande hoofdstukken en in dit hoofdstuk aan de orde is geweest, hebben we al een redelijk overzicht van het besluitvormingsproces. Je weet wat het probleem van jouw patiënt is, je hebt gegevens verzameld, je bent tot een diagnose gekomen, je hebt een verpleegdoel voor ogen, en je hebt nagedacht over mogelijke oplossingen. Daarvoor heb je je eigen kennis aangesproken, de kennis die aanwezig is op de afdeling in de vorm van de ervaringen van collega's en de afdelingsroutines (de richtlijnen, standaarden en protocollen), eventueel de kennis van 'de buren', en je bent op zoek gegaan in de literatuur. Je hebt een lijstje gemaakt van wat volgens de literatuur de beste oplossing lijkt, maar je weet dat dit nog niet betekent dat het automatisch ook die oplossing wordt.

Je hebt nu al het materiaal voorhanden en als professional weet je nu wat kan gaan bijdragen aan het bereiken van het verpleegdoel; het uur U is aangebroken. Er moet een beslissing genomen worden. Nogmaals: de zorg bestaat uit een groot aantal interventies, maar gelukkig is het niet zo dat alles even intensief voorbereid of besproken moet worden. Het zou ook erg vermoeiend worden als we bij iedere handeling het hele hiervoor beschreven proces moeten doorlopen. Aan de andere kant: professionals moeten zich er altijd van bewust blijven dat wat voor hen routine is geworden voor de patiënten helemaal niet het wensmenu kan zijn. En dan kunnen kleine dingen een grote impact hebben op het vertrouwen en het welbevinden van de patiënt en zijn naasten! Ook het werken volgens bepaalde routines is een besluit en ontslaat je niet van de plicht na te denken en af te stemmen met de patiënt. En nog eens voor de duidelijkheid: we hebben het hier niet over ad-hocbeslissingen die in een ongeplande situatie snel genomen moeten worden.

Beslissingen met een behoorlijke impact voor de patiënt worden altijd genomen in samenspraak met de patiënt en eventueel zijn naasten. Jij hebt een reeks van alternatieven, in een voorkeursvolgorde voor jou als professional. Die mag je niet dwingend opleggen; je moet daar open over communiceren. Zorg dat mensen weten wat vanuit jouw professionele perspectief de alternatieven zijn, peil of zij nog andere mogelijkheden zien, bespreek wat de voor- en nadelen van alle alternatieven zijn, en geef hun tijd erover na te denken of met een kind of partner te overleggen. Spreek niet direct jouw voorkeur uit, tenzij de mensen daar om vragen. Zie de patiënt en zijn naasten als partner in het proces en behandel hen ook zo!

8.4 SAMENVATTING

Een oplossing kiezen is natuurlijk het gemakkelijkst wanneer er een prescriptie voorhanden is; als dat en dat zich voordoet *moet* altijd het volgende gedaan worden. In de praktijk is dat maar zelden het geval. En het is ook maar zelden zo dat zich maar één mogelijke oplossing aandient; vaak heb je de keuze uit meer oplossingen. In dit hoofdstuk hebben we gekeken naar de criteria die bij het maken van een keuze een rol spelen. Criteria bewegen zich op twee gebieden. Allereerst de patiënt en zijn context, als tweede de context waarbinnen het besluit wordt genomen. Criteria die in ieder geval een rol spelen bij (het verkennen van) oplossingen voor een praktisch patiëntenprobleem zijn: autonomie, patiëntenparticipatie, patiëntveiligheid, welbevinden en het leven van het leven van alledag. Iedere mogelijke oplossing moet worden afgemeten aan deze vijf criteria. Daarbij komen nog criteria die specifiek met de situatie van de patiënt te maken hebben. De patiënt en zijn naasten worden ook geconfronteerd met besluiten die zij of hun naasten moeten nemen en ook daar vloeien weer elementen uit voort waarover meegedacht en meegesproken moet worden. Criteria die te maken hebben met de context waarbinnen besluiten genomen worden zijn: beroepsdomein, classificatie en samenwerking. Anders geformuleerd: weet ik zeker dat ik beslissingen neem op het terrein waarop ik die bevoegdheid heb, kan ik een classificatie maken van de bruikbaarheid van mogelijke oplossingen, en wat zijn de consequenties van mijn keuze voor, tijdens en na het doorvoeren van de oplossing voor de samenwerking met alle betrokkenen? We hebben gekeken naar hulpmiddelen die je kunt gebruiken om tot een goede keuze te komen: de functie van theorieën en de modellen daarbij, en het gebruik van redeneerschema's of mind maps. Omdat patiënten recht hebben op de beste zorg, naar de laatste stand van kennis en passend bij hun eigen behoeften, hebben we gekeken naar hoe je evidence-based oplossingen kunt identificeren, naar best practices en naar de rol van benchmarking. Dan heb je het moment van je definitieve besluit bereikt en kun je het gaan uitvoeren. Dat we in dit boek meer dan honderd pagina's nodig hebben om tot dat moment te komen, zegt niets over de snelheid waarmee dit soort processen zich in de praktijk afspelen.

LITERATUUR

Balneaves, L.G. & B. Long & L. Balneaves. An embedded decisional model of stress and coping: implications for exploring treatment decision making by women with breast cancer. *Journal of Advanced Nursing* 30 (1999), nr. 6, pp. 1321-31.

Brown, S.J. Managing the complexity of best practice health care. *J Nurs Care Qual* 15 (2001), nr. 2, pp. 1-8.

Dalton, J.M. Development and testing of the theory of collaborative decision making in nursing practice for triads. *Journal of Advanced Nursing* 41 (2003), nr. 1, pp. 22-33.

Dowding, D. & C. Thompson. Using decision analysis to integrate evidence into decision making. *Evidence Based Nursing* 12 (2009), nr. 4, pp. 1.

Florin, J. & A. Ehrenberg & M. Ehnfors. Clinical decision-making: predictors of patient participation in nursing care. *Journal of Clinical Nursing* 17 (2008), nr. 21, pp. 2935-44.

Gillespie, M. & B.L. Paterson. Helping Novice Nurses Make Effective Clinical Decisions: The Situated Clinical Decision-Making Framework. *Nursing Education Perspectives* 30 (2009), nr. 3, pp. 164-70.

Moser, A. & R. Houtepen & H. van der Bruggen, e.a.. Autonomous decision making and moral capacities. *Nursing Ethics* 16 (2009), nr. 2, pp. 203-18.

Poll, W. van der. Autonomie, daar gaat het om. Interview met filosoof Rutger Claassen. Trouw (3 januari 2012), De Verdieping, pp. 6-7.

Raad voor de Volksgezondheid en Zorg. *Gezondheid* 2.0. Raad voor de Volksgezondheid en Zorg, Den Haag 2010, http://rvz.net/uploads/docs/Advies_-_Gezondheid_20.pdf.

Kijk voor verdieping op www.StudieCloud.nl

9 Het plannen en uitvoeren van een besluit

Er is een besluit genomen: je hebt op grond van alle afwegingen en in overleg met de patiënt en eventueel zijn naasten vastgesteld wat het moet gaan worden. Daarmee ben je er in de meeste gevallen niet. Aangezien jij meestal niet de enige bent die zorg aan de patiënt geeft moet je ervoor zorgen dat alle andere zorgverleners weten van het genomen besluit en dat besluit ook dragen en uitvoeren. Daar hapert het nog wel eens. Een gevolg daarvan kan zijn dat ieder op zijn eigen wijze het probleem van de patiënt benadert en ieder voor zich tot een oplossing komt en die uitvoert. Daarmee gaat de continuïteit van de zorg verloren en wordt de patiënt geconfronteerd met allerlei verschillende benaderingen of handelingen, wat er weer toe kan leiden dat deze het vertrouwen in de zorgverleners verliest, of dat de naasten het gevoel krijgen dat ze hun geliefde moeten beschermen tegen mogelijke fouten. Kortom: je moet weloverwogen te werk gaan. Wat moet je plannen om ervoor te zorgen dat in het team alle neuzen dezelfde kant op staan en hoe waarborg je dat het voorgenomen besluit ook correct wordt uitgevoerd? Daarover gaat dit hoofdstuk.

9.1 PLANNEN

Eigenlijk lijkt het allemaal heel simpel. Je schrijft in de documentatie welke interventie op grond van alle afwegingen en contacten met de patiënt overeengekomen is en dan mag je ervan uitgaan dat iedereen weet wat er gepland is en wat daarmee moet gebeuren. De werkelijkheid is echter weerbarstiger.

> **Casus**
>
> De heer Huigens heeft een buikoperatie ondergaan. Omdat er complicaties optraden heeft hij voorlopig bedrust. Hij ligt meestal in een glooiende houding in bed, gesteund door een paar kussens. Hij heeft veel pijn en beweegt weinig wegens die de pijn. Hij is ook een beetje bang dat er dan iets met het infuus, de katheter en de drains misloopt. Verpleegkundige Amber ziet bij de

wasbeurt 's morgens dat hij drukplekken begint te ontwikkelen op hielen, stuit en schouders. Ze heeft daar met de heer Huigens over gesproken, en ze hebben uitgeprobeerd of wisselligging in een 30 gradenpositie vanwege de buikwond en de slangen mogelijk was. Dat bleek het geval. Amber heeft uitgelegd hoe ze de slangen zo kon fixeren dat er niets zou afknellen of losraken. Dat stelt de heer Huigens gerust. Ze spreken af dat hij een antidecubitusmatras krijgt, dat een wisselliggingsschema gehanteerd gaat worden van iedere drie uur wisselen van houding, en dat de verpleging in de gaten zal houden dat de onderlaag goed absorbeert en geen kreukels en oneffenheden heeft. De heer Huigens en zijn vrouw begrijpen goed wat het idee daarachter is, en de heer Huigens vindt het ook wel prettig, want hij begint zo langzamerhand wat pijn te krijgen, vooral aan zijn stuit. Amber beschrijft de diagnose in het verpleegplan, formuleert als doel preventie van decubitus, noteert de afspraken in het documentatiesysteem, benadrukt het belang van extra observatie van de drukplekken en maakt een aftekenschema voor de wisselligging, dat ze bij de heer Huigens op het nachtkastje legt. Ze bestelt een antidecubitusmatras en begint al met de wisselligging. In de overdracht deelt ze mee wat ze gedaan heeft, wat er nog moet gebeuren en gaat naar huis. Als zij de volgende dag voor de avonddienst terugkomt blijkt dat de antidecubitusmatras wel gekomen is, maar niet in het bed van de heer Huigens is gelegd. Het aftekenschema is, nadat zij de dag ervoor is weggegaan, niet meer ingevuld en de heer Huigens zegt dat hij nu twee keer gedraaid is omdat hij er zelf om vroeg. In de documentatie is niet terug te vinden of iemand de drukplekken verder geobserveerd heeft. Als zij bij hem de drukplekken inspecteert ziet zij dat deze roder geworden zijn. Op de stuit zit inmiddels een decubitusplekje stadium 1. De heer Huigens heeft daar veel last van. Het bed is wanordelijk en iemand heeft een celstofmatje onder de stuit gelegd dat gedraaid, gekreukeld en vochtig is door transpiratie.

De vraag is natuurlijk: wat is hier misgegaan? En omdat het een schoolvoorbeeld is van situaties in de zorg, in welk werkveld dan ook, hebben ook onderzoekers zich over deze vraag gebogen. Hoe komt het dat professionals niet dat doen wat redelijkerwijs van hen verwacht mag worden? Kun je dan volstaan met de vaststelling dat het gewoon slechte verpleegkundigen zijn of spelen er andere factoren een rol?

Opdracht 9.1

Bedenk met twee collega's waarom er bijna een dag lang niet gedaan is wat gedaan had moeten worden. Denk daarbij aan personen (de verpleegkundigen van de avonddienst, nachtdienst en dagdienst, hun kennis, vaardigheden, attitudes, geloof in hun eigen kunnen, hun sympathieën en antipathieën enzovoort), maar ook aan de organisatie van de afdeling (personeelsbezetting, logistiek, beleid, samenwerking, taakverdeling enzovoort), de sociale context (wat denken en doen allerlei andere mensen op die afdeling over en aan preventie van decubitus enzovoort) en de juridische aspecten (bevoegdheden, regelgeving enzovoort).

De onderzoekers hebben zich met dezelfde vragen beziggehouden, zij het in een wat bredere vraagstelling: het structureel invoeren van interventies of vernieuwingen voor groepen van patiënten. Evaluatie van geplande, individuele patiëntenzorg is in de verpleegkundige vakliteratuur moeilijk te vinden. Er zijn signalen van verpleegkundigen die vaststellen dat ze in het kader van het verpleegkundig proces wel diagnosticeren, doelen stellen en interventies plannen, maar dat de evaluatie ervan (hebben we bereikt wat we wilden bereiken en is dat dankzij ons of ondanks ons?) een stiefkindje is. Misschien dat dit de verklaring is voor de weinige aandacht voor het in de casus beschreven gedrag van de dienstdoende verpleegkundigen en voor al hun collega's die zich in andere situaties ook zo gedragen. Onderzoekers hebben een aantal beïnvloedende factoren geïdentificeerd, zowel op het individuele vlak als op andere terreinen.

Eerst bespreken we het individuele vlak. Deze situatie roept een heleboel vragen op die je systematisch kunt doorlopen. Bruikbaar daarvoor is een schema zoals gebruikt door Grol (2006): wat waren de bevorderende of belemmerende factoren als het gaat om oriëntatie, inzicht, acceptatie, verandering en behoud van verandering?

De eerste vraag betreft *de oriëntatie* van de verpleegkundigen. Waren ze op de hoogte van de afspraken c.q. waren ze zich bewust van de afspraken? De avonddienst was bij de overdracht mondeling geïnformeerd, maar bij een overdracht wordt vaak veel informatie gedeeld en misschien waren ze dit vergeten. Waren er noodsituaties waardoor ze niet aan alle dingen toekwamen die ze hadden moeten doen? Voelden ze zich betrokken bij c.q. waren ze geïnteresseerd in het probleem van de heer Huigens, of vonden ze decubitus zo'n 'normaal' verschijnsel dat het meer gezien werd als iets wat er nu eenmaal bij hoort? Of zijn ze gewoon onverschillig en gemakzuchtig?

De tweede vraag betreft *het inzicht* van de betrokken verpleegkundigen. Hebben ze de kennis en vaardigheden om het belang van de diagnose in te schatten, gevolgen te overzien en maatregelen uit te voeren? Sloot de formulering van Amber in de overdracht en documentatie aan bij wat de verpleegkundigen als termen kenden? Hebben ze genoeg inzicht in hun eigen werkwijze en kunnen ze dergelijke afspraken inbedden in hun planning?

Een derde invalshoek heeft te maken met *acceptatie*: zijn de dienstdoende verpleegkundigen bereid om decubituspreventie toe te passen, zien ze er de zin van in en zijn ze overtuigd van de werking? Hebben ze bij het lezen van de afspraken rondom decubituspreventie bij de heer Huigens ook de intentie gehad om te doen wat daar staat? Zijn ze bereid om een verandering in de planning te accepteren? Vinden ze Amber niet zo'n goede verpleegkundige en geloven ze daarom niet wat zij opschrijft? Of geloven ze niet dat de maatregelen die Amber wil treffen ook het gedachte effect zullen hebben?

Die laatste vraag heeft ook te maken met *veranderingen*. Misschien is er onlangs een richtlijn decubitus ingevoerd waar ze niet zo gelukkig mee zijn en is dit gedrag een vorm van 'wraak'? Hebben ze misschien op grond van vroegere kennis andere maatregelen geleerd en toegepast en dat niet gedocumenteerd? Horen de maatregelen tot de routines van de afdeling en zijn ze verankerd in de organisatie? Of viel wat Amber wilde doen eigenlijk buiten de gebaande paden en bestaande routines?

Dergelijke vragen kunnen goed dienstdoen bij de evaluatie van een voorval als dit, maar je kunt ook proactief worden en zulke vragen van tevoren bedenken: hoe staan al die individuele verpleegkundigen op mijn afdeling (in het bijzonder de mensen die na mij dienst hebben) tegenover dergelijke besluiten en welke strategieën moet ik dus bedenken om ervoor te zorgen dat ze er niet omheen kunnen en de heer Huigens dus gepaste zorg bieden? Had Amber ook de heer, en zelfs mevrouw Huigens, op een actievere manier kunnen betrekken bij de uitvoering? Er zijn ziekenhuizen/instellingen die hun patiënten een overzicht in handen geven met wanneer bepaalde handelingen moeten gebeuren en wie dat zou moeten doen. Dat maakt het voor patiënten mogelijk om tegen iemand van het personeel te zeggen: volgens mijn gegevens zou ik om negen uur dat en dat gehad moeten hebben, maar er is niets gebeurd. Kunt u dat voor mij uitzoeken? Je doet dit al in de fase van besluitvorming wanneer je volgens de RUMBA-regels kijkt of je wel een haalbare oplossing bedacht hebt.

Onderdeel van een goede planning is vaststellen wat de beste strategieën zijn om ervoor te zorgen dat wat gepland is ook werkelijk gebeurt. Misschien was documentatie voor dit team niet de beste strategie. Je kunt het rijtje oriëntatie, inzicht, acceptatie en verandering ook gebruiken om naar je team te kijken en in te schatten waar ze staan; daar kun jij je strategieën mooi op aanpassen. Als het team doorgaans beter functioneert na een mondelinge overdracht en schriftelijke overdrachten nogal eens misgaan, dan had Amber ervoor kunnen kiezen in de mondelinge overdracht nadruk te leggen op haar bevindingen en de gedachte oplossingen. Als ze het idee zou hebben dat de collega's van de diensten na haar de kennis niet hebben om een dreigende decubitus waar te nemen en preventieve voorzorgsmaatregelen te nemen, had ze een paar verklarende zinnen in de mondelinge of schriftelijke overdracht kunnen opnemen (dat is belangrijk omdat ...). Als je twijfelt aan de acceptatie van een maatregel dan heb je een wat ingewikkelder probleem; een zinnetje meer of minder in de overdracht helpt dan niet. Je hebt dan een thema bij de hand dat in een team besproken of waarover gereflecteerd moet worden: waarom accepteren ze in het team iets niet? Waarom zijn ze niet gemotiveerd? Het mag niet zo zijn dat een patiënt de dupe wordt van ongemotiveerde verpleegkundigen!

Tot nu toe ging het vooral om de individuele verpleegkundigen. Onderzoekers hebben echter ook vastgesteld, dat de sociale en organisatorische context een belangrijke rol spelen bij de vraag of mensen gaan doen wat er van hen als professional verwacht wordt. Het is lang niet altijd zo dat je de dienstdoende arts of verpleegkundige de schuld kunt geven van iets wat is misgelopen. Moet je als organisatie verbaasd zijn dat professionals de handhygiëne een beetje aan hun laars lappen als je er niet voor hebt gezorgd dat er binnen bereik wasbekkens met benodigde materialen aanwezig zijn?

Box 9.1 Handhygiëne

Een verplegingswetenschapster liep mee in een nachtdienst op een interne afdeling in een algemeen ziekenhuis. Normaal gesproken deed daar 1 verpleegkundige de nachtdienst. Aan het einde van de nacht stelde ze vast dat ze 47 keer betrokken was geweest bij situaties die met uitscheiding te maken hadden, dat ze de nachtzuster bij een aantal andere activiteiten had ondersteund, en dat zij en haar collega aan het einde van de nacht op 3 patiëntenkamers helemaal niet geweest waren. Gezien de hygiëneregels had zij voor en na de toiletperikelen van de patiënten haar handen ten minste moeten reinigen (niet desinfecteren), een handeling die volgens de handhygiëneprotocollen ongeveer 1 minuut in beslag neemt. Dat waren in haar geval ongeveer 2 × 47 minuten = 94 minuten.

Dit zijn feiten die binnen organisaties bekend zijn en dus ook in de werkplanning bedacht moeten worden. In het voorbeeld van de verplegingswetenschapper betrof het een extra persoon, normaal gesproken zou er op de afdeling één persoon aanwezig zijn geweest. Men kan zich voorstellen dat de handhygiëne een van de eerste dingen is die er bij werkdruk bij inschieten. Een organisatie die haar medewerkers in een dergelijke situatie verwijt dat zij hun werk niet goed doen, schuift de verantwoordelijkheid af. Andersom geldt dat een verpleegkundige die ziet dat de veiligheid van patiënten in gevaar komt omdat hygiëneregels door organisatorische gebreken niet nageleefd kunnen worden aan de bel moet trekken. Het gaat daarbij om maatregelen die onder de categorie 'moeten' vallen en niet onder de categorie 'keuzemogelijkheid'. Moeten, omdat het patiënten schade berokkent als je de handhygiëne niet doorvoert. Wat betekent dat voor jouw planning? In het geval van Amber betekent het dat zij had kunnen nagaan in hoeverre er tijd zou zijn voor haar collega's om een matras te verwisselen en wisselligging toe te passen en te administreren. Als je van tevoren weet dat een bepaalde beslissing het verloop van een toch al drukke dienst verzwaart, moet je nog eens goed nagaan of er andere mogelijkheden zijn. Zo niet, dan moet je bedenken wat een goede strategie is om ervoor te zorgen dat de heer Huigens zijn matras krijgt en regelmatig gedraaid wordt. Het is dan uit den boze je collega's in de categorie onwillige of slechte verpleegkundigen te plaatsen. De organisatie is verantwoordelijk voor bepaalde basisuitgangspunten en daar moet dan ook de oplossing gezocht worden. Verpleegkundigen neigen ertoe te denken dat organisaties kolossen zijn die je niet in beweging kunt brengen en waar niemand zit te wachten op kritiek. Zij lopen gewoon een stapje harder of accepteren het risico dat zij als persoon verwijten te horen krijgen over dingen die eigenlijk door de organisatie veroorzaakt zijn. Een strategie zou kunnen zijn met elkaar te kijken naar de (on)mogelijkheid van het uitvoeren van een besluit waarvan duidelijk is dat dit goed is voor de patiënt, en vast te stellen waar de organisatie de uitvoering ervan in de weg staat, en of dat incidenteel of structureel is.

Samenwerken in een team betekent ook dat je binnen een sociale context functioneert: je team is bepalend voor hoe je met elkaar omgaat, welke dingen er – al dan niet – afgesproken of *not done* zijn. Dat bepaalt ook hoe je elkaar feedback geeft.

Box 9.2 Feedback

Een Australische verplegingswetenschapper had een nieuwe baan in een voor haar nieuw ziekenhuis aanvaard. Om 'haar' afdelingen beter te leren kennen werkte ze overal een paar dagen mee. Op een van die afdelingen zeiden alle verpleegkundigen onafhankelijk van elkaar: leuk dat je meedoet, dit is een fijne afdeling, we zijn zo aardig voor elkaar! Dat maakte de wetenschapper nieuwsgierig. Waarom was dat aardig zijn zo belangrijk? Met dat in haar achterhoofd observeerde zij het team extra goed. Aardig voor elkaar zijn betekende: alles van elkaar weten, veel met elkaar delen, ook buiten diensttijd met elkaar optrekken, zoals samen de kroeg in gaan. Het betekende echter ook een gebrek aan kritisch omgaan met elkaar. Een collega aanspreken op iets wat niet goed gegaan was betekende dat je het 'aardig zijn voor elkaar' doorbrak en dus deden ze dat in dit team niet. Aardig gevonden willen worden was ook belangrijk. Hierdoor waren de teamleden geen kritische onderhandelingspartner meer in multidisciplinaire overlegsituaties. Elkaar aardig vinden werd zo een risico voor een professionele omgang met het dagelijks werk (Street 1995).

Strategieën bedenken die ertoe kunnen leiden dat de interventie die jij voorstelt ook werkelijk gedaan wordt betekent dus ook kijken naar de manier waarop een team functioneert. Word je gezien als uitslover wanneer je probeert actuele kennis over maatregelen in de dagelijkse praktijk om te zetten? Worden verpleegkundigen die een bachelor- of masteropleiding gedaan hebben gezien als positieve inbreng voor de afdeling? Worden maatregelen die jij voorstelt eigenlijk gezien als kritiek op iets wat anderen al lang gedaan hadden moeten hebben, en vindt het team 'aardig zijn' bijvoorbeeld een belangrijk concept? Dat is het soort vragen die je jezelf ten aanzien van de sociale context kunt stellen. Afhankelijk van het antwoord kun je gaan nadenken over manieren om toch gedaan te krijgen wat voor de patiënt belangrijk is. Daar valt geen recept voor te geven. In hoofdstuk 10 geven we een paar suggesties over theorieën die je kunnen helpen een situatie van samenwerken te analyseren om vervolgens je eigen rol en mogelijkheden te bepalen!

Plannen is vooruitzien. Plannen is rekening houden met allerlei mogelijke factoren die ertoe kunnen bijdragen dat wat je plant ook gedaan wordt, en het is ook rekening houden met factoren die dat in de weg zouden kunnen staan. Daarover nadenken maakt soms dat je het gevoel krijgt in een moeras terecht te komen zonder dat je weet hoe je daar weer uitkomt. Wat strategisch gezien altijd helpt om dingen voor jezelf weer op de rails te krijgen is de vraag: wat betekent het voor het welzijn en de gezondheid van mijn patiënt wanneer we dit zo laten gebeuren? Dat is een vraag die zich richt op de kern van je professionele verantwoordelijkheid. Zodra je jezelf al te zeer laat verleiden tot vragen als: vinden ze mij wel aardig, vinden ze wel dat ik het goed doe, heb je de verkeerde strategie bij de hand, want dan ben je met jezelf bezig, schiet je in de verdediging en profiteert je patiënt niet. Plannen en communiceren vanuit de patiënt is de beste strategie die er bestaat!

Het is van belang dat zichtbaar wordt wat je hebt gepland en waarom. Dat schept duidelijkheid voor iedereen en geeft je bij de evaluatie ook iets in handen om te kijken naar de inhoudelijke effecten (hebben we het geplande doel met de patiënt bereikt?) en naar het proces (hebben we daarbij gewerkt volgens de afspraken en ontstonden deze uitkomsten dankzij ons of ondanks ons?). Maar het werkt ook strategisch: als je iets plant kun je dat plan ook gebruiken om mensen te laten meedenken, om ze te overtuigen van de betekenis van jouw plan. Je kunt er de houding van je collega's mee beïnvloeden en misschien zelfs wel sturen. En achteraf kun je er in de communicatie op teruggrijpen: we hadden dat toch zo en zo gepland, maar wat hebben we uiteindelijk gedaan?

In de verpleging hebben we daarvoor de verpleegkundige documentatie, al dan niet elektronisch. Dat voorziet in zorg- of verpleegplannen en daar bestaan criteria voor. Dat plan bevat in ieder geval (V&VN 2011):

- ondersteuningsvragen, zorgproblemen en/of verpleegkundige diagnoses;
- gedelegeerde werkzaamheden en opdrachten van andere disciplines;
- interventies en andere handelingen;
- beoogde resultaten of doelen;
- de termijn waarbinnen een resultaat of doel behaald moet zijn;
- hoe wordt nagegaan of het resultaat of doel behaald is;
- wie (de onderdelen van) het zorgplan uitvoert.

De laatste drie punten zijn in deze fase van groot belang!

Maar soms kun je besluiten je plan op een andere manier kenbaar te maken dan via het dossier van de patiënt. In het geval van Amber hielp dat blijkbaar niet. Wie merkt dat de weg langs het dossier niet zo goed functioneert heeft de taak te analyseren waarom dat zo is. Analyseren betekent: kijken naar mogelijke verklaringen en nagaan welke van die verklaringen in dit ene, specifieke geval ook van toepassing zijn. Dat is om te voorkomen dat je vanuit verklaringen die je al in je hoofd hebt zitten gaat redeneren; een risico waar we allemaal snel aan blootstaan. We denken wel te weten waarom dat zo is: ach, Alysha heeft dienst, die snapt daar niets van; die collega's van mij lezen nooit iets; niemand is hier echt geïnteresseerd; daar nemen ze toch de tijd niet voor, maar wel voor koffie met een roddeltje. Maar is dat echt wel zo? Studenten die in een verpleegkundig masterprogramma een probleemanalyse moesten maken als start voor een veranderingsproces vertelden in hun aannames vooraf dat ze ervan overtuigd waren dat hun collega's de kennis misten over de gedachteverandering en absoluut een cursus nodig hadden. Tijdens de probleemanalyse bleek dat de kennis er absoluut was, maar dat de collega's geen idee hadden hoe ze in de praktijk met die kennis moesten omgaan. Moesten zij zelf het initiatief nemen? Moesten ze op een opdracht wachten, hadden ze wel het recht om dat te doen? Het werd uiteindelijk dus wel een cursus, maar met een volstrekt andere inhoud dan de studenten op grond van hun vooringenomen standpunt van plan waren. Zodra je weet waarom het informeren van collega's via het dossier er niet toe leidt dat geplande activiteiten ook plaatsvinden kun je bedenken wat dan wel goede manieren zouden zijn om ervoor te zorgen dat gebeurt wat moet gebeuren.

We laten graag een paar strategieën de revue passeren.

Het opstellen van een beheersplan

We noemden al eerder de mogelijkheid om de patiënt erbij te betrekken. Dat past in het denken over de verantwoordelijkheid die de patiënt heeft voor zijn eigen gezondheid, het is een vorm van participatie en kan een garantie opleveren dat hij in ieder geval weet wat hij van verschillende professionals zou moeten krijgen op afgesproken momenten. Een vorm van een beheersplan dus. De patiënt krijgt een brochure of een lijstje met geplande afspraken. Zoals bij de heer Huigens: dat hij iedere drie uur gedraaid wordt, op welke zij hij dan ligt en op welk tijdstip dit gepland is. Hij kan dan om half 10 tegen de dienstdoende verpleegkundige zeggen: zuster, ik moest toch eigenlijk om 9 uur op mijn linkerzij gedraaid worden omdat mijn stuit zo'n pijn doet? Voordat je dat doet moet je wel goed nadenken en oppassen dat je jouw patiënt niet verantwoordelijk maakt voor dingen die hij op dat moment niet aankan of die hij niet wil. En als je ertoe besluit de patiënt in het beheer van de planning te betrekken moet je goed met hem afspreken wat dat beheer inhoudt en wie er verantwoordelijk blijft. Het risico is namelijk niet denkbeeldig dat we zeggen: wat, geen wisselligging toegepast? Dan wil die meneer dat blijkbaar niet want hij zou zelf bewaken dat het gebeurde. Het is zijn eigen schuld dat zijn stuit nu kapot is.

Een mondelinge overdracht invoegen

Je kunt je collega's even in een kort verhaaltje vertellen hoe het met de heer Huigens gaat en dat hij zo'n last van zijn stuit heeft dat jullie overeengekomen zijn dat hij een antitdecubitus krijgt en dat je dat inmiddels besteld hebt, en dat jullie wisselligging hebben uitgeprobeerd en dat dit met alle slangen en toestanden lijkt te lukken. De toon waarop je dit doet en de franje die je aan je verhaal geeft hangen af van de mensen met wie je praat. Als je weet dat het mensen zijn die gevoelig zijn voor het persoonlijke verhaal, dan vertel je iets meer over hoe jullie tot een besluit zijn gekomen en hoe mevrouw Huigens zich in dat verhaal gedragen heeft, wat de heer Huigens tot nu toe al zelf geprobeerd heeft, en over zijn angst dat er slangen losraken. Zijn het meer zakelijke collega's, dan houd je je aan de feiten, je maakt een grap over de traagheid van de dienst die het matras moet brengen, en je legt de nadruk op het belang van het in het bed leggen daarvan. Uit een aantal onderzoeken blijkt dat verpleegkundigen erg op 'het verhaal' zijn ingesteld en dat op de gang vaak feiten over patiënten bekend zijn die niet in de overdracht of in het dossier opduiken. Maak niet de fout te denken dat dit voor álle verpleegkundigen zo is, maar je kunt dit wel in je achterhoofd houden als mogelijke strategie.

Werken met reminders

Bevestig bijvoorbeeld een plakkertje op het bed van de heer Huigens met daarop kort de interventies. Of zorg dat er een 'rode vlag' zichtbaar wordt in het computerprogramma zodra je het dossier van de heer Huigens opent. De kunst is wel daar de juiste vorm en toon in te vinden en er niet een 'in gebreke stellen' van te maken. Dat werkt vaak als een rode lap op een stier (wat plakkers op bedden plakken, ik doe heus wel wat er van mij verwacht wordt, wat denk je wel!)

Reflectie

Bij reflectie praten we over iets wat achteraf gebeurt; een vorm van evaluatie. In het geval van de heer Huigens had Amber zo'n reflectie binnen het team op gang kunnen brengen door te vertellen wat er gebeurd is met de afspraken die over de heer Huigens waren vastgelegd. Alle mensen uit het team hadden dan kunnen meedenken over de vraag waarom dit gebeurd is en hoe dat een volgende keer voorkomen kan worden.

Strategieën worden altijd bepaald door de analyses die je gemaakt hebt van de werkelijkheid. Er zijn allerlei theoretische modellen die je kunt gebruiken voor die analyse, maar ook voor wat je vervolgens wilt gaan doen om dat probleem op te lossen. Op het individuele vlak zijn dat bijvoorbeeld cognitieve theorieën, educatieve theorieën en motivatietheorieën. Als het om sociale context gaat kun je kijken naar de sociaal-lerentheorie, sociale-netwerk- en -invloedtheorieën, theorieën over teamfunctioneren, theorieën over professionele ontwikkeling of leiderschapstheorieën. De organisatorische context kan kritisch bekeken worden als je je laat leiden door theorieën over

effectieve organisatie, kwaliteitsmanagement, procestheorieën, complexiteitstheo-
rieën, theorieën over de lerende organisatie of theorieën over de cultuur van de organisatie. Hoe dan ook: alles gebeurt in een maatschappelijke context en ook daarover
vind je theorieën die je kunnen helpen bij het denken, zoals economische theorieën
en theorieën over contracteren. Als je hier meer over wilt weten, kijk dan eens naar
hoofdstuk 2 van Grol (2006) en naar de boxen 2.1 en 3.9 in dat boek.

In de planning moet je ook een vorm van 'controle' inbouwen: hoe bewaak je of wat
afgesproken is ook werkelijk wordt gedaan?

Box 9.3 Het uitvoeren van interventies

Een instelling heeft ooit veel geld uitgegeven aan het trainen van het personeel
van alle intensivecareafdelingen, om te kunnen werken met een rustgevende
interventie. Na een halfjaar bleek niemand die interventie ook maar te overwegen in afwegingen voor goede zorg aan de patiënten. Het bleek dat er ook
niemand was die in de gaten hield dat er iets met deze interventie gebeurde.
Niemand zei in een patiëntenbespreking: wat raar dat we dat bij mevrouw Pie-
tersen niet gedaan hebben, het zou zo goed voor haar zijn geweest. Ondanks
het feit dat binnen de organisatie het belang gezien werd van werken met de
interventie – zelfs zodanig dat men bereid was al het personeel in een drie-
daagse cursus te trainen – was er geen plan gemaakt hoe ervoor gezorgd kon
worden dat de patiënten voor wie de interventie bedoeld was deze ook kregen
en dat verpleegkundigen de interventie in hun repertoire zouden opnemen.
Niemand die erop lette. Het signaal dat daarmee werd afgegeven was uiteindelijk: het was allemaal niet zo erg belangrijk en niets doen had geen gevolgen
voor de professionals.

Hoe 'controle' eruit ziet, is sterk afhankelijk van het onderwerp en van het team.
Controle varieert qua vorm: formulieren waarin dingen verantwoord moeten worden, mensen die de opdracht hebben te kijken naar de manier waarop dingen worden toegepast en die collega's eventueel helpen als die onzeker zijn, en regelmatige
teambesprekingen waarin die bepaalde interventie aandacht krijgt.

9.2 UITVOEREN

Het uitvoeren van iets zonder dat er een goed plan achter zit is vol risico's. Hoe complexer een interventie binnen een organisatie is, des te groter het risico dat niet gebeurt
wat je voor ogen had. Andersom geredeneerd: wie niet werkt volgens het vastgelegde
plan loopt het risico dingen verkeerd te doen of dingen anders te doen dan collega's,
en brengt daarmee de organisatie in de war. En dat kan de patiënt schaden!

Een eerste vereiste bij een genomen besluit over een interventie is dat deze interventie ook werkelijk wordt toegepast, en wel door alle betrokkenen. Wie dat niet doet schaadt de continuïteit van zorg voor de patiënt en het wordt moeilijk om vast te stellen of de geplande interventie ook werkelijk heeft bijgedragen tot een bepaalde uitkomst bij de patiënt.

Het uitvoeren van zorg is verder de centrale beroepsrol van de beroepsbeoefenaar. Van een beroepsbeoefenaar mag verwacht worden dat hij de kennis en vaardigheden heeft om beroepsgebonden handelingen op een goede manier uit te voeren. Daarbij gaat het natuurlijk op de eerste plaats om een technisch correcte uitvoering van de handeling(en); dat is het eerste wat je van een beroepsbeoefenaar mag verwachten. Als jij je auto naar de garage brengt verwacht je vast en zeker aardige monteurs die goed met jou overleggen en je koffie aanbieden, maar als je auto na de onderhoudsbeurt niet meer start heb je een goede reden je af te vragen of de monteurs wel de kennis in huis hadden om zich met jouw auto bezig te houden. In de verpleging is dat niet anders: het is de rol van de beroepsbeoefenaar die richting geeft aan alle andere rollen die je vervult. Als je niet weet hoe een handeling gedaan moet worden moet je er niet aan beginnen en moet je een collega te hulp roepen, of je moet je op die handeling door iemand laten inwerken.

Maar techniek van handelen alleen is niet voldoende. Verplegen is veel meer dan alleen het toepassen van de juiste techniek. Je gebruikt hierbij je sociale vaardigheden, je werkt integer, je werkt samen met patiënten en collega's en je bent flexibel in de omgang! Dat mag je ook van je collega's verwachten. Als je al je voorbereidende werk goed hebt gedaan heb je al een idee of zij de kennis en vaardigheden in huis hebben om ook de juiste techniek van handelen toe te passen, en heb je al maatregelen bedacht om te waarborgen dat jouw patiënt de juiste zorg op het juiste moment en op de juiste manier krijgt. Het is de kunst evenwicht te vinden tussen de routinekanten van de handeling en de observaties die je tijdens het handelen doet. Klopt alles nog met de factoren die in het eerdere besluitvormingsproces een rol speelden? Hoe reageert de patiënt? Hoe alert ben je zelf nog tijdens het uitvoeren? Er is veel onderzoek gedaan naar factoren die invloed hebben op je prestaties bij het uitvoeren van een interventie (zie tabel 9.1). Vermoeidheid, werkdruk, angst voor extra werk, gebrek aan motivatie, 'moeilijke patiënten' of de aanwezigheid van collega's zijn factoren die een rol spelen bij de besluitvorming op zich, maar ook bij de uitvoering van het genomen besluit.

Zulke factoren kunnen van invloed zijn op je cognitieve vermogens, op je vermogen om objectief naar feiten te kijken en niet vanuit een tunnelvisie, en op je empathisch vermogen. Er zijn theorieën die aangeven wanneer er een optimale omgeving is voor het uitvoeren van je werk. Het komt erop neer dat er balans moet zijn tussen een aantal elementen (zie figuur 9.1).

Tabel 9.1 Factoren die de uitvoering van een interventie kunnen beïnvloeden (Borrel-Carrió 2004)

Extreem veel of weinig emotionele prikkels	Extreem sterke of zwakke hedonistische benadering
- Vermoeidheid	- Vijandigheid van patiënten (vooral als die indirect wordt geuit)
- Slechte klinische vaardigheden	- De professional heeft gevoelens van afwijzing of vijandigheid naar de patiënt (vooral wanneer dit niet wordt herkend)
- Tijdelijke cognitieve problemen (bijv. slaapstoornissen, alcoholconsumptie enzovoort)	- De zorgverlener heeft somatische problemen
- Gebrek aan motivatie	- Er ontstaat meer werk wanneer een bepaalde hypothese wordt bevestigd
- Urgentie om iets af te ronden	
- Overweldigende klinische werklast, extreme werklast	

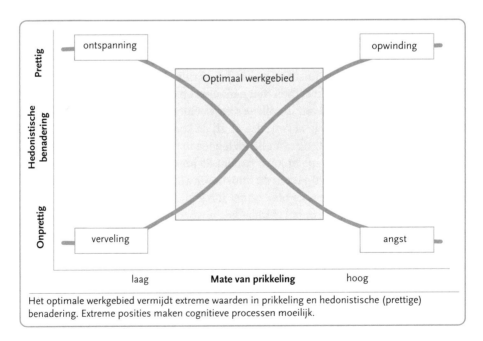

Het optimale werkgebied vermijdt extreme waarden in prikkeling en hedonistische (prettige) benadering. Extreme posities maken cognitieve processen moeilijk.

Figuur 9.1   Apter's model of emotional reversal theory (Borrel-Carrió & Epstein 2004)

Het is duidelijk dat dergelijke factoren, of een disbalans daarbij, kunnen leiden tot het maken van fouten. Het beleid van instellingen hoort gericht te zijn op het voorkomen van fouten in de patiëntenzorg. Ze zijn daar wettelijk toe verplicht, onder andere door de Kwaliteitswet zorginstellingen. Jouw taken bij de uitvoering liggen dus niet alleen op het persoonlijke vlak: ben ik bekwaam, alert, weet ik wat ik aan het doen ben?, maar liggen ook op het gebied van bewaking: hoe staat het daarbij met mijn collega's? Zijn er factoren die binnen de organisatie liggen waardoor jouw patiënt een risico loopt?

Het zijn van een verpleegkundige op hbo-niveau betekent dat je zulke dingen observeert, analyseert en ze bespreekt op de plekken en de manier waarop dat zinvol is. Dus als collega's als beroepsbeoefenaar achterblijven bij wat je van ze mag verwachten, betekent dat een bespreking met die ene collega die het betreft, of, als het team niet functioneert, een teambespreking. Als de oorzaken op het terrein van de organisatie liggen, betekent het dat je in gesprek gaat met managers; om te beginnen op je eigen afdeling. Voor beide activiteiten heb je alle gesprekstechnieken nodig die je tijdens je opleiding hebt geleerd en waarvan we er her en der in dit boek een aantal bespreken. En je moet strategisch kunnen denken: hoe kan ik het beste een dergelijk onderwerp aan de orde stellen?

Opdracht 9.1
Zoek in databanken het volgende artikel: Muir, N. (2004) Clinical decision making: theory and practice. Nursing Standard 18 (2004), nr. 36, pp. 47-52. Maak de test aan het einde ervan. Zo kun je zien of je wat je tot nu toe in dit boek bent tegengekomen een beetje hebt begrepen.

9.3 SAMENVATTING
We zeiden het al eerder: verplegen is een complex proces met vele factoren op het gebied van de inhoud van het vak en op het gebied van het proces van het uitoefenen van dat vak. Deze twee dingen, de zorg organiseren in een vloeiend proces en met een goede inhoud, kun je technisch van elkaar scheiden. Beroepsbeoefenaar zijn betekent dat je de kunst van het bij elkaar brengen en houden van die twee elementen beheerst. In dit boek behandelen we onderdelen van zowel inhoud als proces alsof dat een lineair verhaal is. Dat doen we om voor ieder onderdeel goed duidelijk te maken wat er eigenlijk op allerlei momenten een rol speelt. De werkelijkheid van de verpleegkundige zorg is natuurlijk veel complexer en laat zich niet in een rijtje proppen. In de dagelijkse werkelijkheid lopen dingen in elkaar over en ze houden zich uiteraard niet aan de volgorde die theoretici bedacht hebben. Problemen die je zou kunnen gaan krijgen bij de uitvoering van je besluit zie je al ver van tevoren aan komen en daar kun je dan al op inspelen. Bij de uitvoering loop je tegen dingen aan die je werkelijk niet had kunnen voorzien. Maar denken in bepaalde schema's kan je wel helpen bij de analyse van de dingen die om je heen gebeuren; je kunt die dingen uit elkaar rafelen en proberen er een verklaring voor te vinden. Daarna kun je gaan synthetiseren: het samenvoegen van al die afzonderlijke dingen tot een geheel dat voor jouw specifieke situatie een goede oplossing biedt.

De uitvoering ervan is eigenlijk de minst complexe bezigheid. Als beroepsbeoefenaar mag je eigenlijk geen fouten maken, en je moet dus weten waarmee je bezig bent. Je moet je goed bewust zijn van jezelf als het gaat om de staat waarin je je bevindt: je bent moe, verveeld, opgewonden, gemotiveerd, angstig of bezorgd. Maar in de eerste plaats mag je de patiënt nooit uit het oog verliezen; niet op empathisch gebied, niet als je de handeling uitvoert, niet als je jezelf en je kunnen onder de loep legt. Dat schaadt de patiënten en jij wordt daar als beroepsbeoefenaar ook niet gelukkiger van.

LITERATUUR

Borrell-Carrió, F. & R.M. Epstein (2004). Preventing Errors in Clinical Practice: A Call for Self-Awareness. *Annals of Family Medicine* 2 (2004), nr. 4, pp. 310-6.

Grol, R. & M. Wensing, M. *Implementatie - Effectieve verbetering van de patiëntenzorg.* Elsevier Gezondheidszorg, Maarsen 2006.

Muir, N. Clinical decision-making: theory and practice. *Nursing Standard* 18 (2004), nr. 36, pp. 47-52.

Street, A. *Nursing replay: Researching nursing culture together.* Churchill Livingstone, Melbourne 1995.

V&VN. Richtlijn Verpleegkundige en verzorgende verslaglegging. Verpleegkundigen & Verzorgenden Nederland (V&VN), Utrecht 2011, http://www.venvn.nl/LinkClick.aspx? fileticket=ERWLr5lzp_8 %3D&tabid=1852.

Kijk voor verdieping op www.StudieCloud.nl

10 De evaluatie van de zorg, samenwerken en dossiervorming

In dit laatste hoofdstuk bespreken we de drie belangrijkste voorwaarden voor goede zorgverlening. In de eerste plaats de evaluatie van de zorg die noodzakelijk is om steeds de zorg te verbeteren, zowel in de situatie van het moment als voor de toekomst. In de tweede plaats het samenwerken met de patiënt en met de collega's van alle disciplines. Een goede samenwerking bepaalt de kwaliteit van de zorg en is essentieel voor de veiligheid van de patiënt. Evalueren en samenwerken kan niet zonder een goede documentatie waarin alle afspraken vastgelegd zijn, zodat de zorg overdraagbaar is en transparant. Dat brengt ons bij het derde punt: dossiervorming.

10.1 EVALUATIE VAN DE ZORG

Zoals we al eerder gezien hebben begint de evaluatie al in de fase van het nadenken over een oplossing: wat willen we eigenlijk bereiken en hoe kan ik straks vaststellen of we hebben bereikt wat we voor ogen hadden? Dat laatste doen we bij de evaluatie, helaas één van de meest verwaarloosde onderdelen van het verpleegkundig proces!

Het evalueren van de zorg bestaat uit drie elementen:
- de evaluatie van het product: de mate waarin de doelstellingen bereikt zijn;
- de evaluatie van het proces: de manier waarop die doelstellingen behaald zijn;
- de evaluatie van de omstandigheden waaronder de zorg werd verleend, dit noemt men ook de structuurevaluatie.

De kwaliteit van zorg wordt bewaakt door een aantal instanties, waarvan de bekendste de Stichting harmonisatie kwaliteitsbeoordeling in de zorgsector (HKZ) is. Er wordt gewerkt met het zogenaamde PDCA-model: plannen, doen, controleren en actie.

Het woordenboek geeft als betekenis van 'evaluatie': het beoordelen van de kwalitatieve of kwantitatieve waarde of belang. In de eerste plaats gaat het bij de evaluatie van de zorgverlening om wat bereikt is in het licht van de geformuleerde doelen. Daarbij gaat het altijd om de algemene doelen, zoals veiligheid, vertrouwen en welbevinden, maar natuurlijk ook over preventie en zelfmanagement.

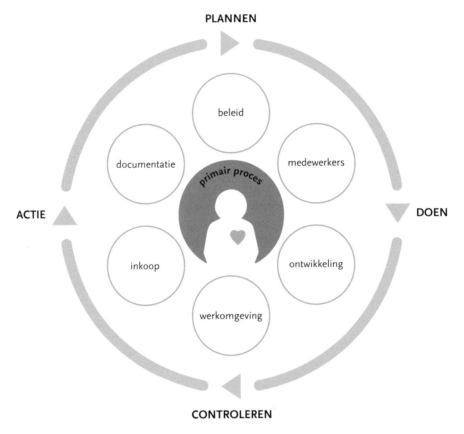

Figuur 10.1   Het PDCA-model

Samen met de patiënt wordt bekeken of de doelen behaald zijn. Daarbij worden jouw observaties en die van anderen meegenomen. Een goede evaluatie kan alleen gedaan worden als helder is wat geëvalueerd moet worden, dus als de doelen helder en waarneembaar (meetbaar) geformuleerd zijn. Dus niet: het gaat beter met de patiënt. Maar wel: mevrouw kan met hulp uit bed komen, ze kan alleen naar de wc lopen, ze is niet vaker dan een keer per week agressief, ze kan zelfstandig de voordeur opendoen, ze heeft een gesloten decubituswond. Als het gaat om het product van de zorg dan zijn dat de doelen die vooraf werden geformuleerd. Hoe duidelijker de doelen geformuleerd zijn, des te beter het mogelijk is een heldere evaluatie te maken. Of de doelen behaald zijn is afhankelijk van het verloop van de zorgvraag. Er kunnen veranderingen zijn in:

- de aard van de stressoren: de aandoening, de conditie van de patiënt in lichamelijk, psychisch, sociaal-cultureel of spiritueel opzicht, de omstandigheden;
- de zorgvraag: de oorspronkelijke zorgbehoefte is niet meer aan de orde, er is een andere zorgvraag of een afgeleide zorgvraag;
- de gestelde doelen;
- de omstandigheden.

De patiënt zal naast de overeengekomen verpleegkundige doelen vaak ook andere aspecten beoordelen, zoals de hotelfunctie in de instelling, de mate waarin hij betrouwbare en volledige informatie heeft gekregen, de betrouwbaarheid van de diensten die geleverd werden (doen mensen wat ze zeggen) en vooral de herkenbaarheid van de zorgverleners. Het is niet ongewoon dat patiënten tien tot vijftien verschillende mensen per dag te spreken krijgen, en dat kan voor de patiënt verwarrend zijn.

Een goede evaluatie maakt deel uit van kwaliteitszorg. In de meeste instellingen zal een formulier beschikbaar zijn voor het ontslaggesprek, waarop de vragen staan waarover men graag informatie wil. Kwaliteitszorg is overal een voortdurende bron van aandacht. Omdat er zoveel aandacht voor is wordt er veel over geschreven en gepubliceerd en zijn er aan elke instelling kwaliteitsmedewerkers verbonden die zich daarmee bezighouden. Kwaliteit begint natuurlijk bij jezelf, jij bent het hart van de kwaliteitszorg en het is aan jou om voortdurend bezig te zijn met het verbeteren van de kwaliteit van zorg.

10.1.1 Evaluatie van het functioneren

Verplegen is een voortdurend proces van evaluatie, hoe gaat het? Wat moet er aangepast worden? Wat loopt goed? Wat kan beter? Daarbij is het vooral belangrijk dat je steeds beter wordt in je vak. Door je handelen te evalueren kun je leren van de patiënten en van de samenwerking en zul je niet alleen steeds beter worden in je vak maar zul je er ook steeds meer plezier in krijgen. Je voelt je competent, en dat is een prettig gevoel van zelfvertrouwen waardoor je ook steeds beter wordt in het oplossen van problemen. In deze paragraaf worden een paar modellen besproken aan de hand waarvan je je functioneren kunt evalueren. Die modellen zijn in andere publicaties veel uitgebreider besproken en er zijn ook veel meer modellen beschikbaar, we geven hier alleen een aanzet.

Het gaat om:
- reflectie
- presentie
  - aandacht
- de eigenschappen van succesvolle mensen
- modellen waarmee samenwerking in kaart gebracht kan worden
  - dramadriehoek
  - kernkwadranten

10.1.2 Reflectie

Er zijn veel definities van reflectie, ze hebben gemeen dat ze allemaal gaan over: 'een vorm van nadenken, denken over denken, bewust denken' (Benammar, 2007). In elke opleiding is plaats voor reflectie, het is noodzakelijk dat je tijdens je opleiding zo veel mogelijk leert om zelfstandig te reflecteren zodat je het kunt blijven doen als je eenmaal gediplomeerd bent. Een handige manier om (zelfstandig) te reflecteren is het reflectieschema van Johns (1995).

Model van gestructureerde reflectie

Het model van gestructureerde reflectie (MSR, *model of structured reflection*) van Johns (1995) is een manier om door te dringen tot de essentie van reflectie. Het kan gebruikt worden om interactiepatronen tussen patiënten en verpleegkundigen te analyseren. Het model bestaat uit een serie vragen die je in de gelegenheid stelt de praktijk-/werkervaringen op een systematische wijze te beschrijven en te bespreken. Dit hoeven niet altijd problemen te zijn, juist van succeservaringen, dingen die goed gaan of waar je tevreden mee bent, kun je heel veel leren. De beschrijving van de reflectie is altijd gericht op het 'hier en nu' van de ervaring.

Het model omvat vijf *cue*-vragen die betrekking hebben op:
- de beschrijving van de ervaring;
- de reflectie;
- de beïnvloedende factoren;
- de gemaakte keuzes;
- het leerrendement.

Beschrijving van de ervaring
- Beschrijf hier het 'hier en nu' van de ervaring.
- Welke essentiële factoren hebben bijgedragen aan deze ervaring?
- Wat zijn de significante achtergrondfactoren bij deze ervaring?

Reflectie
- Wat wilde ik bereiken?
- Waarom heb ik gedaan wat ik deed?
- Wat waren de consequenties van mijn acties voor:
  - mijzelf?
  - de patiënt/zijn naasten?
  - de mensen met wie ik werk?
- Hoe voelde ik me bij deze ervaring toen het gebeurde?
- Hoe voelde de patiënt zich hierover?
- Hoe wist ik hoe de patiënt zich hierover voelde?

Beïnvloedende factoren
- Welke interne factoren beïnvloedden mijn besluitvorming?
- Welke externe factoren beïnvloedden mijn besluitvorming?
- Welke kennis of ervaring beïnvloedde mijn besluitvorming of zou mijn besluitvorming moeten hebben beïnvloed?

Gemaakte keuzes
- Zou ik beter/anders met de situatie hebben kunnen omgaan?
- Welke andere keuzemogelijkheden had ik?
- Wat zouden de consequenties zijn geweest van deze keuzes?

Leerrendement
- Hoe voel ik me nu over deze ervaring?
- Hoe heeft deze ervaring mijn inzichten veranderd in persoonlijk, ethisch en praktisch opzicht?
- Welke gevolgtrekking maak ik in het licht van mijn ervaringen in het verleden, mijn ervaringen in de praktijk en wat betekent dat voor de toekomst?

Reflecteren kun je goed doen met andere mensen. Door de vragen die anderen stellen en doordat je je verhaal duidelijk moet vertellen, krijg je vaak meer inzicht dan wanneer je alleen bent. Omdat er niet altijd iemand beschikbaar is die je vertrouwt, kun je de methode van Johns ook heel goed toepassen door je ervaring op te schrijven. Als je er een gewoonte van maakt om dagelijks even te reflecteren, zul je merken dat het steeds minder tijd en energie kost en steeds meer effect heeft.

10.1.3 Presentie
Je kunt pas echt luisteren of kijken naar de ander als je daarin niet belemmerd wordt door je innerlijke stem, door je bewust te zijn van alles wat in je omgaat. Als je boos of verdrietig bent, zal dat je reactie beïnvloeden en zul je de acties van mensen op die manier begrijpen.

Opdracht 10.1
Stel: je stapt in de bus en vraagt aan de chauffeur of het klopt dat deze bus naar het station gaat. De chauffeur zegt kortaf: 'Dat zie je toch?' Wat denk je dan? Hoe voel je je dan? Geeft zijn reactie informatie over jou? Wat is je oordeel over zijn opmerking? Hoe zou jij reageren?

Een goed contact tussen mensen wordt vaak negatief beïnvloed door oordelen, cynisme en angst.

In vrijwel elke situatie wordt ons handelen gestuurd door het inzicht of het oordeel dat we hebben over een situatie. Dat gaat vaak automatisch, we zijn ons niet echt bewust van dat oordeel, het cynisme of de angst, maar we handelen er wel naar. Het kan efficiënt zijn om steeds op dezelfde manier met bepaalde situaties om te gaan als het om eenvoudige situaties gaat. Als het gaat om echt contact met iemand, zoals een patiënt of collega, dan werkt een standaardreactie niet en wil je juist authentiek (echt) en betekenisvol kunnen reageren.

Juist als iemand een negatieve reactie oproept, waardoor jij ook negatief reageert, kan het meerdere nachten (niet) slapen kosten voordat je weer 'fris' naar de situatie kunt kijken en vanuit begrip voor de ander kunt reageren. Dan is er al veel energie aan besteed.

Aandacht
Om onbevangen, zonder oude patronen van gevoelens en gedachten, te communiceren met anderen, zou je eigenlijk een 'open geest, open hart en open wil' moeten

hebben. Dat zijn de tegenhangers van reageren vanuit (voor)oordelen, cynisme en angst. Door even afstand te nemen, adem te halen en je af te vragen wat je voelt en denkt, kun je open staan voor de ander en echt horen en zien wat de ander zegt of vraagt. Hoe vaker je dat oefent, des te gemakkelijker het zal gaan. Door aandacht (mindfulness) te hebben voor jezelf, voor wat zich binnenin je afspeelt, kun je aandacht hebben voor de ander, je omgeving. Aandacht voor jezelf of je bewust zijn van jezelf is niet hetzelfde als begrip hebben. Begrip voor iets hebben is een soort 'vertaling' van wat je waarneemt.

> **Box 10.1 Afstemmen**
> Als ik waarneem dat ik tijdens een spannende film onrustige benen, een sneller kloppend hart en een snellere ademhaling krijg, dan zal ik zeggen dat ik spanning voel als gevolg van de gebeurtenissen en de muziek in de film. Meestal gaat het andersom, ik ben me niet bewust van de lichamelijke reacties, ik weet alleen dat ik het spannend vind. Doordat het zo vanzelfsprekend lijkt dat ik het spannend vind, zal het ook vanzelf spreken dat de ander het spannend vindt. Pas als ik me bewust word van mijn lichamelijke reacties op de film kan ik open staan voor de reactie die de ander op de film heeft. Het afstemmen op jezelf opent het afstemmen op je omgeving.

Dat afstemmen of je openen voor de omgeving zorgt voor het gevoel van (harmonieuze) verbinding dat nodig is tussen mensen om effectief samen te werken, zowel tussen verpleegkundige en patiënt als tussen verpleegkundigen onderling of met andere disciplines.

Aandacht hebben en reflecteren zijn niet hetzelfde, ze zijn wel voorwaardelijk aan elkaar. Zonder aandacht voor wat zich in jezelf en in de ander afspeelt is reflectie niet mogelijk en zonder reflectie zou je het effect van aandacht niet leren kennen. Door aandachtig te reflecteren kun je (voor)oordelen, cynisme en angst niet langer laten heersen over je gedachten en je handelen. Aandachtig reflecteren levert betekenisvolle samenwerkingsrelaties op die je zullen inspireren, waardoor je het beste uit jezelf en anderen naar voren brengt.

10.1.4 Eigenschappen van succesvolle mensen

Er is al veel geschreven over het beste in jezelf en anderen naar voren halen. Het bekendste boek daarover is van Covey (1989). Hierin beschrijft Covey waardoor mensen succesvol zijn in wat ze doen. Met succes wordt hier bedoeld: het behalen van je persoonlijke en professionele doelen.

Die eigenschappen worden hierna kort beschreven, voor een uitgebreidere beschrijving verwijzen we naar het boek.

Wees proactief

De kern van deze eigenschap is: neem het roer in eigen hand. Jij hebt een keuze, niet alleen als het gaat om je gedrag, maar vooral ook als het gaat om je emoties. Je kunt de omstandigheden niet altijd bepalen, maar wel je reactie op die omstandigheden. Of, zoals het spreekwoord zegt: hoe de wind waait kiest men niet, wel hoe men de zeilen zet. Als je je aangevallen, gekwetst of afgewezen voelt, kun je jezelf leren om eerst diep adem te halen (diep ademhalen kalmeert de fysiologische stressreactie) en je bewust te worden dat je een keuze hebt. Wil je boos of verdrietig worden? Of wil je de situatie de baas blijven en een positieve situatie creëren? Elke actie roept een reactie op, en als jouw actie positief is, zal de reactie ook positief zijn.

Begin met het doel voor ogen

Houd de doelen die je nastreeft helder. Schrijf ze op, leg ze vast, praat er met andere mensen over en onderneem actie in het licht van die doelen. Dat geldt zowel voor je persoonlijke als voor je professionele doelen. Het is soms moeilijk om in de waan van de dag je niet te laten sturen door al die kleine dingen die zoveel tijd en aandacht en energie vragen dat je vergeet wat het was dat je wilde bereiken.

Opdracht 10.2

Stel je voor dat je met pensioen gaat. Er wordt een groot feest voor je georganiseerd en een aantal mensen houdt een toespraak waarin ze vertellen wat je hebt betekend voor hen en voor je vak. Schrijf eens op wat je dan graag zou willen horen. Hoe ga je die doelen bereiken? Wat is de eerste stap om dat doel te bereiken? Wanneer ga je die eerste stap zetten? Wat kun je vandaag doen om dat doel te bereiken? Hoeveel tijd ga je daar vandaag aan besteden?

Grote doelen in het leven worden eerder bereikt als je er per dag een kwartier aan werkt (of zelfs maar een paar minuten!) dan wanneer je voor de (verre) toekomst allerlei plannen bedenkt. Probeer ook te bedenken wat je gaat doen als er allerlei valkuilen op je pad komen, zodat het bereiken van die doelen moeilijker wordt. Is het een meetbaar doel, zoals het halen van een diploma of iets nieuws leren? Maak een stappenplan en begin er vandaag aan! Is het een doel waarbij het gaat om het veranderen van je reacties op gebeurtenissen? Maak dan een plan waarbij je de situaties die vaak voorkomen kunt gaan zien als oefensituaties.

Belangrijke zaken eerst

We blijken 80% van ons leven te besteden aan allerlei zaken die niet echt belangrijk zijn en 20% aan zaken die wel belangrijk zijn. Veel dingen lijken belangrijk en urgent, zoals het opnemen van de telefoon als die overgaat, maar vaak blijkt het dan niets bijzonders te zijn en is je aandacht weer afgeleid van de belangrijke zaken. Ook in de zorg voor patiënten lijkt de tijd soms besteed te worden aan het regelen van zaken in plaats van aan de directe patiëntenzorg. Hier hoort ook bij dat je energie besteedt aan zaken die door jou te beïnvloeden zijn. Als je deze kostbare energie gebruikt om te mopperen en klagen over zaken die ver buiten je invloed liggen, wordt iedereen, ook jijzelf, heel moe zonder dat het iets oplevert. Als je tijd en energie besteedt aan zaken die door jou te beïnvloeden zijn, zoals het hebben van prettige relaties met anderen en een goede kwaliteit van je werk, dan zul je je tevreden voelen en de mensen om je heen zullen blij met je zijn.

Opdracht 10.3
Probeer eens bij te houden waar je tijd aan hebt besteed op een dagdeel, bijvoorbeeld de ochtend of de middag. Hoeveel tijd heb je met de patiënt(en) doorgebracht? Wat deed je de rest van de tijd?

Denk in termen van winnen-winnen
De beste relaties zijn die relaties waar beide partijen voordeel in zien. Dat kan een materieel voordeel zijn, maar meestal werken materiële voordelen maar heel even. Emotionele voordelen worden ervaren als iemand zich gezien, gehoord en vooral gewaardeerd voelt. Als jij laat merken dat je iemand waardeert, zal die ander geneigd zijn jou ook te waarderen. Zowel in materieel als in emotioneel opzicht geldt dat als je de ander iets geeft, of helpt om iets te bereiken, die ander dat ook voor jou zal doen en zo ontstaat een win-winsituatie waar je allebei voordeel en plezier van hebt. Het is dus in je eigen belang om erachter te komen wat de ander nodig heeft en om hem te helpen datgene te krijgen of te bereiken.

Probeer eerst te begrijpen en dan begrepen te worden
Er is bijna niets zo moeilijk als luisteren zonder het geven van een Oordeel, Mening of Advies (pas op voor OMA). Een manier om dat te doen is samenvatten en parafraseren. Vraag aan de ander: klopt het dat …? Heb ik goed begrepen dat …? Pas als de ander zegt dat je hem hebt begrepen en als je aan zijn ogen (*shiny eyes!*) ziet dat hij zich gehoord voelt, weet je dat het goed zit. Je kunt dan ook begrip van de ander verwachten.

Werk synergistisch
Als je verantwoordelijkheid neemt voor je emoties, als je je niet te veel laat afleiden door onbelangrijke zaken, als je de belangen van de ander probeert te begrijpen en na te streven, zal dat in de ander en in jou zelfvertrouwen oproepen en een gevoel van harmonie en verbondenheid geven. Daardoor zul je goed kunnen functioneren, elkaar kunnen vertrouwen, samen creatief kunnen zijn en het beste uit de situatie weten te halen. Dan bereik je meer dan wanneer je het alleen moet doen of wanneer je wel samenwerkt, maar zonder waardering voor elkaars inbreng.

Houd de zaag scherp

Deze laatste eigenschap gaat over het onderhouden van de eerste zes. Als je die zes voorgaande principes onder de knie hebt, moet je ze wel steeds blijven oefenen zodat het je tweede natuur wordt en je niet weer terugvalt in gedrag dat je niet meer wilde en dat negatieve emoties en conflicten opleverde. Het oefenen van positief gedrag kan energie kosten en je zult wel merken dat het gemakkelijker is om positieve emoties te hebben en positief gedrag te vertonen als je goed geslapen hebt en je in een goede conditie bent.

10.1.5 Modellen waarmee samenwerking in kaart gebracht kan worden

Effectief samenwerken kan soms verstoord worden doordat mensen een min of meer automatische reactie vertonen op elkaar. Een van de meest voorkomende automatische reacties die mensen vertonen is beschreven in de dramadriehoek.

Casus

Je loopt langs het water om je hond uit te laten en ineens hoor je iemand roepen: "Help". Er blijkt iemand in het water te liggen. Je trekt snel je schoenen en je jas uit en springt in het water om die persoon te redden. Als je bij die persoon bent kun je hem niet vastpakken en naar de kant brengen want hij slaat wild om zich heen, zo wild dat je een klap tegen je hoofd krijgt en duizelig wordt. Wat kun je nu doen? Hoe kun je ervoor zorgen dat deze man gered kan worden?

Dramadriehoek

De moraal van dit verhaal is dat iemand die gered wil worden zich moet gedragen als slachtoffer. Dat wil zeggen: hij moet precies doen wat jij zegt, zodat jij hem zo snel mogelijk kunt redden. In de verpleegkundige zorgverlening kan die situatie zich ook voordoen. Je wilt iemand graag redden uit zijn problematische situatie, maar dat kan alleen als die ander zich ook schikt naar wat er moet gebeuren. Als de ander dat niet doet ontstaan allerlei problemen en conflicten omdat jij je werk niet kunt doen. Die ander zal weinig merken van wat jij voor hem had kunnen doen als hij niet het gedrag vertoont dat daarbij hoort.

Dit probleem, waarbij de een wil redden, de tweede een slachtoffer is, en beiden ontevreden zijn en elkaar verwijten gaan maken, heet het model van de dramadriehoek.

Je kent vast wel alledaagse situaties waarin iemand een probleem heeft en een ander dat probleem wel even op zal lossen (ga dan gewoon naar hem toe, eet dan ook geen drop, ga dan ook op tijd naar bed). Als je klakkeloos doet wat de ander zegt heb je geen eigen leven meer, maar als je het niet doet krijg je verwijten.

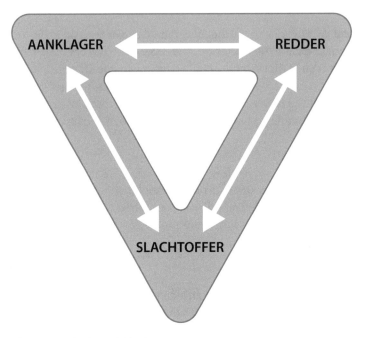

Figuur 10.2   De dramadriehoek

Opdracht 10.4

Kijk eens om je heen. Ken je patiënten of collega's die zich vaak als slachtoffer gedragen? Kenmerken van de slachtofferrol zijn: passief gedrag, afwachtend, grote, vragende ogen, hulpeloos gedrag, wegkruipen, in een hoekje zitten. Uitspraken die erbij passen zijn: ik kan het niet, ik weet het niet, ik durf niet, wat moet ik doen? Ik kan er niets mee, ik ben zo bang, ik loop weg hoor, help me alsjeblieft, wat ben je toch geweldig!

Ken je mensen die altijd anderen aan het redden zijn? Die het best weten wat goed voor de ander is? Kenmerken van dat gedrag: (ongevraagd) bemoederend, belerend, denken voor de ander, beslissen voor een ander, adviserend, het leven van een ander organiseren en invullen. Uitspraken van een redder kunnen zijn: ik help je wel, ik doe het wel voor je, als ik jou was zou ik ..., volgens mij kun je beter, het is in je eigen belang dat ik dit zeg hoor, ik probeer je alleen maar te helpen, ik zal je laten zien hoe het moet.

Ken je mensen die altijd verwijten hebben naar anderen? Bijvoorbeeld dat ze niet opgeruimd hebben, dat ze niet op tijd zijn, dat ze te weinig doen? Kenmerken van de aanklager zijn: boosheid, verwijtend, zorgt voor schuldgevoelens en gevoelens van tekortschieten bij de ander.

De basis voor volwassen gedrag, gedrag buiten de dramadriehoek, is de aanname dat jij oké bent en de ander ook. Als je ervan uitgaat dat mensen nu eenmaal hun talenten en beperkingen hebben en dat niet alles helemaal perfect gaat, ook al doet iedereen zijn best, dan kun je buiten de dramadriehoek blijven.

In plaats van slachtoffergedrag te vertonen kun je iets gaan doen. Wat je ook gaat doen, alles is beter dan bij de pakken neerzitten en je als slachtoffer gedragen. In plaats van anderen te redden kun je met hen werken aan probleemverheldering zodat zij meer inzicht krijgen in het probleem, de eventuele oorzaken en de mogelijke oplossingen. Als je ervoor zorgt dat de ander meer mogelijkheden krijgt om zijn eigen probleem op te lossen, kan die ander daar zelfvertrouwen aan ontlenen en daardoor ben jij ook tevreden over je inzet. In plaats van iemand aan te klagen, kun je feedback geven die waardevrij is. Geef aan wat je ziet, hoort en voelt zodat de ander inzicht krijgt in de processen die een rol spelen.

Meestal zullen mensen het als heel onplezierig ervaren als je hun leven overneemt, als je probeert hen te redden. Zij willen graag hun eigen keuzes maken en hun dagelijks leven voortzetten, maar soms is dat niet mogelijk en dan moet iemand anders het wel overnemen. Ook dan is het noodzakelijk dat de ander de regie houdt en dat jouw professionele inbreng vooral bestaat uit informeren en ondersteunen.

De samenwerking met patiënten en collega's vereist dat je in staat bent je gedrag te evalueren, dat je even afstand neemt van wat je aan het doen bent en probeert na te gaan of je het anders of beter kunt doen. Het model van de dramadriehoek kan je helpen te zorgen voor volwassen samenwerkingsrelaties met patiënten en collega's. Voor de evaluatie van de zorg is het belangrijk dat je steeds nagaat of de zorg zo is ingericht dat de hulpverleners geen redders worden, zodat patiënten niet gedwongen worden de slachtofferrol op zich te nemen. De patiënt of mantelzorger die klachten heeft moet niet gezien worden als een aanklager, maar als iemand die waardevolle feedback geeft waarmee de zorg verbeterd kan worden.

10.2 SAMENWERKEN

De belangrijkste vaardigheid voor een verpleegkundige is het samenwerken met patiënten, collega's en andere hulpverleners. Samenwerken wordt gedefinieerd als een interprofessioneel en interpersoonlijk proces, dat gekenmerkt wordt door gemeenschappelijke doelen, besluitvorming, verantwoordelijkheid en de macht om zorgproblemen op te lossen.

Voor dat proces is het noodzakelijk dat er vertrouwen, respect en een open, effectieve communicatie is. Het is noodzakelijk dat iedereen zich bewust is van de verschillende rollen, vaardigheden en verantwoordelijkheden en dat die ook geaccepteerd worden. Daarnaast is het essentieel dat iedereen waardering heeft voor de specifieke inbreng van de anderen.

Opdracht 10.5

Neem een samenwerkingsrelatie in gedachten. Benoem de verschillende rollen, vaardigheden en verantwoordelijkheden. Wat ging goed tijdens deze samenwerking, wat kon beter?

Teamwerk

Teamwerk wordt gedefinieerd als een dynamisch proces waarbij twee of meer mensen samenwerken met complementaire achtergronden en vaardigheden, die gemeenschappelijke doelen hebben en zich in fysiek en mentaal opzicht inspannen om zorg te verlenen. Daarbij wordt gestreefd naar het behalen van patiëntgebonden doelen, teamdoelen en organisatiedoelen.

Vaak vullen mensen die in teams werken elkaar goed aan. Soms is er in een team een bepaalde eigenschap sterk oververtegenwoordigd. Zo zijn er teams waarin een onevenredig groot aantal mensen zeer betrokken is bij de patiënten en er te weinig aandacht is voor het bedrijfsmatige aspect van de zorgverlening, waardoor het werk niet op tijd af is. Het kan ook zijn dat een team veel aandacht heeft voor dingen die niet goed lopen en dat er te weinig aandacht is voor de dingen die wel goed lopen of voor creatieve alternatieven. Er ontstaat dan een negatieve sfeer.

10.2.1 Kleuren van samenwerken

Eduardo de Bono bedacht een handig model waarin verschillende kleuren de verschillende gezichtspunten vertegenwoordigen: de zes denkhoeden van De Bono.

De verschillende hoeden zorgen ervoor dat er een evenwichtige kijk is op een zaak. Dat kan op twee manieren.

1 Je probeert een bepaald punt uit te werken waarbij je alle hoeden gebruikt.
   – Ik wil heel graag naar dat symposium (rood).
   – Het kost wel veel geld (zwart).
   – Maar het levert ook weer kennis op die we goed kunnen gebruiken (geel).
   – Uit onderzoek blijkt dat door die kennis andere afdelingen efficiënter zijn gaan werken (wit).

Tabel 10.1   De zes denkhoeden van De Bono

Witte hoed	kale feiten en cijfers	Je gaat uit van objectieve informatie
Rode hoed	gevoel en intuïtie	Je reageert emotioneel (zonder een reden te hoeven geven)
Zwarte hoed	negatief/pessimistisch	Je bent advocaat van de duivel
Gele hoed	positief/optimistisch	Je bekijkt het van de zonnige kant en zoekt naar de voordelen
Groene hoed	creatief	Je mag freewheelen in je manier van denken (vrij associëren, alternatieven bedenken)
Blauwe hoed	beschouwend, controlerend	Je houdt het proces in de gaten

- En misschien lossen we dan ook het probleem van de weekenddiensten op (groen).
- Heb ik je hiermee voldoende redenen gegeven om het symposium voor me te vergoeden (blauw)?

Opdracht 10.6
Bereid op deze manier een argument voor dat gaat over iets wat je graag wilt bereiken.

2 In het overleg met anderen, zoals je team, kun je de hoeden inzetten om drie redenen.
   - Door goed op te letten of alle kleuren (de soorten argumenten) wel aan bod komen zal er een evenwichtige besluitvorming ontstaan: de emoties (betrokkenheid), feiten, voor- en nadelen, alternatieven en de wijze van communiceren worden besproken, zodat er achteraf tevredenheid is over het besluit.
   - Door de kleuren af te wisselen, komt het ego niet in gevaar. Als je kunt zeggen: 'ik zet even de zwarte hoed op omdat ik de nadelen van dit plan wil bespreken', voorkom je dat je gezien wordt als iemand die alles wil tegenhouden. Door te zeggen: 'ik zet de rode hoed op want dit raakt me', voorkom je dat je gezien wordt als iemand die de feiten niet onder ogen wil zien.
   - In een team hebben mensen vaak een bepaalde rol. De een ziet overal de zonnige kant van in, de ander ziet alleen de problemen. Door de kleuren te benoemen ontstaat er inzicht in het ontbreken van bepaalde argumenten of juist het dominant aanwezig zijn van argumenten. Teams worden vaak gevormd op basis van gelijkenis. We zoeken iemand in het team die op ons lijkt, maar als in een team de kleur zwart veel voorkomt en groen helemaal niet, dan zal dat team steeds opnieuw geconfronteerd worden met een gebrek aan creativiteit en alternatieven. Juist door erop te letten of alle kleuren goed vertegenwoordigd zijn kan goed worden samengewerkt.

10.2.2 Kernkwaliteiten
Ofman (2006) ontwikkelde het model van de kernkwadranten. De patiënt, de organisatie waarvoor je werkt en je collega's hebben je nodig om je kwaliteiten, om dat wat jij goed kunt en toevoegt aan het werk. Om die kwaliteiten het best tot hun recht te laten komen moet je ze bewust inzetten. Helaas hebben we de neiging om door te schieten in die kwaliteiten. Iemand die zorgzaam is kan overkomen als bemoeizuchtig, iemand die enthousiast is kan overkomen als dwingend en iemand die nauwkeurig is kan overkomen als een zeurpiet.

Iemand die zorgzaam is zal niet veel ophebben met iemand die vindt dat mensen hun problemen zelf moeten oplossen. En die twee mensen zullen zich waarschijnlijk aan elkaar ergeren; de een vindt de ander een bemoeial en de ander vindt de een onverantwoordelijk of lui. Toch kunnen ze juist veel van elkaar leren. Degene die vaak gezien

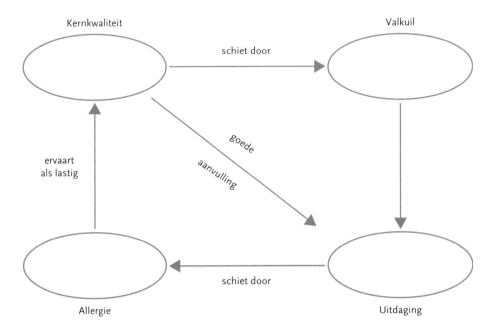

Figuur 10.3   De kernkwadranten (Ofman 2006)

wordt als een bemoeial kan leren in sommige situaties de verantwoordelijkheid bij de ander te laten. Degene die vaak gezien wordt als onverantwoordelijk of lui kan een voorbeeld nemen aan degene die zorgzaam is. Op die manier zullen ze allebei meer plezier van hun kwaliteiten hebben en met meer waardering voor elkaar samenwerken.

Vaak word je je pas bewust van je kwaliteiten als iemand je erop wijst. Juist omdat het iets is wat je van nature goed kunt vind je het vanzelfsprekend. Ook ben je je soms niet bewust van je kwaliteiten, maar alleen van je valkuilen. Men spreekt je aan op de kwaliteit die doorgeschoten is (de valkuil) en iemand die zorgzaam is, voelt zich dan verdrietig omdat de ander hem beticht van bemoeizucht. Omdat jouw kwaliteit vanzelfsprekend voor je is besef je niet dat het je uniek maakt en dat niet iedereen die kwaliteit heeft. Hierdoor ga je je ergeren (je allergie) aan iemand die deze kwaliteit niet heeft, maar juist weer een over een andere kwaliteit beschikt. Het bovenstaande model, de kernkwadranten, werd ontworpen door Ofman.

Dit model is een goed hulpmiddel om jezelf beter te leren kennen, om de ander meer te leren waarderen, om je kwaliteiten zo goed mogelijk tot hun recht te laten komen en om goed samen te werken vanuit waarderen voor elkaars inbreng.

10.3 DOSSIERVORMING
Dossiers dienen voor het vastleggen van wat er in alle fasen van het zorgverleningsproces met, door en rond de patiënt en zijn naasten gebeurt. Daar moet ook tot

uitdrukking komen wat je in die zorg, op welke momenten, waarom besloten hebt en met wie je dat allemaal hebt afgestemd. En daarin wordt vastgelegd wat de resultaten van al die acties zijn.

Bij dossiervorming is er altijd een afweging te maken tussen privacyoverwegingen, transparantie van de zorgverlening, de overdracht van de zorg van de ene zorgverlener naar de andere en het probleem van helder opschrijven wat je doet. In onderstaand gedicht komen die dilemma's goed naar voren.

Bemoeizorg

Uw geboortedatum sprak ons aan,
Net als uw burgerservicenummer
In combinatie met uw blauwe ogen en de krullen in uw haar
Ontwikkelt uw stoornis zich naar wens,
Uw burgerlijke staat? Of indien u die niet hebt
Verzon u wel eens een beperking
Of een virtuele geboorteplaats?

Wie bent u zonder levenslied?

Leeft u van de wind, op grote voet
Of er zomaar wat op los? Wist u dat u
Niemand bent die nooit het laatste lacht
Of iemand anders kent?
Waar hebt u voor het laatst ontbeten,
Weet u wat uw ouders doen
In de kleine uurtjes van de nacht?

Wij die alles willen weten
Vragen u per ommegaande
Uw persoonlijkheid
Aan ons retour te mailen

PS

Het extra bijgesloten formulier
Voor Ongewenste Gebeurtenissen
Moet voorkomen dat wij u wissen.
En om calamiteiten te vermijden
Heeft ons systeem al ingevuld
Uw voorgenomen datum van
Overlijden

(Zodat wij straks niet hoeven gissen
Of u zichzelf hebt opgegeven of wanneer u bent gestorven
Of hoe u in hemelsnaam, zonder ons,
In leven bent gebleven, en wij op onze beurt
U hebben kunnen missen)

(Schlingemann 2012)

10.3.1 Functies van het dossier

In de praktijk zijn de verschillende fasen van het verpleegkundig proces niet duidelijk aanwezig.

De volgende fasen lopen door elkaar heen en soms lijkt het of je helemaal opnieuw moet beginnen: inleidende fase of anamnese, diagnostische fase, planningsfase, uitvoeringsfase, evaluatiefase. Doordat je samenwerking met de patiënt gekenmerkt wordt door interactie is het soms moeilijk om je bevindingen en besluiten met anderen te delen. Je kunt nu eenmaal niet elk woord vastleggen, en bovendien zouden die woorden zonder de non-verbale communicatie die erbij hoort weinig betekenis hebben. Je zult op de een of andere manier je zorg wel moeten overdragen, zodat er continuïteit van zorg is. Bovendien moeten afspraken vastgelegd worden, zodat ze zo veel mogelijk eenduidig nagekomen worden. Bij het vastleggen van gegevens spelen ook privacyoverwegingen mee.

Het dossier waarin alles vastgelegd wordt heeft de volgende functies (Eliens, 2005).

- *Individualisering*: in het dossier hoeft alles wat standaard is (richtlijnen, protocollen enzovoort) niet vastgelegd te worden, wel moet erin verwezen worden naar de gebruikte materialen.
- *Communicatie*: door de fasen van het verpleegkundig proces te volgen in de verslaglegging is er structuur in de schriftelijke communicatie.
- *Bewaarplaats en geheugensteun*: het dossier zorgt ervoor dat alles bij elkaar bewaard wordt en dat gemaakte afspraken teruggelezen kunnen worden. Door de dossiervorming ontstaat transparantie, het is duidelijk wie verantwoordelijk is voor welke beslissingen.
- *Kwaliteitstoetsing*: de vastgelegde gegevens kunnen worden gebruikt om de kwaliteit van de zorg achteraf te toetsen. Kwaliteitstoetsing betreft zowel het product, het proces als de structuur van de zorg. Deze drie elementen moeten ook terug te vinden zijn in het dossier. Het dossier vormt ook een documentatiebron bij eventuele juridische procedures.
- *Wettelijke verplichtingen*: alle gegevens die van belang zijn voor toekomstige behandeling of evaluatie en overdracht van al uitgevoerde handelingen, moeten worden opgenomen in het dossier. Minimaal zijn dat de volgende gegevens:
  - (verpleegkundige) diagnose;
  - behandeling;

- voortgang inclusief reflectie op het effect van de behandeling;
- verslagen van ingrepen en operatie(s);
- uitslagen van onderzoeken.

10.3.2 Relevantie

In de Wet op de Geneeskundige Behandelingsovereenkomst (WGBO) is de plicht tot dossiervorming, ook van de verpleegkundige, vastgelegd. Voor de inhoud van het dossier wordt het relevantiecriterium gehanteerd. Dat betekent dat de gegevens die van belang zijn voor behandeling, of voor evaluatie en overdracht van de al uitgevoerde behandelingen, moeten worden beschreven.

Er is een grijs gebied tussen gegevens die je vastlegt omdat ze noodzakelijk zijn in het licht van bovengenoemde functies en de gegevens die je voor jezelf vastlegt als geheugensteuntje, of om je gedachten te ordenen. In een dossier moet helder, overzichtelijk en vooral leesbaar gecommuniceerd worden. Veel verpleegkundigen vinden het opschrijven van de verleende zorg een lastige taak: wat moet er nu wel en niet in? En hoe schrijf je dat op? Hoe weet je nu of het compleet is maar toch beknopt genoeg? Welke gegevens gelden vanuit onze visie als relevant? Vaak zie je een opsomming van medische feiten en diagnoses, en ontbreekt de mededeling dat de vrouw van de heer Van Putten vanmiddag op de afdeling Intensive Care gestorven is omdat verpleegkundigen menen dat dit geen relevante informatie is. Het zou een goede reflectieoefening voor je team kunnen zijn om samen te discussiëren over wat nu eigenlijk wel en niet in het dossier hoort en waarom!

Meestal is er een patiëntendossier waarin alle betrokken hulpverleners hun bevindingen beschrijven. Dit wordt eenvoudiger naarmate er meer gebruik wordt gemaakt van ICT voor het voeren van het dossier. Helaas zijn niet alle hulpverleners handig in het omgaan met digitale gegevens. Gezien het enorme belang van een goede documentatie is het belangrijk dat je veel aandacht besteedt aan het documenteren van je bevindingen; het is immers de belangrijkste voorwaarde voor de continuïteit van de zorg.

10.3.3 Taal

Het spreekt vanzelf dat dossiers in goed Nederlands geschreven moeten worden; het verkeerd gebruik van woorden zou anders tot misverstanden of problemen kunnen leiden. Documentatie moet natuurlijk goed leesbaar zijn en geen grammaticale fouten bevatten.

Voor het eenduidig communiceren van verpleegproblemen is de NANDA-systematiek uitgevonden. De verpleegproblemen worden vertaald naar diagnoses die vastgesteld zijn door de NANDA (North American Nursing Diagnosis Association). Er zijn verschillende goede vertalingen in boekvorm beschikbaar.

Omdat verpleegkundigen meestal in multidisciplinaire teams werken is het aan te bevelen gebruik te maken van de *International Classification of Functioning, Disability and Health* (ICF). De volgende website, http://www.rivm.nl/who-fic/icf.htm, biedt je de mogelijkheid de termen en codes eenvoudig te vinden.

Zelfs al schrijf je goed Nederlands, dan nog is het niet vanzelfsprekend dat de betekenis van wat je schrijft ook door de lezer begrepen wordt. Informatie is niet wat je opschrijft, het is wat de lezer ervan maakt. De lezer geeft betekenis aan de gegevens zoals hij ze begrijpt vanuit een bepaald wereldbeeld. De kunst is om te zorgen dat de ander de informatie krijgt die hij nodig heeft. Vraag je dus af: voor wie schrijf ik dit op? Welke informatie wil ik overbrengen? Wat moet de ander doen met de informatie die ik in het dossier opneem?

10.3.4 Toegevoegde waarde
Omdat ook jouw interpretatie van de werkelijkheid gekleurd wordt door je wereldbeeld, zal wat jij opschrijft over en voor de patiënt een interpretatie zijn van de werkelijkheid zoals die door jou wordt ervaren. Het is dan ook beter om de cliënt zo veel mogelijk te betrekken bij het bijhouden van het dossier. Dat heeft niet alleen het voordeel dat de patiënt de regie houdt over zijn gegevens, het heeft ook het voordeel dat hij meer inzicht verwerft in de gegevens die belangrijk zijn voor hulpverleners, zodat de patiënt daar zelf ook gericht op kan letten. Dit kan bijdragen aan de kwaliteit van de besluiten die genomen moeten worden. Die toegevoegde waarde kan ook bereikt worden door aan mantelzorgers te vragen mee te schrijven in het dossier.

Als de patiënt mede bepaalt welke informatie gedeeld wordt met andere zorgverleners, kan hij daar ook verantwoordelijkheid voor nemen en zich verantwoordelijk voelen.

Vraag je steeds af: wat is de toegevoegde waarde voor de patiënt? Niet alleen als je besluit om iets te gaan doen, maar ook als je besluit om informatie over de patiënt op te nemen in het dossier. Is de informatie van toegevoegde waarde omdat het delen van de informatie bijdraagt aan de kwaliteit van de zorgverlening? Draagt het bij aan de kwaliteit van leven voor de patiënt? Draagt het bij aan de veiligheid en mondigheid van de patiënt?

De toegevoegde waarde van de verpleegkundige zorg
Een belangrijke reden om een goede kwaliteit van dossiervorming te leveren is dat verpleegkundigen daarmee duidelijk kunnen maken wat de toegevoegde waarde van de zorg is. Zorg die niet gedocumenteerd wordt zal ook niet zichtbaar zijn. De financiering van de zorg kan niet ingericht worden rond zorg die niet zichtbaar is. Als we kunnen benoemen wat het resultaat of de toegevoegde waarde van ons handelen voor de cliënt is, dan is de volgende vraag hoe we dat meten en weten. Het meten van uitkomsten van zorg staat nog in de kinderschoenen en elke professional moet

eraan meewerken om dat zo goed mogelijk te doen. Dit betekent dat je zoekt naar manieren om de uitkomsten van je zorg meetbaar te maken.

Opdracht 10.7
In het rapport over mevrouw Bakker staat:
'Vanmorgen meldde mevrouw mij dat ze zich erg duizelig voelde toen ze wakker werd. Ik vroeg haar of ze enig idee had waar dat van zou kunnen komen en zij antwoordde dat het waarschijnlijk van de nieuwe tabletten tegen hoge bloeddruk was. Ik heb dit nagekeken en ik heb even overlegd met haar arts, die het ermee eens was dat dit de oorzaak zou kunnen zijn. Ik besprak dit met mevrouw Bakker, waarop zij vertelde dat ze de medicijnen niet meer wilde innemen. Uit de informatie over de medicijnen maakte ik op dat de duizeligheid van tijdelijke aard is en ik heb aan mevrouw uitgelegd waarom zij er duizelig van werd en dat het binnen drie weken minder zou worden. Wij hebben afgesproken dat zij het drie weken zal proberen en daarna met de cardioloog zal overleggen over voortzetting van de medicatie. Tot dan zal zij de rollator naast het bed zetten, zodat zij 's morgens voorzichtig kan gaan lopen, ondanks de duizeligheid. De datum van evaluatie is vastgelegd in een afspraak met de cardioloog.'
Lees het voorgaande deel van dit hoofdstuk nog eens door. Wat vind je van de kwaliteit van dit voorbeeld van overdracht? Zijn de gegevens relevant? Is de informatie eenduidig? Welke vragen heb je nu? Wat mis je in dit rapport? Hoe zou je het kunnen verbeteren?

10.3.5 Criteria
Tijdens het invoeren van gegevens voor het dossier kun je je steeds het volgende afvragen:
- Is de zorg die geleverd werd van het goede niveau?
- Is de zorg die geleverd werd evidence-based?
- Is gestandaardiseerd waar dat kan en is mijn professionele oordeel gegeven waar dat nodig is?
- Verloopt het zorgproces soepel en aansluitend?
- Is het zorgproces vormgegeven vanuit de cliënt of vanuit de hulpverlener?
- Zijn er onnodige kosten gemaakt?
- Is de veiligheid en mondigheid van de cliënt voortdurend onder onze aandacht geweest?
- Is er voldoende aandacht voor duurzaamheid (geen verspilling) van de zorg?
- Heb ik gegevens aangeleverd die ertoe bijdragen dat anderen (managers, onderzoekers) over de informatie beschikken die ze nodig hebben (het gaat daarbij niet alleen om transparantie maar ook om inzicht)?

10.3.6 Leiderschap
Het voortdurende proces van besluitvorming vraagt dat je voortdurend aan het opletten bent. Je vraagt je steeds af: wat neem ik waar? Wat is de waarde van datgene wat

ik waarneem? Hoe kan ik mijn waarnemingen op waarde schatten? Wat doe ik met mijn waarnemingen? Dat voortdurende proces van wikken en wegen vraagt dat je verantwoordelijkheid neemt voor je gedachten, gevoelens en handelingen. Die verantwoordelijkheid betreft niet alleen het hier en nu; na verloop van tijd ga je, door ervaring, patronen zien in de manier waarop de dingen lopen en dan zie je ook dat er patronen zijn in de zorgverlening aan mensen die verbeterd kunnen worden. Ook dat vraagt om leiderschap; de verantwoordelijkheid nemen voor de samenwerking met de cliënt, zijn naasten, je collega's, andere disciplines en die samenwerking verbeteren waar dat kan.

Het nemen van verantwoordelijkheid komt tot uitdrukking in het delen van je besluiten met anderen via het dossier van de cliënt. Door het opschrijven van je bevindingen en de besluiten die je hebt genomen neem je niet alleen de verantwoordelijkheid voor je zorgverlening, maar ben je er ook aansprakelijk voor. Dat schrikt veel mensen af en maakt dat men probeert zo vaag mogelijk te blijven. Een goede professional heeft een weloverwogen besluit genomen onder de gegeven omstandigheden en met de gegeven kennis. Die professional is bereid verantwoordelijk en aansprakelijk te zijn voor de genomen besluiten en ze te herzien als dat nodig of wenselijk is.

10.4 SAMENVATTING

Als je dit hoofdstuk goed gelezen hebt, begrijp je de samenhang tussen evaluatie van zorg, samenwerken en dossiervorming. Die samenhang vergt dat je persoonlijk leiderschap vertoont. De kwaliteit van de zorg voor patiënten wordt bepaald door de kwaliteit van de samenwerking met de patiënt en met anderen. Samenwerken met anderen vereist een hoog niveau van aandacht en reflectie en kan bevorderd worden door gebruik te maken van modellen die als hulpmiddel voor de combinatie kunnen dienen. Er zijn heel veel bruikbare modellen en in dit hoofdstuk zijn er maar enkele besproken. Over de andere modellen kun je lezen of met anderen van gedachten wisselen. Het leren over je rol in de communicatie met anderen is nooit afgelopen, en doordat je steeds blijft leren zul je ook steeds plezier in je werk houden.

LITERATUUR

Bennamar, K. Reflecteren op de optimale toekomst. Afscheidslezing lectoraat. Hogeschool van Amsterdam, 2007, http://www.cop.hva.nl/article-8359-nl.html.
Covey, S. *Seven habits of highly effective people*. Simon & Schuster, New York 1989.
Donabedian, A. Evaluating the quality of medical care. *The Milbank Quarterly* 83 (2005), nr. 4, pp. 691-729.
Eliens, A., & R. van Zelm. *Verpleegkundige besluitvorming*. Kavanah, Houten 2005.
Johns, C. Framing learning through reflection witin Carper's fundamental ways of knowing in nursing. *Journal of Advanced Nursing* 22 (1995), pp. 226-34.
Ofman, D. *Bezieling en kwaliteit in organisaties*. Servire, Utrecht 2006.
Schlingemann, K. Bemoeizorg. *de Volkskrant*, 25 januari 2012, pp. V7.

Kijk voor verdieping op www.StudieCloud.nl

Register

Kijk voor verdieping op www.StudieCloud.nl

Printed in the United States
by Baker & Taylor Publisher Services